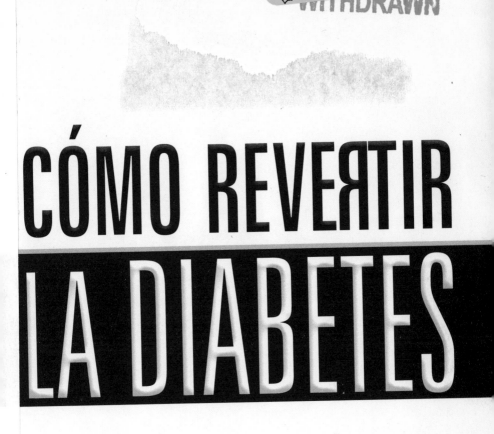

CÓMO REVERTIR
LA DIABETES

CÓMO REVERTIR
LA DIABETES

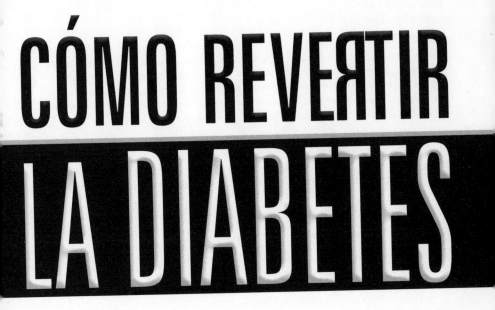

DON COLBERT, Dr. en Med.

CASA
CREACIÓN

La mayoría de los productos de Casa Creación están disponibles a un precio con descuento en cantidades de mayoreo para promociones de ventas, ofertas especiales, levantar fondos y atender necesidades educativas. Para más información, escriba a Casa Creación, 600 Rinehart Road, Lake Mary, Florida, 32746; o llame al teléfono (407) 333-7117 en Estados Unidos.

Cómo revertir la diabetes por Dr. Don Colbert
Publicado por Casa Creación
Una compañía de Charisma Media
600 Rinehart Road
Lake Mary, Florida 32746
www.casacreacion.com

A menos que se indique lo contrario, el texto bíblico ha sido tomado de la versión Reina-Valera © 1960 Sociedades Bíblicas en América Latina; © renovado 1988 Sociedades Bíblicas Unidas. Utilizado con permiso. Reina-Valera 1960™ es una marca registrada de la American Bible Society, y puede ser usada solamente bajo licencia.

Traducido por: Belmonte Traductores
Director de diseño: Bill Johnson

Originally published in the U.S.A. under the title: *Reversing Diabetes*
Published by Siloam, A Charisma Media Company
Lake Mary, FL 32746 USA
Copyright © 2012 by Don Colbert, MD
All rights reserved

Visite la página web del autor: www.drcolbert.com

Copyright © 2012 por Casa Creación
Todos los derechos reservados

Library of Congress Control Number: 2012930524
ISBN: 978-1-61638-537-8
E-book ISBN: 978-1-61638-775-4

Nota de la editorial: Aunque el autor hizo todo lo posible por proveer teléfonos y páginas de Internet correctas al momento de la publicación de este libro, ni la editorial ni el autor se responsabilizan por errores o cambios que puedan surgir luego de haberse publicado.

12 13 14 15 16 * 5 4 3 2 1
Impreso en los Estados Unidos de América

ÍNDICE

Sección 3: Todo comienza con el "manejo de la cintura"

Sección 4: Cómo revertir la diabetes tipo 2 mediante la dieta

Sección 5: Otros importantes pasos para revertir la diabetes tipo 2

¡LA DIABETES TIPO 2 *PUEDE* REVERTIRSE!

El deseo de Dios es que usted se sienta mejor y viva por más tiempo, ¡y Él le ayudará a alcanzar esa meta! Al haber escogido este libro, ha dado usted un importante paso hacia una energía y salud renovadas. Esto le capacitará para luchar contra la diabetes, que aflige a millones de personas a edades cada vez más tempranas. Si es usted prediabético, este libro es preventivo, ayudándole a evitar la diabetes tipo 2. Si tiene diabetes tipo 1, los consejos de este libro pueden ayudarle a manejar sus niveles de glucosa y prevenir las complicaciones a largo plazo relacionadas con la enfermedad. Sin embargo, requerirá inyecciones de insulina diariamente. Y si usted tiene diabetes tipo 2, este libro puede ayudarle a restaurar su salud y muchas veces revertir la diabetes.

Puede que esté enfrentándose al mayor desafío físico de su vida; pero con fe en Dios, una buena nutrición y remedios naturales de vanguardia, ¡revertir la diabetes puede representar una gran victoria en su vida! Dios reveló su divina voluntad para cada uno de nosotros por medio del apóstol Juan, quien escribió: "Amado, yo deseo que tú seas prosperado en todas las cosas, y que tengas salud, así como prospera tu alma" (3 Juan 2).

Casi dos mil años después, cerca de 26 millones de americanos adultos sufren una enfermedad llamada diabetes; ¡y una cuarta parte de ellos ni siquiera sabe que la tiene![1] Investigadores del Centro para el Control y la Prevención de la Enfermedad (CDC) recientemente hicieron la sorprendente predicción de que durante el período de tiempo de 2005 a 2008, el 35 por ciento de los adultos estadounidenses de veinte años de edad o más tenía prediabetes, incluyendo al 50 por ciento de quienes tenían más de sesenta y cinco años. Aplicar esos porcentajes a toda la población produce un cálculo de setenta y nueve millones de americanos con prediabetes. Sumando diabéticos y prediabéticos, aproximadamente una tercera parte de la población, o 103 millones, tiene prediabetes o diabetes. Además, unas 215 000 personas de menos de veinte años tienen diabetes tipo 1 o tipo 2, siendo considerada la segunda un problema que comienza en la edad adulta. El CDC ya había proyectado que sin cambios en la dieta y el ejercicio, uno de cada tres niños nacido en los Estados Unidos en el año 2000 tiene probabilidad de desarrollar diabetes tipo 2 en algún momento durante su vida.[2]

¿Por qué estamos viendo aumentos tan dramáticos? Puede encontrarse directamente en la epidemia de obesidad del país: dos terceras partes los de adultos americanos tienen sobrepeso o son obesos, y un 30 por ciento de los niños de once años o menos tiene sobrepeso.[3] Esto debiera alarmar a todos, en particular a todo aquel que profesa a Jesús como Salvador y Señor. Sin duda, nos estamos perdiendo lo mejor de Dios para nosotros. ¿Por qué? La respuesta convencional: muchos médicos están buscando la siguiente medicina nueva y mejorada. Yo sugiero que eso no es una solución. Necesitamos llegar a la *raíz* del problema, que es nuestra dieta, estilo de vida y contorno de cintura. Sin abordar esta realidad, los alarmantes estragos de la diabetes solamente empeorarán.

Comida rápida, comida basura, comidas preparadas, refrescos, cafés endulzados, jugos, batidos, porciones "gigantes" de comida y saltarse comidas son todos ellos factores que contribuyen al problema. La dieta americana estándar está llena de carbohidratos vacíos, azúcares, grasas, proteínas excesivas y calorías, y es baja en contenido nutritivo. Esta dieta literalmente hace que perdamos nutrientes como el cromo, que es muy importante en la regulación de los niveles de glucosa en nuestra sangre. En pocas palabras: las personas que sufren diabetes tienen elevados niveles de azúcar en su sangre.

Combinada con nuestra mala dieta está la falta de actividad física. La mayoría de niños ya no practican deportes y participan en actividades al aire libre; por el contrario, están enganchados a videojuegos, teléfonos inteligentes, mensajes de texto, redes sociales y noticias en línea, programas de televisión y películas. Combinado con su comida rápida favorita, reducir el ejercicio a movimientos del dedo supone subida de peso cada vez mayor.

También, el estrés excesivo bajo el que están que la mayoría de adultos y muchos niños aumenta los niveles de cortisol y, como resultado, muchos están desarrollando tóxica grasa abdominal, aumentando así su riesgo de tener diabetes. El estrés continuado finalmente agota las hormonas del estrés y los neurotransmisores, lo cual con frecuencia desencadenan un apetito feroz además de adicciones al azúcar y los carbohidratos. Es como un torbellino de pesadilla: cada mal hábito contribuye a atrapar a los sufridores en una espiral descendente hacia la mala salud y la enfermedad.

La Diabetes tipo 2 es una enfermedad por "elección"

Gálatas 6:7-8 dice: "No os engañéis; Dios no puede ser burlado: pues todo lo que el hombre sembrare, eso también segará. Porque el que siembra para su carne, de la carne segará corrupción; mas el que siembra para el Espíritu, del Espíritu segará vida eterna". La mayoría de americanos están sembrando inconscientemente semillas para una cosecha de obesidad, diabetes y muchas otras enfermedades mediante su elección de alimentos y hábitos de estilo de vida.

El comienzo de la diabetes tipo 1 está por encima del control de nadie; sin embargo, yo digo con frecuencia que la prediabetes y la diabetes tipo 2 son enfermedades por "elección". En otras palabras, usted puede *agarrar* un resfriado o puede *agarrar* la gripe, pero a causa de malas decisiones *desarrolla* obesidad, prediabetes y diabetes tipo 2.

Oseas 4:6 dice: "Mi pueblo fue destruido, porque le faltó conocimiento". Mis anteriores libros *Los siete pilares de la salud* y *La dieta "Yo sí puedo"* proporcionan una buena base para cambiar patrones en la dieta, mejorar hábitos de estilo de vida y perder peso, especialmente la tóxica grasa abdominal que está relacionada tan estrechamente con la diabetes. Le animo a que lea *Los siete pilares de la salud*. Los principios que contienen son fundamentales para una vida sana que afectará a todas las áreas de su vida. Prepara el escenario para todo lo que usted leerá en cualquiera de los libros que he publicado, incluyendo este.

En este libro, *Cómo revertir la diabetes*, usted aprenderá sobre maneras naturales de evitar y normalmente revertir la diabetes mediante dieta, suplementos y ejercicio si cambia sus hábitos de dieta y de estilo de vida a tiempo. También aprenderá los distintos tipos de diabetes, cómo se desarrolla esta enfermedad y las complicaciones de la diabetes a medida que daña y finalmente puede destruir los riñones, conduciendo a la diálisis. También daña los vasos sanguíneos y puede conducir a ceguera, impotencia, ataque al corazón, derrame cerebral y mala circulación en las extremidades. Puede dañar nervios, conduciendo a ardientes dolores en los pies (como si alguien estuviera constantemente quemándole con cigarrillos), adormecimiento en los pies, úlceras en el pie y la pierna, infecciones, y posiblemente amputación.

¿Le está ayudando esto a captar el cuadro? El consumo habitual de refrescos, barritas de caramelo, pastel, tarta, o grandes raciones de arroz blanco, patatas y pan blanco, le ayudará a firmar en la línea de puntos para tener prediabetes y diabetes.

A lo largo de los años he visto a pacientes estresados por haber firmado un contrato sin leer la letra pequeña. Hace unos años llegó un paciente que estaba muy molesto porque después de mudarse de su apartamento, descubrió que le debía a los dueños mil dólares extra. Me dijo que nunca tuvo que hacer eso anteriormente después de haber dejado otros apartamentos. El administrador respondió: "Lea su contrato". Cuando lo hizo, mi paciente vio la letra muy pequeña que estipulaba que cuando el ocupante del apartamento se mudase, tendría que pagar mil dólares.

De manera similar, la mayoría de americanos están firmando inconscientemente en la línea de puntos de la diabetes, acompañada de todas las complicaciones relacionadas con esta enfermedad. Despierte. Emprenda la acción mientras aún hay tiempo de revertir el curso de la prediabetes y la diabetes.

Quizá se pregunte si hay alguna esperanza. ¡La respuesta es sí! Su cuerpo está maravillosamente creado, y sin considerar qué tipo de diabetes pueda tener usted o un ser querido, Dios puede sanar cualquier enfermedad sin dificultad. He conocido a personas que han sido totalmente sanadas de diabetes por el poder milagroso de Dios. He sido testigo de otras personas cuyas vidas han mejorado de modo dramático mediante un estilo de vida sano y tratamientos naturales. Entienda que Dios generalmente no hará lo que usted mismo puede hacer. Después de todo, solamente usted puede escoger comer alimentos sanos, hacer ejercicio, perder peso y tomar suplementos.

Desde la publicación original de *La cura bíblica para la diabetes* en 1999, han salido a la luz muchas cosas nuevas sobre la diabetes, y muchos de los términos utilizados para identificar esta enfermedad han cambiado. Una década después escribí *La nueva cura bíblica para la diabetes* con información revisada y actualizada. Material de ese libro se ha combinado con partes de *La dieta "Yo sí puedo"* y otros materiales relevantes y actualizados. He querido ofrecer información médica y perspectivas prácticas sobre maneras de reducir su contorno de cintura, controlar su peso y dar otros pasos de sentido común para prevenir, manejar y, sí, incluso *revertir* la diabetes.

Hay mucho que usted puede hacer para prevenir o vencer la diabetes. Ahora es momento de correr a la batalla con nueva confianza, determinación renovada, y el maravilloso conocimiento de que Dios es real, está vivo y su poder es mayor que ninguna enfermedad o dolencia. Es mi oración que mis sugerencias y pautas le ayuden a mejorar su salud, sus hábitos nutricionales y sus prácticas de ejercicio. Oro para que profundicen su comunión con Dios y fortalezcan su capacidad de adorarle y servirle a Él.

—Don Colbert, MD

Sección 1

ENTENDER A SU ENEMIGO

Capítulo 1

LA EPIDEMIA DE DIABETES

Cuando el cineasta de Nueva York, Morgan Spurlock, se propuso trazar una línea entre el aumento de la obesidad en América y el gigante de la comida rápida, McDonald's, nunca soñó con que su documental *Supersize Me* [Agrándeme] sería nominado para un premio de la Academia, ganaría más de 20 millones de dólares en todo el mundo con un presupuesto de producción de 65 000 dólares, y convertiría el título de la película en una contraseña para activistas de la salud en todo el planeta. En breve, él se convirtió en la peor pesadilla de McDonald's, acentuada por la publicación de sus subsiguientes memorias, *Don't Eat This Book* [No se coma este libro].

La inesperada entrada de Spurlock en la conciencia internacional se originó con un experimento personal, utilizándose a él mismo como conejillo de indias. Durante un mes no comió otra cosa sino comida de McDonald's en las tres comidas, probando en el proceso todos los artículos del menú. Siempre que los cajeros le preguntaban si quería que su comida fuese tamaño gigante, él aceptaba.

Cuando oí por primera vez de su hipótesis, me pareció un poco exagerada. Es decir, hasta que me di cuenta de que su experimento representaba a incontables millones de personas que obtenían la mayor parte de su sostén diario de la comida rápida. Spurlock se convirtió a él mismo en una representación física de esas masas silenciosas, consumiendo un promedio de 5000 calorías al día. Como resultado, subió de peso casi 25 libras (11 kilos) aumentó su índice de masa muscular en un 13 por ciento, aumentó su colesterol hasta 230, y acumuló grasa en su hígado. Él convirtió su experimento en una declaración que se oyó en el mundo entero.[1]

Años después, a veces me pregunto si muchos americanos están prestando atención. Después de informes en años recientes de una estabilización en los índices de obesidad, un informe publicado por el Centro para el Control y Prevención de las Enfermedades (CDC) en el verano de 2011 mostraba que habían aumentado un 1,1 por ciento entre 2007 y 2009, dejándolos en asombrosos niveles del 33,8 por ciento.[2] La proporción de americanos obesos está en niveles sorprendentes, aproximadamente una tercera parte, o 33,8 por ciento.[3] Se calcula que la obesidad mata actualmente a cuatrocientos mil americanos al año, y es la segunda causa de muertes evitables en este país.[4] ¿El asesino evitable número uno? El humo de los cigarrillos (y un reciente informe demuestra que descendió un 40 por ciento entre 1965 y 2007).[5] Eso significa que la pérdida de peso se sitúa junto con dejar de fumar como el cambio de estilo de vida más crucial que podría usted realizar nunca. Debido al descenso en la tendencia a fumar, mi predicción es que la obesidad pronto sobrepasará al fumar como el asesino evitable número uno entre los americanos.

Desgraciadamente, muchos médicos, nutriólogos y dietistas parecen pasar por alto este hecho, o ignorarlo convenientemente. Les encanta ofrecer "esparadrapos" tópicos que alivian los síntomas de los pacientes pero a la vez no abordan las raíces ni consideran las implicaciones a largo plazo de pasar por alto el peso de sus pacientes. Un informe del CDC en 2007 descubrió que aproximadamente a una tercera parte de los adultos obesos nunca les había dicho su médico o asistente médico que eran obesos.[6] Eso no sólo es increíble, sino que también la obesidad es un eslabón clave de otro problema grave y que amenaza la vida: la diabetes.

La diabetes mata a más personas que el SIDA y el cáncer de mama combinados. Se dice que se sitúa como la séptima causa que conduce a la muerte por enfermedad entre los adultos en América.[7] La triste realidad es que puede que se sitúe mucho más alto, porque la investigación muestra que no se contabilizan todos los casos de diabetes, y se enumera solamente en el 10 al 15 por ciento de certificados de defunción como causa subyacente de muerte.[8]

La Organización Mundial de la Salud (OMS) calcula que para el año 2030 el número de individuos con diabetes en todo el mundo se duplicará. Eso significa que podríamos ver el número de personas que tienen diabetes en todo el mundo llegar tan alto como 360 millones en las dos próximas décadas.[9] Y dentro de los Estados Unidos, la diabetes tipo 2 está aumentando a un ritmo alarmante. No sólo tiene diabetes aproximadamente uno de cada diez estadounidenses de 20 años en adelante;[10] el índice de niños a quienes se diagnostica diabetes tipo 2 está aumentando a un ritmo alarmante.

Tal información alarmante habla por sí misma. Además, esta gritando a la vez que demasiados médicos miran para otro lado. Con nuestro país enfrentándose a la mayor crisis en el cuidado de la salud de su historia, cada uno de nosotros debe entender que la respuesta no llegará de parte de los médicos, las clínicas o el gobierno de E.U. En cambio, cada persona debe asumir la responsabilidad de su propia salud. Debido a que la obesidad y el sobrepeso están en la raíz de muchas enfermedades de la salud, en particular de la diabetes, tiene sentido comenzar reduciéndolos hasta llegar a un peso sano y a un contorno de cintura sano.

Definir el problema

Antes de profundizar en lo que hace que haya tantas personas que visiten los departamentos de tallas grandes y desarrollen diabetes, necesito aclarar los términos "sobrepeso" y "obeso". Muchas personas tienen un sentimiento general con respecto a cómo difieren esas palabras; sin embargo, en años recientes la delineación se ha vuelto más clara. Varias organizaciones de la salud, incluyendo el CDC y el Instituto Nacional de Salud (NIH), ahora los definen oficialmente utilizando el índice de masa corporal (IMC), el cual evalúa el peso de una persona en relación con la altura. La mayoría de esas organizaciones definen un adulto con sobrepeso como alguien que tiene un IMC entre 25 y 29,9, mientras que un adulto obeso es alguien que tiene un IMC de 30 o mayor.[11]

Solamente una pequeña parte de los individuos que tienen sobrepeso o son obesos según su IMC tienen un porcentaje de grasa corporal normal o bajo. Por ejemplo, los atletas profesionales con frecuencia tienen una constitución de mucho músculo y baja grasa corporal que les hace pesar más que la persona promedio, pero sin embargo no son verdaderamente obesos (excluyendo a algunos delanteros de fútbol americano y luchadores de sumo). Sin embargo, la mayoría de personas que acuden a visitarme buscando ayuda no sólo tienen sobrepeso sino que son técnicamente obesos, queriendo decir varones con grasa corporal superior al 25 por ciento y hembras con más del 33 por ciento.[12] A lo largo de este libro cuando hable de tener un elevado IMC, me estaré refiriendo a personas obesas, no a los pocos tipos musculares que tienen un elevado IMC pero una grasa corporal normal o baja.

Costo en calorías

Los investigadores han descubierto que por cada cien calorías extra que una persona come cada día, los gastos adicionales, como cuidado médico para futuros problemas de salud causados por ser obeso, varían desde cuarenta y ocho centavos hasta dos dólares. Cada vez que usted aumenta el tamaño de su comida "sólo" por treinta y cinco centavos más, en realidad puede terminar costándole entre ochenta y dos centavos y seis dólares y sesenta y cuatro centavos en facturas de cuidado médico.

Cuando se consideran todos los factores, la obesidad llega con una elevada etiqueta de grasa, con personas consideradas obesas que pagan 1429 dólares más (42 por ciento) en costos de cuidado sanitario que los individuos con un peso normal. Los gastos para cada persona mayor obesa suponen a Medicare 1723 dólares más que para los beneficiarios con un peso normal, y a las aseguradoras privadas 1140 dólares más.[13] Hace varios años, el profesor de administración de la Universidad de Seattle, William L. Weis, calculó los beneficios totales anuales de la "industria de la obesidad", que incluyen restaurantes de comida rápida, tratamientos médicos relacionados con la obesidad y libros de dietas, en más de 315 mil millones de dólares. ¡Eso ascendía casi al 3 por ciento de la economía de los Estados Unidos![14]

Según el autor Michael Pollan, la diabetes sustrae aproximadamente doce años a la vida de una persona, mientras que vivir con la enfermedad produce costos médicos anuales de 13 000 dólares, comparados con 2500 dólares para una persona sin diabetes. Y aunque se calcula que el 80 por ciento de casos de diabetes tipo 2 son evitables con una dieta adecuada y ejercicio, dice que las bonificaciones están en la creación de una nueva industria inmensa: "Aparentemente es más fácil, o al menos mucho más beneficioso, transformar una enfermedad de la civilización en un estilo de vida de lo que es cambiar el modo en que come esa civilización".[15]

El hábito que tiene nuestro país de ignorar las soluciones para centrarse en los beneficios casi sería divertido si no fuese tan serio. Y por sorprendente que todo esto parezca, ninguna cantidad en dólares puede hacer justicia al verdadero daño que se realiza. Tener sobrepeso o ser obeso aumenta su riesgo de desarrollar treinta y cinco importantes enfermedades, particularmente diabetes tipo 2. Y entre otras están: enfermedades del corazón, derrame cerebral, artritis, hipertensión, Alzheimer, infertilidad, disfunción eréctil y enfermedad de la vesícula. También, más de una docena de formas de cáncer. Si es usted una mujer obesa, tiene un riesgo significativamente más elevado de sufrir cáncer de mama después de la menopausia: 1,5 veces más que una mujer con un peso promedio y sano. También aumenta sus oportunidades de desarrollar cáncer de útero debido a su peso. Para madres embarazadas, el riesgo de dar a luz a un niño con un grave defecto de nacimiento se duplica si tiene usted sobrepeso y se multiplica por cuatro si es usted obesa.[16]

Además de las implicaciones físicas de la obesidad, conlleva un impacto social y psicológico. Los individuos obesos generalmente se enfrentan a más rechazo y prejuicio. Con frecuencia se les pasa por alto para los ascensos, ni siquiera se les contrata debido al aspecto físico. La mayoría de personas obesas luchan diariamente con problemas de autoestima y autoimagen. Se sienten poco atractivas y poco apreciadas, y tienen un mayor riesgo de depresión. Muchos de nosotros hemos observado la humillación que experimenta una persona obesa al intentar meterse en el asiento de un avión, un estadio o un automóvil que es demasiado pequeño. Quizá usted haya sido esa persona. Si es así, sepa cómo la obesidad puede afectar al modo en que otros le tratan y al modo en que se trata a usted mismo.

La globesidad es el culpable

Trágicamente, millones de personas fuera de los Estados Unidos batallan con los mismos problemas. La Organización Mundial de la Salud denomina la obesidad una epidemia mundial. La obesidad y su lista creciente de consecuencias para la salud (dirigida por la diabetes) está sobrepasando a las infecciones y la malnutrición como la causa principal de muerte y discapacidad en muchos países del tercer mundo. Esta "globesidad", tal como destaca de manera adecuada Morgan Spurlock en su documental, tiene una causa principal: la difusión de la comida rápida.

En su libro merecedor de un premio, *Fast Food Nation* [País de comida rápida], el autor Eric Schlosser hace una crónica del modo en que los americanos gastaron aproximadamente seis mil millones de dólares en comida rápida en 1970, pero el comienzo del siglo supuso más de 110 mil millones. Debido a que la América empresarial establece tendencias globales, otros países han seguido sus huellas. Entre 1984 y 1993, el número de restaurantes de comida rápida en Gran Bretaña se duplicó; e igualmente lo hizo el índice de obesidad entre adultos. Avancemos quince años, y los británicos comían más comida rápida que cualquier otro país en Europa occidental.

Mientras tanto, la proporción de adolescentes con sobrepeso en China se ha triplicado en la última década. En Japón, el índice de obesidad entre los niños se duplicó durante los años ochenta, lo cual se relacionaba con un 200 por ciento de aumento en las ventas de comida rápida. Esta generación de japoneses ha pasado a convertirse en la primera en la historia de ese delgado país asiático, gracias a su pasada propensión por las verduras, el arroz y el pescado, en ser conocida por sus abultados contornos de cintura. En el año 2000, aproximadamente una tercera parte de todos los hombres japoneses de treinta y tantos años tenían sobrepeso.[17] Al adoptar nuestros hábitos de comida rápida, el mundo entero está comenzando a parecerse más a los americanos. Mi temor es que sus índices de diabetes también sigan sus pasos.

Un niño les guiará

¿Cómo ha cambiado el rostro del mundo toda una generación de personas que comen mucho? Al comenzar jóvenes. Una vez más, esta tendencia poco favorecedora se originó en América. Como mencioné en la introducción, según un informe en 2011 del CDC, casi veintiséis millones de personas tienen diabetes, o un 8,3 por ciento de la población de E.U. En un informe anterior, el CDC proyectaba que uno de cada tres niños que nacieron en los Estados Unidos en el año 2000 desarrollará diabetes tipo 2 en algún momento de su vida.[19]

TENDENCIAS EN LA OBESIDAD INFANTIL

La investigación muestra que la obesidad infantil se triplicó durante los últimos treinta años. La obesidad entre niños de seis a once años de edad se triplicó desde 1980 a 2008, pasando del 6,5 por ciento al 19,6 por ciento. El índice aumentó aún con mayor rapidez entre los doce y dieciocho años, pasando del 5 por ciento al 18,1 por ciento. El setenta por ciento de los jóvenes obesos tienen al menos un riesgo de enfermedades cardiovasculares. También es probable que se conviertan en adultos obesos, aumentando su riesgo de problemas de salud relacionados, con la diabetes entre ellos.[18]

Como resultado de la obesidad infantil, la cifra de niños con diabetes tipo 2 está aumentando rápidamente por todo el país. Y debido a la relación de la obesidad con la hipertensión, elevado colesterol y enfermedades del corazón, los expertos están prediciendo un aumento dramático en las enfermedades del corazón a medida que nuestros niños se vuelvan adultos. El CDC informa que los adolescentes con sobrepeso tienen un 70 por ciento de probabilidad de convertirse en adultos con sobrepeso, con un aumento del 80 por ciento si al menos uno de los padres es obeso o tiene sobrepeso. Debido a eso, las enfermedades del corazón y la diabetes tipo 2 se espera que comiencen a edades mucho más tempranas entre aquellos que no vencen las estadísticas.[20] No se espera que la generación actual de niños viva tanto como sus padres, y tendrán más probabilidad de sufrir enfermedades y dolencias a edades más tempranas.

Por tanto, si no quiere perder peso por usted mismo, al menos hágalo por sus hijos. Los hijos siguen mediante el ejemplo imitando la conducta de sus padres. No les diga que pierdan peso si usted mismo no lo está haciendo. Estoy seguro de que la mayoría de ustedes son buenos padres y aman a sus hijos. Sin embargo, tienen que hacerse la pregunta: ¿Los amo lo suficiente para enseñarles qué alimentos comer y qué alimentos evitar? ¿Los amo lo suficiente para mantener fuera de la casa la comida basura a la vez que pongo a su disposición comida sana? ¿Los amo lo suficiente para participar en la actividad física y guiar mediante el ejemplo?

Si respondió usted sí a esas preguntas, es importante que emprenda la acción a causa de sus hijos. Y por usted mismo. No un método de "dieta rápida, arreglo rápido", sino cambios permanentes en el estilo de vida. Me emociona que haya escogido usted este libro porque creo que tiene entre sus manos la clave para cambiar verdaderamente su vida y revertir la diabetes, sea de usted mismo o las primeras señales que aparecen en sus hijos. Sin embargo, para ser sinceros, esta no será una lucha fácil cuando implique a sus hijos. Ellos están creciendo en una cultura saturada de comida basura vacía de nutrición y alta en grasas tóxicas, azúcar, carbohidratos muy procesados y aditivos alimentarios, y todo ello no sólo está a su disposición fácilmente, sino que también se anuncia con mucha fuerza.

Para añadir al desafío, ellos están rodeados por compañeros que piensan que el consumo de esa basura es algo natural y una parte normal de la niñez. Por ejemplo, en 1978 el adolescente común y corriente en los en Estados Unidos bebía 7 onzas (20 cl) de refrescos al día; en la actualidad bebe aproximadamente tres veces más. Mientras tanto, obtiene aproxima-

EL VÍNCULO A LAS ENFERMEDADES

- más del 90 por ciento de las personas a quienes se les diagnostica diabetes tipo 2 tienen sobrepeso u obesidad.[21]
- la obesidad aumenta su riesgo de desarrollar los siguientes cánceres: esofageal, de tiroides, colon, riñón, próstata, endometrial, leucemia, mieloma múltiple, melanoma maligno y linfoma de no-Hodgkin.[22]
- tener sobrepeso aumenta su riesgo de padecer síntomas de GERD (reflujo ácido) en un 50 por ciento; ser obeso duplica sus probabilidades.[23]
- también se sabe comúnmente que el exceso de peso causa apnea del sueño e hipertensión (elevada presión sanguínea). De hecho, el 75 por ciento de todos los casos de hipertensión en los Estados Unidos se atribuye a la obesidad.[24]

damente un tercio de sus raciones diarias de verduras de las patatas fritas naturales y de bolsa.[25]

Si planea usted tomar posición en contra de esta cultura de basura dentro, basura fuera, espere oposición desde todos los flancos. Durante el curso de un año, el niño americano típico verá más de treinta mil anuncios televisivos, muchos de ellos presentando la comida rápida o la comida basura como delicias "obligadas". Durante años, las franquicias de comida rápida han atraído a los niños a sus restaurantes, con juguetes para niños en sus menús, cupones de promoción y elaborados espacios de juegos. Eso ha funcionado perfectamente para McDonald´s: aproximadamente el 90 por ciento de los niños estadounidenses entre tres y nueve años de edad ponen sus pies en uno cada mes.[26] Cuando no pueden visitar la gran M para tener otro regalo, llega hasta ellos. Productos de comida rápida, la mayoría de ellos proporcionados por franquicias, se venden aproximadamente en el 30 por ciento de las cafeterías de las escuelas públicas de secundaria y en muchas cafeterías de escuelas de primaria.[27]

EL HAMBRE EN EL MUNDO

McDonald´s alimenta al sorprendente número de cuarenta y siete millones de personas al día en todo el mundo. ¡Eso supone más de todas las poblaciones de Canadá y Camboya combinadas![28]

Debido a que gastan miles de millones de dólares en investigación y marketing, esos establecimientos de comida rápida saben exactamente lo que hacen, y cómo tocar la fibra sensible de su hijo. Ellos entienden el potente impacto que pueden tener ciertos alimentos en las personas a temprana edad. ¿Ha pensado alguna vez en cuándo comenzaron a gustarle a usted ciertos alimentos?

La mayoría de personas formaron esas preferencias durante los primeros años de sus vidas. Por eso ese tipo de alimentos con frecuencia hace algo más que llenar el estómago. Evoca recuerdos como juegos, juguetes, fiestas de cumpleaños, fiestas del Cuatro de Julio, ferias estatales y amigos de la niñez . El aroma de aros de cebolla, rosquillas o hamburguesas a la parrilla puede desencadenar al instante esos recuerdos. Como adultos, tales aromas con frecuencia nos atraen sin que reconozcamos su atracción. Los anunciantes lo saben y han aprendido a utilizar la imagen de la comida para estimular bonitos recuerdos de la niñez.

¿En los genes o en el agua?

Cada persona obesa tiene una historia detrás de su excesivo peso. Cuando era pequeño, con frecuencia oía a personas decir cosas como "ella nació gorda" o "él se parece a su papá".

Hay cierto grado de verdad en ambos comentarios. Cuando se trata de obesidad, la genética cuenta.

En 1988 el *New England Journal of Medicine* publicó un estudio danés que observó a 540 personas adoptadas durante la infancia. La investigación descubrió que los individuos adoptados tenían una tendencia mucho mayor a terminar en la clase de peso de sus padres biológicos en lugar de hacerlo en la de sus padres adoptivos.[29] Estudios por separado de gemelos educados por separado también muestran que la genética tiene una fuerte influencia en la subida de peso y en llegar a tener sobrepeso.[30] Tales estudios revelan que existe una importante predisposición genética para subir de peso.

Sin embargo, siguen sin explicar totalmente la epidemia de obesidad que se ha visto en los Estados Unidos en los últimos treinta años. Aunque un individuo puede que tenga predisposición genética a llegar a ser obeso, el ambiente también desempeña un importante papel. Me gusta el modo en que la autora, conferencista y destacada médico de mujeres, Pamela Peeke, lo expresa: "Puede que la genética cargue la pistola, pero el ambiente aprieta el gatillo".[31] Muchos pacientes a los que veo entran en mi consulta pensando que como han heredado sus "genes de la grasa", no hay nada que ellos puedan hacer. Sin embargo, después de un poco de investigación, normalmente descubro que ellos han heredado la propensión de sus padres a tomar malas decisiones alimentarias, a comer raciones más grandes y a tener malos hábitos alimentarios.

Si usted ha tenido sobrepeso desde la niñez, probablemente tenga un mayor número de células adiposas. Eso significa que tendrá tendencia a subir de peso si escoge los tipos de alimentos equivocados y raciones grandes, y no hace ejercicio. Sin embargo, también debería entender que la mayoría de personas pueden sobreponerse a una predisposición genética hacia la obesidad tomando decisiones correctas en su dieta y su estilo de vida. La diabetes de uno de los padres no condena automáticamente a un niño a tener la misma enfermedad, a pesar de cuántas personas comenten: "La manzana no cae lejos del árbol".

Desgraciadamente, muchos de nosotros olvidamos que para tomar esas decisiones sanas, necesitamos situarnos a nosotros mismos en un ambiente saludable. Eso se está haciendo cada vez más difícil que nunca, pues las familias llevan a cabo frenéticas rutinas que suponen agarrar el desayuno de camino a salir por la puerta, almuerzos de comida rápida, cenar fuera de casa y algunas veces saltarse comidas. Años de hábitos como esos nos están alcanzando. Comenzando a los veinticinco años de edad, el adulto americano promedio sube 1 a 3 libras de peso al año (de medio a un kilo y medio). Eso significa que una hembra de veinticinco años, de 120 libras (54 kilos) puede esperar llegar a un peso de entre 150 y 210 libras (68 y 95 kilos) cuando llegue a los cincuenta y cinco años.

¿Es sorprendente que tengamos una epidemia de enfermedades del corazón, diabetes tipo 2, hipertensión, elevado colesterol, artritis, cáncer y otras enfermedades degenerativas? Tenemos que pisar los frenos de esta epidemia de obesidad, ¡y enfocar el comer como un estilo de vida es la respuesta!

Comer con la cabeza, no con el corazón

> ### ENSALADA
>
> Sólo porque un taco de ensalada presente la palabra *ensalada* no significa que sea sano. Con el inmenso caparazón de tortilla frita, carne, queso, crema y productos adicionales (más la lechuga iceberg inútil nutricionalmente), la mayoría de tacos de ensalada llegan hasta las 900 calorías y 55 gramos de grasa.

El hecho de que la obesidad pueda surgir de la herencia, el ambiente y la cultura puede sentirse desalentador, incluso abrumador. ¿Cómo puede uno esperar vencer tales fuerzas tan potentes y revertir la diabetes en el proceso? Por difícil que pueda parece, hay causa para la esperanza. Quiero terminar este capítulo con una nota positiva recordándole una sencilla verdad. De hecho, es una de las principales razones de este libro.

Puede sonar imposible, pero con educación, práctica y disciplina, sus gustos culturales y prácticas dietéticas pueden cambiar gradualmente. Puede usted aprender a escoger alimentos similares que no hayan sido muy procesados y alternativas más bajas en grasa. Es posible descubrir, o redescubrir, el control de la ración y métodos sanos de cocinar. ¿Y qué del pollo frito, el puré de patatas, la salsa y el pastel de chocolate? Puede aprender a disfrutar de los mismos alimentos pero con sólo una fracción de la grasa, el azúcar y las calorías.

Cuando escribí un libro sobre la dieta mediterránea, *¿Qué comería*

Jesús?, aprendí que la mayoría de personas de Oriente Medio comen de modo distinto a como lo hace el típico americano. Eso suena obvio, pero lo que distingue a ambos no lo es. Descubrí que quienes están acostumbrados a una dieta mediterránea normalmente no se levantan de la mesa de la cena tan llenos como lo hacen la mayoría de americanos. Generalmente, ellos comen todo lo que quieren, pero con moderación. Disfrutan de sus alimentos a un ritmo pausado, socializando mientras comen. Tienen la extraña capacidad de disfrutar solamente de unos bocados de alimentos como vino, chocolate negro y helado de chocolate. Contrariamente a la mayoría de americanos, que se tragan un postre como si lo estuvieran inhalando, quienes comen a la manera mediterránea generalmente saborean unos pocos bocados.

El verdadero placer en la mayoría de alimentos está en los primeros bocados. Si no recuerda ninguna otra cosa de este libro, recuerde esta verdad: puede usted romper patrones alimentarios viejos y basados en la cultura. No tiene por qué seguir las malas elecciones alimentarias de sus padres, y usted puede sobreponerse a los patrones dietéticos culturales de su familia (¡yo ciertamente lo hice!). En el proceso, descubrirá el verdadero gozo del comer.

Capítulo 2

TIPOS DE DIABETES

El iPad y otros ordenadores portátiles del siglo XXI están tan generalizados actualmente que algunas empresas y organizaciones requieren que sus empleados los lleven a seminarios y conferencias. Vea resultados televisados de las elecciones de las últimas carreras presidenciales o del congreso, y verá a los presentadores y reporteros de campo comprobando actualizaciones electrónicas, sea en un cuaderno electrónico o en un teléfono inteligente. No es sorprendente que la suposición sea que todo el mundo en la era moderna comprueba sus aplicaciones y otros aparatos para mantenerse al día de los desarrollos al último minuto, incluso cuando los jóvenes adultos muestran señales de que están estresados por la inundación de aparatitos que se espera que sepan manejar. En el otoño de 2010, una encuesta anual de UCLA a alumnos universitarios de primer año mostró que su salud emocional había descendido a sus niveles más bajos en veinticinco años.[1]

Es irónico, entonces, que hace miles de años, los tranquilos romanos y griegos, que escribían en tabletas cubiertas de cera con una púa hecha de metal, hueso o marfil, poseyeran un entendimiento de la diabetes aunque no tenían ni a su disposición análisis de sangre. A pesar de que pueda sonar repugnante para las sensibilidades modernas, los romanos y los griegos eran capaces de detectar la diabetes simplemente probando la orina de una persona. ¡Ay! Aunque me pregunto quién dominaba este avance (y especialmente como lo hacían), ellos descubrieron que la orina de algunas personas tenía un sabor dulce, o *mellitus*, que es la palabra en latín para "dulce". También, los griegos entendían que cuando los pacientes con orina dulce bebían algún fluido, los fluidos generalmente eran excretados en la orina casi con tanta rapidez como se bebían, de manera parecida a un sifón. De hecho, la palabra griega para "sifón" es *diabetes*. Por tanto, ahora usted sabe cómo obtuvimos el nombre de *diabetes mellitus*: todo comenzó probando la orina. Yo estoy contento de que los médicos abandonasen esta práctica hace siglos, ¡y que ahora simplemente comprobemos el azúcar en la sangre del paciente!

También tengo buenas noticias para usted: no sólo esta enfermedad tiene miles de años de antigüedad, sino también los tiene el poder de Dios para sanar. Al igual que Dios sanó a los enfermos hace miles de años en tiempos de la Biblia, ¡Él sigue sanando en la actualidad! Él también nos ha dado abundancia de principios bíblicos demostrados y valioso conocimiento médico sobre el cuerpo humano. Usted puede controlar los síntomas y los efectos potencialmente dañinos de la diabetes cuando le busca a Él para una sanidad total. Usted está destinado a ser algo más que una víctima; ¡está destinado a ser un vencedor en esta batalla!

Su primera orden de batalla para atacar los síntomas de la diabetes, o la prediabetes, es conocer a su enemigo. Después de medir sus fortalezas, planee maneras en que puede derrotarle. El enemigo conocido como diabetes viene en diversas formas.

Diferentes tipos de diabetes

La diabetes es realmente un grupo de enfermedades que incluye: diabetes tipo 1, diabetes tipo 2 y diabetes gestacional. Cada tipo de diabetes está caracterizado por elevados niveles de azúcar en la sangre que es el resultado de defectos en la producción de insulina, defectos en la acción de la insulina o ambas cosas.

Una persona no sólo se despierta un día con diabetes tipo 2. Su desarrollo es un proceso lento e insidioso que normalmente necesita varios años o hasta una década para desarrollarse. Siempre comienza con la prediabetes.

La prediabetes (anteriormente denominada *diabetes límite* o *subclínina*) es una enfermedad en la cual la glucosa en la sangre de una persona o niveles de hemoglobina A1C son superiores a lo normal pero no tan elevados para ser diagnosticados como diabetes. Las personas con prediabetes tienen un mayor riesgo de desarrollar diabetes tipo 2, enfermedades del corazón y derrame cerebral. Desde 2005 a 2008, basado en la glucosa en ayunas o en los niveles de hemoglobina A1C, el 35 por ciento de los adultos estadounidenses tenía prediabetes. Aplicar este porcentaje a toda la población de E.U. en 2010 sitúa el cálculo en 79 millones de adultos con prediabetes.[2]

La diabetes se define como un nivel de azúcar en la sangre en ayunas mayor o igual a 126 mg/dL o un nivel de azúcar en la sangre casual (normalmente después de comer) mayor o igual a 200 mg/dL. Elevados niveles de azúcar en la sangre están acompañados por síntomas de diabetes, incluyendo orina frecuente, sed excesiva y cambios en la visión.[3]

En el pasado, la diabetes tipo 1 se denominaba diabetes dependiente de insulina, diabetes de comienzo en la juventud o diabetes de comienzo en la niñez. Esta forma de diabetes normalmente ocurre en niños o adultos jóvenes, aunque puede surgir en cualquier edad. En adultos, es bastante rara, sólo con aproximadamente el 5 por ciento de todos los casos de diabetes siendo diabetes tipo 1.[4]

Aunque no tenemos todas las piezas del rompecabezas para la diabetes tipo 1, los factores de riesgo pueden ser genéticos o medioambientales. Algunos investigadores creen que el desencadenante medioambiental probablemente es un virus. Otros creen que el desencadenante puede ser ingerir proteína de leche de vaca, especialmente durante la infancia. En mi libro *Eat This and Live! for Kids*, el Dr. Joseph Cannizzaro y yo recomendamos aumentar la ingesta de vitamina D de su hijo, reduciendo la ingesta de leche de vaca, limitando o evitando el gluten, y evitando todos los nitratos y nitritos para prevenir la diabetes tipo 1.

Lo que *sí* sabemos es que la diabetes tipo 1 está causada porque el sistema inmunológico del propio cuerpo se ataca a sí mismo y finalmente destruye las células beta en el páncreas. Las células beta son las únicas células en el cuerpo que producen insulina, que es la hormona que regula el azúcar en la sangre. Los pacientes con diabetes tipo 1 requieren insulina, ya sea por inyección o por bombeo de insulina a fin de sobrevivir.

Con los años, mis pacientes con diabetes tipo 1 que han mantenido el mejor control de azúcar en la sangre han sido los pacientes que han utilizado la bomba de insulina. Las bombas de insulina más nuevas tienen controles remotos, haciendo que sea mucho más fácil controlar el azúcar en la sangre. Al tratar a los pacientes, también he descubierto que los cambios dietéticos y de estilo de vida y los suplementos nutricionales normalmente disminuirán los requerimientos de insulina en los diabéticos tipo 1, pero seguirán necesitando insulina. Es muy importante comprobar el azúcar en su sangre diariamente para ajustar su insulina en consecuencia cuando comience este programa, y hacer un seguimiento con su médico regularmente.

El análisis de hemoglobina A1C es la mejor manera de comprobar el azúcar en su sangre a largo plazo. La hemoglobina es una proteína que lleva oxígeno en la sangre y está presente dentro de los glóbulos rojos que viven sólo aproximadamente de 90 a 120 días. La hemoglobina A1C mide cuánta glucosa ha entrado en los glóbulos rojos y se ha unido a la hemoglobina, de modo parecido a como una mosca se queda pegada al papel matamoscas.[5]

Si alguien tiene un elevado nivel de azúcar en la sangre a lo largo del día, más azúcar se unirá a la hemoglobina. Si el azúcar en la sangre normalmente se eleva sólo ligeramente durante el día, menos azúcar se unirá a la hemoglobina, y la hemoglobina A1C será más baja.

La mayoría de especialistas en diabetes recomiendan que los pacientes diabéticos se esfuercen por mantener su hemoglobina A1C en un 6,5 por ciento o menos a fin de prevenir la mayoría de complicaciones de la diabetes. También recomiendan que los pacientes diabéticos se realicen este análisis de sangre aproximadamente cada tres o cuatro meses. Yo personalmente intento que mis pacientes diabéticos tengan la hemoglobina A1C alrededor del 6 por ciento o menos porque, en este nivel, veo que rara vez desarrollan graves complicaciones.

Los individuos que batallan con la diabetes tipo 1 también se beneficiarán mucho de la información nutricional en las verdades bíblicas que compartimos en este libro. Continúe siguiendo todos los consejos de su médico, continúe tomando su insulina, y consúltele antes de realizar ningún cambio nutricional o en su estilo de vida. Además, decida creer en Dios —quien creó su páncreas— para recibir un toque milagroso de poder sanador. La Palabra de Dios dice: "porque nada hay imposible para Dios" (Lucas 1:37).

Recuerde que la fe no es un sentimiento o una emoción; la fe es una elección. Pida al Señor concretamente que sane su páncreas y restaure su capacidad de fabricar insulina. Jesús dijo en Marcos 9:23: "Si puedes creer, al que cree todo le es posible", y en Marcos 10:27: "todas las cosas son posibles para Dios".

Diabetes tipo 2

La diabetes tipo 2 anteriormente se denominaba diabetes no dependiente de insulina o diabetes de comienzo en adultos porque, históricamente, la mayoría de personas tenían la enfermedad en sus años adultos. Sin embargo, el gusto de nuestro país por la dieta alta en azúcar y grasas parece haber eliminado la barrera de la edad. En años recientes, la comunidad médica ha informado de que esta forma de diabetes representa un número cada vez mayor de casos en la juventud. En adultos, del 90 al 95 por ciento de todos los casos de diabetes son diabetes tipo 2.[6] Y según el

Instituto Nacional de la Salud, 1,9 millones de nuevos casos de diabetes en personas de veinte años de edad o mayores se diagnosticaron en 2010.[7]

La diabetes tipo 2 es más una enfermedad genética que la diabetes tipo 1. Sin embargo, como mencioné en el capítulo anterior, aunque la constitución genética puede haber "cargado la pistola", los factores medioambientales, como la grasa abdominal, una mala dieta y factores en el estilo de vida, "apretarán el gatillo". Deje de jugar al juego de la culpabilidad. Afronte su necesidad de cambiar. Si está usted en peligro de desarrollar diabetes o ha cruzado la línea, reconozca que perder grasa abdominal, controlar su dieta y hacer ejercicio regularmente significa que probablemente nunca desarrollará diabetes o que normalmente puede revertirla. Tome aliento del importante estudio sobre prevención de la diabetes que reveló que los cambios en el estilo de vida reducían el desarrollo de la diabetes en más del 70 por ciento de las personas de alto riesgo que tenían más de sesenta años de edad.[8]

La mayoría de personas que desarrollan diabetes tipo 2 siguen produciendo insulina; sin embargo, las células de sus cuerpos no utilizan la insulina adecuadamente. Este estado se conoce como resistencia a la insulina. Con el paso del tiempo, la resistencia a la insulina conduce a prediabetes y diabetes tipo 2.

Durante años, he explicado a los pacientes que la insulina es como una llave que abre la puerta de sus células, y tener diabetes tipo 2 es parecido a tener cerrojos oxidados en esas células. Cada célula de su cuerpo necesita azúcar, y la hormona insulina elimina el azúcar del flujo sanguíneo y se une a receptores de insulina en la superficie de las células, de modo muy similar a una llave que abre un cerrojo y abre la puerta. La insulina abre la puerta a las células (hablando figuradamente) y permite que entre el azúcar.

Sin embargo, en diabéticos tipo 2, las células resisten la función normal de la insulina. En otras palabras, la llave entra para abrir el cerrojo pero, de modo parecido a un cerrojo oxidado, la insulina no trabaja tan bien. Si alguna vez ha intentado abrir un cerrojo viejo y oxidado entenderá esta analogía.

Los niveles de insulina comienzan entonces a elevarse a medida que cada vez más insulina es necesaria para permitir que el azúcar entre en las células. Esto es muy parecido a mover la llave una y otra vez hasta que abre el cerrojo oxidado. Eso significa que se necesita una cantidad excesiva de insulina para mantener el nivel de azúcar en la sangre en el rango normal. Finalmente, a medida que las células se vuelven cada vez más resistentes a la insulina, niveles más elevados de insulina son incapaces de disminuir el azúcar en la sangre. El azúcar en la sangre comienza a subir cada vez más a medida que la persona desarrolla prediabetes y finalmente diabetes tipo 2. Lo que da miedo es que los pacientes con prediabetes normalmente no muestran ningún síntoma.

A medida que empeora esta etapa de resistencia a la insulina, la persona finalmente desarrolla prediabetes. Las personas con prediabetes normalmente tienen intolerancia a la glucosa (IGT) o intolerancia a la glucosa en ayunas (IFG), o ambas. Con frecuencia, no saben que tienen prediabetes, y normalmente son necesarios años, a veces incluso más de una década, para progresar desde prediabetes a diabetes tipo 2.

Cuando las personas desarrollan diabetes tipo 2, normalmente experimentan molestos síntomas como mayor sed, más micción, micción durante la noche, visión borrosa o fatiga. La diabetes tipo 2 normalmente está relacionada con la obesidad (especialmente obesidad en el tronco, la cual se refiere a depósitos de grasa en el torso y el abdomen), avanzada edad, historial familiar de diabetes, inactividad física o un historial de diabetes gestacional. La raza también desempeña un papel en el riesgo de la enfermedad: indios americanos, hispanos americanos, afroamericanos y algunos americanos asiáticos e isleños del Pacífico tienen un riesgo más elevado de desarrollar diabetes tipo 2 y sus complicaciones.

La resistencia a la insulina es la causa principal de la diabetes tipo 2. Normalmente es un problema muy manejable, pero se complica por el hecho de que la obesidad en el tronco es uno de los factores más importantes que conducen a la resistencia a la insulina. Las personas obesas con diabetes tipo 2 deben disminuir su grasa abdominal escogiendo alimentos de bajo glicémico. Esto significa que los diabéticos tipo 2 requieren una dieta:

- Baja en féculas refinadas y procesadas, como arroz blanco, pan blanco, patatas y pasta.
- Que tenga muy poco azúcar

JARABE DE MAÍZ DE ALTA FRUCTOSA: AZÚCAR DISFRAZADO

Si tiene usted diabetes, indudablemente le han dicho lo importante que es limitar la cantidad de azúcar en su dieta. Aunque usted sabe que necesita escoger sus alimentos con cuidado, los fabricantes de alimentos pueden ser solapados. Uno de los ingredientes con los que tener mucho cuidado es la presencia de uno de los muchos aliados del azúcar: jarabe de maíz de alta fructosa (HFCS).

El HFCS es una mezcla de glucosa y fructosa. La glucosa es la forma de azúcar en su sangre que usted comprueba al ser diabético. La fructosa es el principal carbohidrato en la mayoría de frutas. Bien, si viene de la fruta es sano, ¿no? No exactamente. Es cierto que está bien consumir pequeñas cantidades de fructosa porque su cuerpo lo metaboliza de modo diferente y, como resultado, no desencadena el centro de control del apetito de su cuerpo; sin embargo, consumir grandes cantidades le prepara para aumentar la grasa abdominal y un hígado adiposo, resistencia a la insulina y finalmente diabetes.

Ya que el HFCS es común en miles de alimentos comerciales y productos para beber, yo recomiendo encarecidamente que se quede en los pasillos externos en el supermercado, donde encontrará productos frescos, granos integrales y carnes magras. Evite los pasillos centrales, donde viven los alimentos muy procesados, las comidas preparadas y los caprichos inundados de azúcar. Siga este enfoque de sentido común, y estará en camino de evitar el riesgo de consumir un azúcar "furtivo" que está oculto en muchos productos empaquetados y procesados. Muchos investigadores creen que la excesiva ingesta de HFCS de los americanos es responsable de nuestra epidemia de diabetes.

¿Cuán malo es? El HFCS representa el 40 por ciento de edulcorantes calóricos añadidos a alimentos y bebidas, y hasta la llegada en años recientes de versiones de azúcar puro de varias bebidas, era el único edulcorante en los refrescos en los Estados Unidos. El estadounidense promedio consume aproximadamente 60 libras (2700 kilos) al año de HFCS. "¿Y qué?", dice usted encogiéndose de hombros. Puede que adopte una perspectiva más seria cuando entienda que el hígado metaboliza la fructosa en grasa con más rapidez que la glucosa. Eso significa que consumir HFCS puede conducir a hepatopatía grasa no alcohólica, que normalmente precede a la resistencia a la insulina y la diabetes tipo 2.

Casi todos los productos que hay en los estantes de alimentos en la actualidad contienen información nutricional y una lista de ingredientes. Demasiadas personas se quejan de que no entienden esas etiquetas o que toma demasiado tiempo leerlas. Si usted batalla con la diabetes o la prediabetes, valdrá la pena el tiempo que emplee para informarse. Y cuando se trata del HFCS, la siguiente es una sencilla regla a seguir: si el HFCS es uno de los primeros ingredientes en la etiqueta del alimento, no lo coma ni lo beba. A continuación hay una lista de alimentos altos en HFCS:

- Refrescos
- Paletas heladas
- Siropes
- Yogur helado
- Cereales para desayuno
- Frutas enlatadas
- Yogur con sabor a fruta
- Salsa kétchup y barbacoa
- Salsa para pasta en botes y latas
- Bebidas de fruta que no sean 100 por ciento fruta

Diabetes gestacional

Aunque se adquiere durante el embarazo, la diabetes gestacional sólo se produce aproximadamente en el 2 por ciento de los embarazos. La diabetes gestacional se debe al crecimiento del feto y la secreción de hormonas de la placenta, que disminuyen la sensibilidad del cuerpo a la insulina y puede conducir a la diabetes.

Si una mujer desarrolla diabetes gestacional, normalmente se va después de dar a luz. Sólo entre un 5 y un 10 por ciento de las mujeres con diabetes gestacional se descubre que tienen diabetes tipo 2 después de dar a luz. Sin embargo, esta forma de diabetes aumenta el riesgo de que la mujer desarrolle diabetes tipo 2 más adelante en la vida. Los estudios demuestran que entre el 35 y el 60 por ciento de las mujeres que desarrollaron diabetes gestacional desarrollarán diabetes tipo 2 entre cinco a diez años después del embarazo.[9] La diabetes gestacional ocurre más frecuentemente entre afroamericanas, indias americanas e hispanas americanas.

Advertencia: no tome su presencia en uno de estos grupos como evidencia de que inevitablemente tendrá problemas. Aun así, puede ser una señal de que necesita prestar mayor atención a la dieta, el ejercicio y perder grasa abdominal. Tal consejo puede repetirse para todos en nuestro país de "personas sedentarias".

Capítulo 3

SÍNTOMAS Y COMPLICACIONES A LARGO PLAZO DE LA DIABETES

"Escuche a su cuerpo" es una frase que muchos médicos transmiten a sus pacientes. Aunque no es un método a prueba de fallos, especialmente al considerar mi anterior observación de que alguien con prediabetes no necesariamente observará ningún síntoma, usted debería prestar atención a cualquier señal de advertencia de que se está forjando un problema físico.

Hay incontables números de personas que descansan en el cementerio que consideraron indigestión los dolores en el pecho y otras señales obvias de problemas de corazón. O no quisieron molestar a nadie o tomar el tiempo para visitar al médico. Ignore lo que su cuerpo dice, y pronto podría estar criando malvas.

Como con la mayoría de enfermedades, la detección precoz de la diabetes es crucial. Los enemigos silenciosos a veces causan el mayor daño. Afortunadamente, para algunas personas la diabetes tiene síntomas reveladores (observe que no están restringidos por la edad o el género).

No sienta pánico solamente porque haya observado uno de esos síntomas. Algunos pueden producirse periódicamente sólo porque usted bebió demasiado líquido una noche, comió alimentos picantes o se quedó

DIABETES TIPO 1

- Micción frecuente
- Sed inusual
- Hambre extrema
- Pérdida de peso inusual
- Fatiga extrema e irritabilidad[1]

DIABETES TIPO 2*

- Cualquiera de los síntomas del tipo 1
- Infecciones frecuentes
- Visión borrosa
- Cortes/heridas que se curan con lentitud
- Hormigueo/adormecimiento en manos/pies
- Infecciones recurrentes en piel, encías o vejiga[2]

---

* A veces las personas con diabetes tipo 2 no tienen ningún síntoma.

despierto demasiado tarde. Sin embargo, si experimenta uno o más de esos síntomas regularmente, concierte una cita con su médico para que le analice con respecto a la diabetes y la prediabetes. Entonces puede aplicar las verdades que hay en este libro y en la Palabra de Dios a la situación. Sobre todo, no ceda al temor o la apatía.

Tratable y vencible

Como con la mayoría de enfermedades, se producen graves complicaciones para la salud cuando alguien que tiene diabetes no hace nada con respecto a esta enfermedad muy tratable y vencible. Las complicaciones más graves de la diabetes incluyen: retinopatía diabética (la causa principal de ceguera en los Estados Unidos), neuropatía diabética (una degeneración de nervios periféricos que conduce a hormigueo, adormecimiento, dolor y debilidad normalmente en extremidades como piernas y pies), enfermedad renal y ateroesclerosis o arterioesclerosis. La arterioesclerosis es el endurecimiento de las arterias. Ateroesclerosis es cuando se produce arterioesclerosis debido a depósitos de grasa en las paredes arteriales. Aproximadamente el 44 por ciento de los diabéticos desarrollará ateroesclerosis de la arteria carótida y en arterias periféricas. Los diabéticos tienen aproximadamente de dos a cinco veces un mayor riesgo de ataque al corazón o de enfermedad coronaria arterial, comparado con los no diabéticos. También, aproximadamente del 20 al 25 por ciento desarrollará mala función renal o insuficiencia renal en un promedio de once años después de la diagnosis.[3]

Los defensores de comer carne con frecuencia señalan Génesis 9:3, donde Dios dio a la humanidad la libertad de consumir carne. Lo que esos defensores no observan es que el excesivo consumo de carne del americano promedio, al igual que de carbohidratos, azúcar y grasa, puede causar numerosos problemas de salud. Los diabéticos, particularmente quienes no controlan sus niveles de insulina y de azúcar en la sangre mediante dieta adecuada, ejercicio y decisiones en su estilo de vida, son mucho más propensos a las enfermedades del corazón, ataques al corazón, enfermedades renales (una causa principal de muerte en los diabéticos), úlceras en los pies (normalmente debido a una mala circulación sanguínea) y enfermedad de los nervios periféricos de los pies.

En lo que solamente puede denominarse un arranque de hacerse ilusiones, la mayoría de personas con diabetes cree que nunca desarrollará complicaciones a largo plazo. Razonan que seguramente tendrán señales y síntomas precoces antes de desarrollar esas terribles complicaciones de la diabetes; o suponen que podrán tomar medicinas que reviertan el impacto de la enfermedad.

Con frecuencia les digo a mis pacientes que la diabetes es muy similar a una casa infestada de termitas. Cuando las termitas han estado carcomiendo la casa durante mucho tiempo, un día, cuando el dueño intenta colgar un cuadro en la pared, puede que aparezca de repente un gran agujero, puede que su puerta se quede atascada y, al abrir la puerta, puede hundirse el marco. Ahora bien, eso no sucede inmediatamente con las termitas. El daño producido por termitas necesita meses o incluso años para mostrarse, pero su impacto es innegable.

La diabetes mal controlada es un asesino silencioso que trabaja de modo muy parecido a las termitas. Después de muchos años o a veces décadas, comienzan a surgir de repente terribles enfermedades como resultado de la diabetes duradera. Aunque los medicamentos pueden ralentizar el proceso o controlar algunos de los síntomas, normalmente no llegan a la raíz del problema. Esto hace que la observación de Michael Pollan en el capítulo 1 con respecto a la "solución" de América de convertir una enfermedad en un estilo de vida sea un adecuado comentario sobre la necedad del modo en que nuestra nación enfoca nuestra crisis de salud.

La elevación continuada de azúcar en la sangre finalmente daña y destruye las células beta del páncreas, que son las células productoras de insulina. El estrés oxidativo y la inflamación crónica finalmente también dañarán y destruirán las células productoras de insulina. Cuanto más continúen estos procesos (elevado azúcar en la sangre, inflamación crónica y estrés oxidativo), más células beta morirán de modo que, finalmente, cuando el número de células beta sea la mitad de su número original, la diabetes tipo 2 es entonces normalmente irreversible. Por eso es tan importante identificar la prediabetes y la diabetes tipo 2 y disminuir el azúcar en la sangre al igual que la inflamación antes de que se realice un daño permanente.

Enfermedades y complicaciones

Según el Instituto Nacional de la Salud (NIH), la diabetes contribuye a las siguientes enfermedades y complicaciones de la salud:

Enfermedad vascular.

Ataques al corazón

A medida que se acumula placa en las arterias coronarias debido a la diabetes, las personas son más propensas a desarrollar enfermedades del corazón o a sufrir un ataque al corazón. Cuando muchos diabéticos sufren un ataque al corazón, debido a nervios dañados, puede que no experimenten el típico dolor agudo en el pecho relacionado con los ataques al corazón. Algunos en realidad experimentan ataques al corazón silenciosos, sin sentir ningún dolor.

Enfermedad vascular periférica

Los individuos con diabetes prolongada y mal controlada también tienen mucho más riesgo de desarrollar enfermedad vascular periférica (ateroesclerosis de los vasos sanguíneos periféricos). Un elevado azúcar en la sangre continuado finalmente acelera la formación de placa en todas las arterias del cuerpo. La enfermedad vascular periférica es formación de placa normalmente en las piernas y los pies. Muchos diabéticos a largo plazo ya no pueden sentir su pulso en los pies, o experimentan *claudicación* (dolor en las pantorrillas al caminar que se calma al descansar). Ambos son síntomas de enfermedad vascular periférica.

Los diabéticos continuados que fuman y tienen elevado colesterol y elevada presión sanguínea tienen un riesgo mucho mayor de desarrollar enfermedad vascular periférica. Aceite de pescado, aspirina y medicamentos, junto con agresivas modificaciones del factor de riesgo, incluyendo el control del azúcar en la sangre, normalmente son necesarios para ayudar a personas con enfermedad vascular periférica.[4]

Derrame cerebral

El derrame a veces se denomina "ataque al corazón del cerebro". Ya que los diabéticos son muy propensos a la acumulación de placa en las arterias que suministran sangre al cerebro, eso los sitúa en mayor riesgo de derrame. Un diabético puede tener un AIT (ataque isquémico transitorio) en el que desarrolle dificultad en el habla, adormecimiento o debilidad en un lado del cuerpo que normalmente desaparece en menos de cinco minutos. Tener un AIT es una señal muy amenazadora de un inminente derrame. Si usted lo experimenta, acuda a urgencias o visite a su médico de inmediato.[5]

Enfermedad ocular

La diabetes a largo plazo también afecta a los ojos, y puede conducir a una enfermedad conocida como retinopatía diabética, que está causada por el daño en los vasos sanguíneos en la retina, el tejido en la pared del globo ocular, el cual convierte la luz que entra en el ojo en señales nerviosas enviadas al cerebro. Las consecuencias a largo plazo: pérdida de visión y eventual ceguera. La retinopatía diabética es común entre diabéticos que han tenido la enfermedad durante más de diez años; entre el 40 y el 45 por ciento de las personas con diabetes tienen alguna etapa de retinopatía diabética.[6] Para el período de tiempo entre 2005 y 2008, 4,2 millones de personas con diabetes y con una edad de cuarenta años tenían retinopatía diabética. De ellos, 655 000 tenían retinopatía avanzada que podía conducir a grave pérdida de visión.[7] La retinopatía diabética es una de las principales causas de ceguera.

Sin un buen control del azúcar en la sangre se producen numerosos cambios en los ojos que pueden verse en la retina. La diabetes causa un debilitamiento de los diminutos vasos sanguíneos de los ojos, que finalmente pueden romperse y formar hemorragias de retina. Esas hemorragias pueden formar coágulos que finalmente puedan causar desprendimiento de retina.

Si es usted diabético, es crucial que un oftalmólogo le examine anualmente. Un oftalmólogo examinará sus ojos, buscando concienzudamente señales de retinopatía. Puede que decida utilizar cirugía láser para salvar su visión; sin embargo, no dependa de esto como una manera cómoda de corregir problemas de visión. Como resultado de la cirugía láser, algunas personas pueden experimentar pérdida menor de visión y también una disminución de visión nocturna. Por eso es críticamente importante mantener un buen control del azúcar en la sangre para prevenir la retinopatía diabética o para ralentizar o detener su progresión.

Enfermedad renal

En los Estados Unidos, la diabetes es la causa subyacente de aproximadamente la mitad de las personas que requieren diálisis continuada, al igual que la principal causa de fallo renal.[8] Sin embargo, no deje que esas estadísticas le asusten. La mayoría de personas con diabetes *no* desarrollan enfermedad renal; de las que lo hacen, la mayoría no progresa hasta el fallo renal. Esto es una buena noticia. Significa que aunque tenga diabetes, sencillamente controlar su azúcar en la sangre casi siempre evitará la enfermedad renal.

Controlar su azúcar en la sangre y la presión sanguínea, junto con mantener una dieta sana y perder peso, es críticamente importante si está usted afrontando el desafío de la enfermedad renal. Puede que su médico le recete una medicación como un inhibidor de ACE, y yo recomiendo una forma de vitamina B_6 (piridoxal 5 fosfato), que también ayuda a proteger los riñones.

La detección precoz de la enfermedad renal puede ayudarle a evitar el fallo renal. Sin embargo, incluso una micción regular no proporciona una detección de las primeras etapas de la enfermedad renal. Por tanto, es importante hacerse un análisis específico de albúmina que puede detectar la proteína en la orina años antes de que pueda hacerlo un análisis de orina normal. Asegúrese de que su médico analice el nivel de microalbúmina en su orina al menos una vez al año.

Neuropatía diabética

La diabetes a largo plazo finalmente afecta al sistema nervioso, lo cual conduce a una enfermedad conocida como neuropatía diabética. Aproximadamente entre el 60 y 70 por ciento de diabéticos tienen alguna forma de daño nervioso periférico, lo cual con frecuencia afecta a pies y manos, y el paciente normalmente describe síntomas de adormecimiento o menor capacidad de sentir el toque ligero y el dolor.[9] También, normalmente desarrollan sensación de ardor o de hormigueo, o extrema sensibilidad al toque. Es especialmente agudo en los pies, y sus síntomas normalmente empeoran en la noche.

La neuropatía diabética puede finalmente conducir a úlceras en los pies. A veces, esas úlceras en los pies se infectan, y si no se tratan con rapidez, pueden conducir a graves infecciones y una eventual amputación. Mantener un buen cuidado de los pies, llevar zapatos y calcetines cómodos, inspeccionar detalladamente sus pies cada día y mantener un buen control del azúcar en la sangre, son importantes para tratar la neuropatía diabética.

Yo recomiendo a mis pacientes diabéticos que nunca salgan al exterior descalzos, y a quienes tienen neuropatía diabética que visiten a un podólogo o especialista de los pies regularmente.

Aproximadamente del 60 al 70 por ciento de las personas con diabetes tienen formas de leves a graves de daño del sistema nervioso. Eso puede causar sensación dañada o dolor en pies y manos, digestión más lenta, síndrome del túnel carpiano o disfunción eréctil.[10] La mayoría de hombres diabéticos de más de cincuenta años de edad experimentarán lo último. Sin embargo, si se descubre con precocidad, este problema puede prevenirse o revertirse mediante la pérdida de grasa abdominal, controlando el azúcar en la sangre con dieta y ejercicio, reducción del estrés y tomar suplementos y sustitución de hormonas. La disfunción eréctil capta la atención de la mayoría de hombres, y normalmente cuanto mayor es la grasa abdominal, más grave es la disfunción eréctil. Una enfermedad llamada gastroparesis es cuando los músculos del estómago no funcionan normalmente para mover los alimentos por el tracto digestivo. Esto ocurre cuando el nervio vago es dañado, y normalmente causa digestión más lenta y dañada, náuseas y vómitos. También interfiere en los niveles de azúcar en la sangre y afecta a la nutrición de la persona.

Amputaciones

En los Estados Unidos, más del 60 por ciento de las amputaciones no traumáticas de extremidades inferiores se producen entre personas con diabetes. En 2006, se realizaron aproximadamente 65 700 amputaciones de extremidades inferiores a personas con diabetes.[11] Las extremidades inferiores son más susceptibles a la mala circulación causada por la diabetes sencillamente porque están más lejos del corazón. Los nutrientes y el oxígeno en el flujo sanguíneo deben recorrer una distancia mucho mayor de vasos sanguíneos y capilares para alimentar a las células en los pies y los dedos de los pies. Puede que usted piense que eso no es gran cosa a menos que considere que hay 25 000 millas (40 000 kilómetros) de capilares en el cuerpo del adulto promedio.

Enfermedades dentales

Las enfermedades dentales, en forma de enfermedad periodontal (un tipo de enfermedad de las encías que puede conducir a pérdida de dientes), se produce con mayor frecuencia y gravedad entre personas con diabetes. Los adultos de cuarenta y cinco años o más con diabetes mal controlada tienen casi tres veces más probabilidad de desarrollar periodontitis grave que quienes no tienen diabetes. La probabilidad es incluso mayor (4,6 veces) entre fumadores con diabetes mal controlada.[12]

Complicaciones en el embarazo

Una diabetes mal controlada antes de la concepción y durante los tres primeros meses de embarazo entre mujeres con diabetes tipo 1 puede causar importantes defectos de nacimiento en el 5 al 10 por ciento de los embarazos y aborto espontáneo en el 15 a 20 por ciento de los embarazos. Durante el segundo y el tercer trimestre, si la diabetes no se controla, puede dar como resultado bebés grandes, planteando un riesgo para la madre y para el niño.[13]

Otras enfermedades

Además de la larga lista que acabo de repasar, los diabéticos son más susceptibles a otras enfermedades, y tienen un pronóstico peor si sufren estas enfermedades. Por ejemplo, los diabéticos tienen más probabilidades de morir de gripe y neumonía que los no diabéticos.[14]

Glicación

La razón principal por la cual los diabéticos desarrollan complicaciones como ataques al corazón, enfermedad vascular periférica, enfermedad renal, neuropatía, enfermedad ocular y disfunción eréctil se debe a la acumulación de los PGA (productos de la glicación avanzada). Cuanto mayor sea el azúcar en la sangre y más tiempo este elevado, más PGA se acumularán. La molécula del azúcar (glucosa) reacciona con cualquier grupo amino de proteínas, lípidos y ácidos nucleicos y forma los PGA. Los PGA forman enlaces cruzados entre proteínas, lo cual altera su estructura y función.

Los PGA son la raíz de casi todas las complicaciones de la diabetes, incluyendo: retinopatía, neuropatía, nefropatía (enfermedad renal) y ateroesclerosis. Los PGA en tejidos aumentan el ritmo de producción de radicales libres cincuenta veces más del de las proteínas no glicadas. Los PGA se unen al colesterol LDL, aumentando la oxidación del colesterol y conduciendo a que haya placa en las arterias o ateroesclerosis. También se acumulan en los riñones, los nervios, los ojos (cristalino y vasos sanguíneos), el cerebro (acelerando la muerte de células cerebrales), la piel (formando arrugas y piel flácida), los vasos sanguíneos y nervios del pene (acelerando la disfunción eréctil), y también en todos los músculos, órganos y tejidos en todo el cuerpo.

Los PGA son sencillamente basura celular inútil que finalmente daña y destruye tejidos y órganos a medida que se acumulan. No tienen ninguna función beneficiosa y no pueden ser utilizados para obtener energía. Cuando se forman, son irreversibles y no pueden ser reparados, desintoxicados o eliminados del cuerpo.

Por eso la elevación del azúcar en la sangre a largo plazo es tan peligrosa. Usted acelera el proceso de envejecimiento y acumula basura celular que finalmente dañará y destruirá muchos tejidos distintos en el cuerpo a medida que se acumula. Cuanto mayor sea el azúcar en la sangre, más PGA se acumularán, lo cual literalmente invita a multitud de enfermedades mortales a su cuerpo y acelera el proceso de envejecimiento.

Me gustaría que las personas pudieran comprender que en un paciente prediabético o diabético, ese pedazo de pastel, ese pedazo de tarta, esa galleta de chocolate, esa barrita de caramelo o ese refresco aumentan el azúcar en la sangre y crean los PGA irreversibles. Los PGA a su vez están arrugando su piel, causando disfunción eréctil en los hombres, y preparándole para las enfermedades cardiovasculares, la enfermedad renal que finalmente puede requerir diálisis y la neuropatía periférica, en la cual puede usted desarrollar adormecimiento y hormigueo o ardientes dolores en sus pies y extremidades. ¿Está captando el cuadro?

Solamente usted puede comenzar a tomar las decisiones correctas. El mercado ha idealizado los productos azucarados y, oh, qué atractivos y atrayentes son los pasteles de cumpleaños y las tartas cuando usted entra en la sección de panadería en cualquier supermercado a medida que inhala ese maravilloso aroma de pasteles recién horneados. Pero vaya después a una unidad de diálisis en la que los pacientes normalmente tienen que recibir un tratamiento de diálisis tres veces por semana durante tres horas, y descubrirá que la mayoría de esos pacientes son diabéticos.

Hay un sencillo análisis de sangre para evaluar su índice de formación de PGA, y se llama prueba de hemoglobina A1C o HbA1C. Hablé brevemente en el capítulo 2 sobre el HbA1C. Es un análisis muy común que se utiliza para monitorear el azúcar en la sangre de un diabético a lo largo de algunos meses, pero también puede monitorear la aplicación en un paciente prediabético o incluso en pacientes sanos sin prediabetes o diabetes. Me sorprende la cantidad de mis pacientes con un peso sano (así denominado) que tienen un HbA1C elevado y ni siquiera se dan cuenta. Comen postres y beben refrescos, y debido a que no tienen sobrepeso ni son obesos, creen que están sanos. Sin embargo, están formando los PGA, los cuales se acumulan y aceleran el proceso de envejecimiento.

La hemoglobina es una proteína en el interior de los glóbulos rojos (GR) que capacita a los GR para transportar oxígeno. Sin embargo, la proteína hemoglobina es también muy propensa a la glicación. La glicación se produce fácilmente en la hemoglobina cuando el azúcar en la sangre es elevado; cuanto mayor sea el azúcar en la sangre, mayor es el porcentaje de hemoglobina que se vuelve glicada.

Los GR tienen un tiempo de vida de aproximadamente 90 días. Yo monitoreo el HbA1C de mis pacientes diabéticos cada tres o cuatro meses, y normalmente veo mejoras en su HbA1C a medida que pierden grasa abdominal y hacen ejercicio, siguen una dieta de bajo glicémico y toman algunos suplementos.

La mayoría de americanos no diabéticos tienen un HbA1C del 5,0 por ciento al 6,4 por ciento. Si el HbA1C es mayor de 6,5, el paciente tiene diabetes. Aproximadamente el 70 por ciento de adultos americanos tienen un HbA1C entre 5,0 por ciento y 6,9 por ciento.[15]

Lo que la mayoría de personas no entiende es que el HbA1C no tiene que ser de un 6,5 o más para causar problemas de salud. Cada aumento del 1 por ciento en HbA1C, incluso cuando el HbA1C estaba en el rango normal, estaba relacionado con un mayor riesgo de ataques al corazón, cáncer y mayor mortalidad.

Yo creo que el HbA1C óptimo es del 5,0 por ciento o menos, ya que este es el índice normal de glicación. Pocos diabéticos tienen un HbA1C de 10, que es el doble del índice normal de glicación. Cuanto mayor sea el HbA1C, dicho con sencillez, con más rapidez envejece usted.

Después de leer todas estas sombrías complicaciones, puede que se sienta como el joven David cuando estaba delante del gigante llamado Goliat. *Advertencia: ¡No se rinda al temor!* Estas son las complicaciones que afectan con mayor frecuencia a los diabéticos cuyos niveles de azúcar en la sangre no están controlados mediante una dieta adecuada y ejercicio. Pero no significan que no pueda encontrar usted métodos de manejarlos y finalmente vencerlos.

Ante estos hechos médicos, su objetivo es aprovechar la abundancia de sabiduría que hay en la Palabra de Dios y en el conocimiento médico que Él nos ha dado a lo largo de los siglos. Sabias decisiones pueden ayudarle a evitar esas complicaciones por completo. Más importante aún, su objetivo principal es aferrarse a la sanidad que Jesús le ofrece. Al igual que Jesús sanó a la mujer que tenía una hemorragia aparentemente incurable (Mateo 9:19-22), Él puede sanar en la actualidad. Hebreos 13:8 dice que Él es el mismo ayer, hoy y siempre. Armado con esta promesa, puede avanzar en la batalla contra la diabetes, sabiendo que el Salvador es mayor que cualquier obstáculo físico que usted afronte.

A medida que avanza, le ayudará conocer algunos de los factores contribuidores a la diabetes, con frecuencia ocultos. Los cuatro siguientes capítulos repasarán esos factores ocultos.

Capítulo 4

PRIMER CONTRIBUIDOR OCULTO: ESTRÉS CRÓNICO Y FATIGA SUPRARRENAL

Tammy, de cuarenta años de edad, seguía una dieta equilibrada, rara vez comía azúcar, carbohidratos de alto glicémico o excesivas grasas; también consumía raciones de tamaño adecuado. Hacía ejercicio cinco veces por semana durante treinta minutos, e incluso levantaba pesas dos veces por semana. A pesar de su estilo de vida sano, en la báscula seguía sobrepasando en 50 libras (22 kilos) su peso ideal. A pesar de lo que hiciera, ella se quejaba de que parecía no poder perder los kilos innecesarios o mantener bajo control el azúcar en su sangre.

Después de investigar amablemente los detalles, no fue necesario mucho tiempo para identificar la fuente de su problema. Surgía de todo el "drama" de su vida. Secretaria a tiempo parcial, Tammy también limpiaba casas para ganar dinero extra que poder gastar. Aunque su trabajo como secretaria sólo ocupaba parte de su vida, mientras estaba en la oficina su jefe le hacía trabajar a brazo partido. Como resultado, ella sufría dolores de cabeza debido a la tensión casi diariamente. Al incorporar trabajo a tiempo parcial, rara vez tenía tiempo para ella misma, ya que muchas de sus horas después del trabajo las empleaba

> ## ESTADÍSTICAS DE ESTRÉS
>
> - El estrés relacionado con el trabajo puede duplicar su riesgo de morir de enfermedades del corazón.
> - Del 75 al 90 por ciento de todas las visitas al doctor son impulsadas por dolencias relacionadas con el estrés.
> - El 43 por ciento de los adultos manejan efectos adversos del estrés en la salud.
> - El estrés está directamente relacionado con las seis causas principales de muerte (enfermedades del corazón, cáncer, dolencias pulmonares, accidentes, cirrosis del hígado y suicidio).
> - El estrés cuesta a la fuerza laboral americana más de 300 mil millones de dólares al año en pérdida de tiempo de trabajo, reducida productividad y prestaciones sanitarias.[1]

en llevar a tres de sus hijos a actividades extraescolares, como lecciones de danza, entrenamientos de baloncesto y lecciones de piano. Ese ritmo frenético también se traducía en tardanza habitual, lo cual con frecuencia la dejaba molesta y frustrada.

Para añadir al caos, Tammy tenía un hijo más mayor de un matrimonio anterior que tenía una vena rebelde. Aunque solamente tenía dieciséis años, ya había sido arrestado varias veces y había hecho viajes regulares al centro juvenil de detenciones. Frecuentemente, él se escapaba de la casa muy tarde en la noche para irse de fiesta con amigos. Además de emborracharse, le habían agarrado consumiendo drogas y saltándose regularmente la asistencia a la escuela.

Como podrá imaginar, los actos del hijo de Tammy también estaban causando estragos. Ella tenía dificultades para dormir por la noche y se preocupaba durante todo el día por si la policía le llamaba para informarle que su hijo estaba otra vez en la cárcel, o incluso muerto. Además, Tammy y su esposo discutían constantemente sobre qué hacer con su hijo rebelde, lo cual creaba más tensión en el hogar.

A pesar de una dieta sana y ejercicio, Tammy se sentía abrumada; estaba literalmente en modo supervivencia. El estrés crónico había hecho aumentar sus niveles de cortisol tanto que la mantenía en la obesidad. Lo mismo es cierto para millones de americanos que viven estilos de vida fuera de control y sobrecargados. Siempre que se combinan demasiadas complicaciones, demasiadas deudas y demasiadas preocupaciones con un matrimonio infeliz, hijos rebeldes y problemas de sueño, resulta el desastre. Tales cargas son suficientes para mantener estresadas a las personas, y con sobrepeso, ¡constantemente!

¿Por qué? El estrés excesivo puede aumentar los niveles de glucosa en la sangre, impulsando la subida de peso. Para pacientes con diabetes, es incluso peor, ya que eso les predispone a complicaciones a largo plazo, incluyendo enfermedad renal, enfermedad ocular, neuropatía y enfermedad vascular.

En un estudio, un grupo de pacientes diabéticos participaron en sesiones de educación, con y sin formación sobre el manejo del estrés. Tal formación incluía relajación muscular progresiva, técnicas de respiración e imágenes mentales. Todos los participantes tenían al menos treinta años de edad y manejaban su diabetes con dieta, ejercicio y/o medicamentos sin insulina.[2]

Al final de un año, el 32 por ciento de los pacientes en el grupo de manejo del estrés tenía niveles de hemoglobina A1C que habían descendido en un 1 por ciento o más. Sin embargo, sólo el 12 por ciento de los sujetos controlados tenían niveles de hemoglobina A1C mucho más bajos. Como dije en el capítulo anterior, la hemoglobina A1C es un análisis de sangre estándar utilizado para determinar los niveles promedio de azúcar en la sangre durante un período de algunos meses. Disminuir la hemoglobina A1C en un 1 por ciento se considera muy significativo; el manejo del estrés lo logró en casi una tercera parte de los pacientes.[3]

La reducción de estrés es crucial para ayudar a controlar la diabetes, ya que un elevado nivel de cortisol, la principal hormona del estrés, está relacionado con mayor grasa abdominal, elevado azúcar en la sangre y mayores niveles de insulina. (Enseño numerosas técnicas de reducción de estrés en mi libro *Stress Less*. Recomiendo que consulte ese libro para más información).

La respuesta del estrés

Nuestros cuerpos desencadenan una respuesta de estrés siempre que nos encontramos con un estresantes físico, mental o emocional, conocido comúnmente como "lucha o huida". Walter Cannon describió por primera vez esta respuesta en 1915 después de observar a animales amenazados cuyos sistemas nerviosos simpáticos experimentaban una descarga que les preparaba para quedarse y luchar o para huir.[4] Los científicos pronto se dieron cuenta de que aquello representaba una respuesta común entre todos los vertebrados que se enfrentan al estrés. Hace más de cien años, la mayoría de nuestros estresantes eran físicos en naturaleza: heridas, peligro, ataques, duro trabajo, y otros. Sin embargo, actualmente la mayoría de estresantes son emocionales o psicológicos. Implica nuestras percepciones y pensamientos, mostrando el modo en que ha cambiado la definición de estrés.

Cuando nos encontramos con tal estrés, aumenta nuestro ritmo cardíaco, se eleva la presión sanguínea, los pulmones inhalan más oxígeno, las pupilas se dilatan y la mente se vuelve extremadamente alerta y enfocada. La sangre es desviada del tracto digestivo hasta nuestros músculos de modo que podamos luchar o huir. Nuestro cuerpo bombea azúcares y grasas a la corriente sanguínea para vigorizar nuestro cuerpo. Mientras nuestra función inmune y la digestión pueden quedarse en espera, todos los demás sistemas cambian a modo de alta alerta. La adrenalina y el cortisol, dos potentes hormonas del estrés, son entonces liberadas en el cuerpo. Cuando el estrés o peligro percibidos terminan, ambas regresan a niveles normales.

El problema no es cuando eso se produce ocasionalmente, sino cuando el estrés constante causa una activación frecuente o prolongada de nuestra respuesta de estrés. Al igual que cuando el acelerador de un auto se atasca, nuestra respuesta de estrés se quedará atascada cuando es activada repetidamente y rutinariamente. No es difícil ver por qué: con las sustancias del estrés finalmente liberadas a la corriente sanguínea, el cuerpo permanece en un estado perpetuo de alta alerta, lanzando continuamente hormonas del estrés. Es comparable a que su cuerpo queme energía por valor de diez dólares a causa de un problema de dos centavos. Con el paso del tiempo, su cuerpo finalmente se quema de modo parecido a un automóvil que se queda sin gasolina.

Después de un acontecimiento estresante, nuestra respuesta debe cerrarse, haciendo que las hormonas del estrés vuelvan a la normalidad. Eso se denomina fase de recuperación. Las hormonas del estrés están diseñadas para salvar nuestra vida a corto plazo; sin embargo, cuando son liberadas crónicamente, en cambio pueden amenazar nuestra vida. Muchas enfermedades están relacionadas con problemas de adaptación al estrés. Más comúnmente denominadas "enfermedades de adaptación", incluyen enfermedades del corazón y problemas gastrointestinales como reflujo ácido, úlceras y síndrome de intestino irritable. Un elevado estrés causa menor función inmunitaria y frecuentes resfriados, gripe e infecciones del seno nasal. También se relaciona con elevada presión sanguínea, arritmias, dolores de cabeza por tensión, alergias y pérdida de memoria. El estrés crónico puede conducir a ansiedad y depresión, que están comúnmente relacionados con la subida de peso y la obesidad. Estoy convencido de que el estrés crónico es una de las principales raíces de la epidemia de obesidad de nuestro país.

Cómo le hace engordar el estrés crónico

Cuando sus niveles de cortisol y adrenalina están elevados crónicamente, eso causa que el azúcar almacenado (conocido como glucógeno) sea liberado desde los músculos y el hígado al flujo sanguíneo. También causa la liberación de grasa al flujo sanguíneo para utilizarla como energía. La grasa y el azúcar son estupendos cuando se queman de inmediato para producir energía, pero causan subida de peso cuando el cuerpo los almacena. Desgraciadamente, lo segundo sucede con más frecuencia en la sociedad debido al cambio en los estresantes, pasando de lo físico a lo psicológico. La redefinición de estrés ha cambiado literalmente el contorno de nuestro país. Ya que hay más individuos que están emocionalmente y psicológicamente estresados, naturalmente vemos más personas obesas.

En los "viejos tiempos" en que las respuestas de estrés eran principalmente físicas, huíamos o luchábamos, quemando los azúcares y las grasas liberados a nuestro flujo sanguíneo. Ahora que la mayoría de nuestro estrés es psicológico, con frecuencia nos cocemos en nuestros propios jugos de estrés. En lugar de quemar azúcares y grasas, liberamos más insulina, lo cual causa más almacenamiento de grasa. Es una ecuación relativamente sencilla: cuando los niveles de cortisol se elevan, finalmente se elevan los niveles de insulina. El estrés crónico eleva el cortisol, el cual finalmente eleva también los niveles de insulina. Los dos trabajan juntos como un "dúo dinámico" de subida de peso.

¿Es muy fea esta bestia de dos cabezas? Permítame mencionar sólo algunas de las maneras en que uno de estos elementos, el cortisol, complica el problema. El cortisol elevado crónicamente hace que su cuerpo sea menos sensible a la leptina, la hormona que le dice a su cerebro que usted está satisfecho. Esos altos niveles también estimulan el apetito, causándole mucha hambre. Al mismo tiempo, el cortisol fomenta la liberación de neuropéptido Y, una sustancia química en el cerebro que desencadena el deseo de carbohidratos. Hasta aquí tres puntos negativos, cada uno desde un ángulo diferente. Eso no es bueno.

> ### LIBERAR ESTRÉS CADA DÍA
>
> - Organice su casa, oficina, auto, etc.
> - Reevalúe y establezca prioridades en sus horarios.
> - Evite competición innecesaria (por ej., encontrar el estacionamiento perfecto, vadear el tráfico).
> - Realice más tareas individuales y menos multitareas.
> - Escriba (por ej., escribir un diario puede ser una manera estupenda de liberar estrés).

Cuando usted se enfrenta a un estresante físico, como ser atacado, su respuesta de lucha o huida suprime su apetito durante el evento. Después de un trauma, los niveles aumentados de cortisol inducirán un apetito mayor. Lo mismo es cierto del estrés psicológico; después del trauma, sus niveles de cortisol aumentan. En lugar de ayudarle a quemar grasa, sin embargo, elevados niveles de cortisol hacen que su ritmo metabólico se ralentice. Si está usted estresado regularmente, sus niveles de testosterona y DHEA también se reducen. Estas dos valiosas hormonas no sólo ayudan a crear músculo y quemar grasa, sino que también le ayudan a manejar el estrés. Para empeorar aún más las cosas, el cortisol es la única hormona en el cuerpo que realmente aumenta a medida que usted envejece.

Alimentos que elevan el cortisol

Aunque saltarse comidas es uno de los principales ofensores para causar mayores niveles de cortisol, varios alimentos y bebidas impulsan la misma respuesta. Azúcares, postres, refrescos, féculas de alto glicémico y bebidas alcohólicas pueden elevar los niveles tanto de cortisol como de insulina. Los alimentos altos en azúcar fortalecen el azúcar en la sangre, lo cual normalmente causa que el páncreas secrete excesiva insulina. Esto puede que también desencadene hipoglucemia, o bajo azúcar en la sangre. Cuando eso sucede, el cerebro envía una señal a las glándulas suprarrenales para que aumenten los niveles de cortisol, lo cual eleva el azúcar en la sangre y eleva los niveles de insulina, preparando el escenario para la prediabetes y finalmente para la diabetes tipo 2.

La cafeína también elevará los niveles de cortisol. Solamente 200 miligramos de cafeína, que es el equivalente a una taza y media o dos de café, puede elevar el cortisol en un 30 por ciento en una hora. ¡Ahora imagine lo que puede hacer un café grande de Starbucks con 550 miligramos de cafeína! Y, cuando se trata de cortisol, los refrescos altos en cafeína y azúcar suponen un hachazo doble. Los alimentos a los que usted sea alérgico, o sensible, también pueden elevar los niveles de cortisol. Igualmente pueden hacerlo los estimulantes vegetales, como el guaraná, la naranja amarga y la malva, y también la ingesta excesiva de chocolate. ¿Está su cabeza dando vueltas debido a todos estos "no"? Viva según la sencilla regla de consumo moderado de la mayoría de alimentos y evitando azúcares y alimentos de alto glicémico, y estará usted en el camino a disminuir los niveles de cortisol e insulina y controlar el azúcar en su sangre.

Señales de estrés

¿Se ha preguntado alguna vez por qué la mayoría de personas suben de peso en la zona abdominal? Alrededor de su estómago está el omento, o epiplón, que es una capa de grasa visceral. Tiene receptores que se unen al cortisol como imanes. Cuando se produce esa unión, el omento puede almacenar mayores cantidades de grasa. Desgraciadamente, a medida que esta grasa, la más tóxica en el cuerpo, aumenta sin ser quemada, usted llega a estar envuelto en una burbuja de grasa abdominal. Con mayores niveles de insulina y de cortisol, usted crea un ciclo que encierra su cuerpo para convertirse en una fábrica de producción de grasa. Cuanto más grasa abdominal, menos hormonas del estrés se producen y se liberan al flujo sanguíneo, y más grasa se almacena en el abdomen. Para empeorar aún más las cosas, esto no sólo impulsa el almacenamiento de grasa, sino que también normalmente *evita* la eliminación de grasa.

Esto sucede frecuentemente entre personas que están estresadas. Desgraciadamente, muchas personas estresadas y con sobrepeso añaden más a su estrés preocupándose por subir de peso cada vez que comen. Con este tipo de perspectiva, las comidas son experiencias estresantes. (Recuerde: la mayoría de nuestro estrés está en las percepciones).

Otro estado común de los individuos con mucho estrés es la resistencia a la insulina. Además de fomentar el almacenaje de grasa en el abdomen, elevados niveles de cortisol hacen que el hígado y los músculos liberen glucógeno o azúcar almacenado, el cual normalmente eleva el azúcar en la sangre y eleva los niveles de insulina. Con el paso del tiempo, las células pueden volverse resistentes a la insulina. Cuando eso sucede, el cuerpo secreta más cortisol en un esfuerzo por equilibrar los efectos del exceso de insulina. Esto produce más grasa corporal y abdominal.

Fatiga suprarrenal

El estrés crónico, el dolor, la enfermedad y las heridas, al igual que la ansiedad y la depresión, finalmente pueden hacer estragos en sus glándulas suprarrenales.

Estas dos glándulas del tamaño de un pulgar están situadas por encima de sus riñones, y fabrican las hormonas del estrés. Cuando un estresante o estresantes persisten, esas glándulas son incapaces de mantener las demandas de producción del cuerpo, dando como resultado fatiga suprarrenal.

> ## LA DIVERSIÓN NO ES FRÍVOLA
>
> La vida moderna ya tiene su buena parte de estrés, sea debido a que haya demasiadas fechas límite, demasiado que hacer, falta de tiempo libre…usted puede nombrar los estresantes que llenan su vida. Por eso los expertos dicen que divertirse no es una palabra sucia. Recomiendan hacer algo que usted hiciera en la niñez, como jugar con un tren eléctrico o jugar en el parque con sus nietos.[5]

Después de haber estado estresadas por años, las glándulas suprarrenales se cansan y solamente producen una cantidad limitada de hormonas del estrés. Esto deja a una persona estresada crónicamente con bajos niveles de cortisol y DHEA, lo cual también ayuda a adaptarse al estrés. Aunque elevados niveles de cortisol están relacionados con la subida de peso, también lo están los bajos niveles. La razón: los individuos que sufren de bajos niveles normalmente están tan "quemados" y fatigados que no hacen ejercicio. Su falta de actividad los atrapa aún más a la fatiga suprarrenal.

La fatiga suprarrenal es diferente de la enfermedad de Addison. La segunda es insuficiencia suprarrenal, cuando las glándulas suprarrenales ya no funcionan. En la fatiga suprarrenal, las glándulas suprarrenales pueden fabricar suficiente cortisol para la vida pero no el suficiente para disfrutar de buena salud. Desgraciadamente, muchos médicos no reconocen o diagnostican este trastorno, aunque se está generalizando cada vez más.

En realidad hay tres etapas de fatiga suprarrenal, siendo la etapa 3 la peor. (Refiérase a mi libro *Stress Less* para más información[6]). El síntoma más común de fatiga suprarrenal es un bajo nivel de energía. Las personas con fatiga suprarrenal normalmente estarán muy cansadas e inactivas. Los niveles de cortisol normalmente son más altos entre las seis y las ocho de la mañana, y después disminuyen gradualmente a lo largo del día hasta llegar a sus menores niveles en la noche.

Los individuos que sufren fatiga suprarrenal grave comienzan su día con sus reservas suprarrenales agotadas y normalmente con bajos niveles de cortisol. En general, tienen problemas para dormir y les resulta difícil levantarse de la cama en la mañana. Eso significa que su energía disminuye gravemente temprano en la mañana y normalmente otra vez en la tarde, entre las tres y las seis. Normalmente se sienten bien después de las seis de la tarde, y puede que tengan otro aumento de la energía a las 11 de la noche. Trabajan mejor avanzada la noche, y sus mejores horas de sueño están normalmente entre las siete y las nueve de la mañana (y a menos que usted trabaje en un turno de tarde, tiene que estar en la oficina a esa hora, o al menos preparándose para el trabajo).

Otros síntomas de fatiga suprarrenal incluyen: subida de peso, deseos de sal y alimentos salados, hipoglucemia (bajo azúcar en la sangre) y falta de energía. Los individuos con fatiga suprarrenal normalmente necesitan descansar después del estrés emocional, tienen frecuentemente menor deseo sexual, y sufren de alergias medioambientales y alimentarias, sensibilidades y falta de concentración. Puede que también estén nerviosos, irritables o experimenten debilidad muscular o frecuentes resfriados e infecciones (especialmente infecciones del seno nasal). Tienden a sentir mareos cuando pasan de estar tumbados a ponerse de pie. Las mujeres que lo sufren son propensas a tener SPM.

Si usted tiene muchos de estos síntomas, probablemente tenga fatiga suprarrenal y puede que necesite un análisis de hormonas suprarrenales. Para encontrar a un médico que reconozca y trate la fatiga suprarrenal, visite la página www.worldhealth.net.

Cómo responde al estrés el sistema nervioso

El sistema nervioso autónomo, al que se hace referencia con frecuencia como sistema nervioso automático, tiene dos ramas: el simpático y el parasimpático. El sistema nervioso simpático es responsable de la respuesta al estrés, la cual finalmente puede conducir a la subida de peso. El sistema nervioso parasimpático, por otro lado, es responsable de la respuesta de relajación, la cual normalmente le ayuda a perder peso.

La clave entonces es aprender a apagar la respuesta al estrés crónica, encender la respuesta a la relajación y finalmente equilibrar la respuesta al estrés. Suena sencillo ¿verdad? He escrito varios libros sobre este tema, incluyendo *Stress Less. Stress Management 101, Deadly Emotions* y *La nueva cura bíblica para el estrés*, todos los cuales entran en detalle sobre cómo manejar el estrés. Recuerde: la mayoría del estrés se basa en nuestras percepciones. Si aprendemos a cambiar nuestras percepciones, normalmente podemos pasar a la respuesta de relajación.

Una estupenda manera de cambiar sus percepciones es hacer la prueba que yo denomino "los seis meses de vida". Imagine que sólo le quedasen seis meses de vida. ¿Cómo viviría? ¿Qué situaría como prioridad? ¿Qué haría durante más tiempo? ¿Y durante menos tiempo? Espero que entienda la necesidad de ralentizar, disminuir su estrés y aprender a decir no cuando las personas le pidan que haga usted algo que no quiera hacer. La mayoría de personas que se enfrentan a esta sobrecogedora situación disminuyen inmediatamente sus obligaciones y pasan más tiempo con sus seres queridos. Si usted supiera que sólo le quedan seis meses de vida, es probable que hiciera lo mismo. Probablemente perdonaría a personas, incluso a las que le han hecho daño, a fin de encontrar paz, amor, gozo y felicidad. Pasaría por alto estresantes menores y muchos de los mayores. Con un tiempo de vida tan breve, enseguida entendería que la mayoría de sus estresantes importantes son en realidad menores.

No tiene usted que esperar a que un doctor le diga que le quedan seis meses de vida para iniciar esos cambios. Casi todos darán como resultado un sentimiento general de paz y serenidad, lo cual lleva descanso al cuerpo, el alma, la mente y el espíritu. Ya que la mente alberga nuestras percepciones, ¿puede ver cómo el cambio de percepciones es una clave para transformar las demás partes de su ser? Yo creo que seguir la Oración de Serenidad es una de las mejores maneras de comenzar a cambiar las percepciones: "Dios, dame la serenidad para aceptar las cosas que no puedo cambiar, la valentía para cambiar las cosas que puedo, y la sabiduría para distinguir la diferencia".

Tammy trata el estrés

Para mostrar alguna aplicación práctica, regresaré a Tammy, la paciente de la que le hablé al comienzo de este capítulo. Después de haber identificado los elementos estresantes en su vida que estaban saboteando su pérdida de peso y creando resistencia a la insulina, creamos un plan para manejarlos. Si está usted en una situación parecida, no manejar el estrés crónico significa preparar su cuerpo para almacenar grasa . Sin embargo, la buena noticia es que el estrés puede manejarse. Esto es lo que la mayoría de personas (Tammy entre ellas) no entienden.

A continuación están los pasos que yo bosquejé para ella. Espero que usted pueda beneficiarse de algunos adaptándolos y modificándolos para su situación.

Hice que Tammy estableciera prioridades en sus actividades, lo cual le hizo entender que el bienestar de sus hijos estaba en lo alto de su lista de deseos. Cuando dejó su trabajo a tiempo parcial de limpiar casas, le dio más tiempo para pasarlo con sus hijos.

Tammy instituyó margen en su vida, lo cual es espacio para respirar. Cuando lo hizo, ya no llegaba tarde siempre a las actividades de sus hijos. Irónicamente, su tardanza habitual había estado enviando el mensaje a sus hijos de que ellos no eran importantes. Al hacer espacio para el margen, ella abrió sus ojos a las situaciones y sentimientos de ellos.

Tammy aprendió a decir no. Cuando ella siempre había querido agradar a la gente, otros compañeros de trabajo pasaban sus responsabilidades a Tammy. En efecto, el estrés de ellos se convirtió en el estrés de ella. Yo le enseñé a ser firme y decir: "No, desgraciadamente no puedo hacer encajar eso en mi horario". Eso supuso un mundo de diferencia en sus niveles de energía, actitudes y relaciones.

Tammy añadió una clase de yoga dos veces por semana a su calendario de ejercicios. Yo también me aseguré de que sus entrenamientos aeróbicos estuvieran dentro de su rango de quemar grasa y de ritmo cardiaco, lo cual le ayudó a quemar excesivos productos químicos del estrés, azúcares y grasas.

Para tratar los dolores de cabeza por la tensión, le enseñé a Tammy ejercicios de respiración y técnicas de relajación muscular progresiva. Ella pronto descubrió que podían ayudarle a aliviar los dolores de cabeza.

El mayor estresantes de Tammy era su hijo rebelde. Debido a que aquello estaba en cierto modo fuera de su control, le indiqué a Tammy que tomase una combinación herbal adaptógena para ayudarle a tratarlo, y el aminoácido L-triptofano para ayudarle a dormir.

Finalmente, Tammy y su esposo estuvieron de acuerdo en enviar a su hijo a cierto tipo de internado de tipo militar que le separó de sus compañeros negativos y le enseñó disciplina. Con su matrimonio restaurado, Tammy pudo relajarse.

Cuando las respuestas al estrés de Tammy se relajaron, el peso literalmente se fundió. Eso casi suena demasiado simple, pero es cierto. Ella perdió 50 libras (22 kilos) en menos de ocho meses sin ningún esfuerzo extraordinario. No cambió su dieta ni sus ejercicios, a excepción de añadir el yoga y hacer ejercicio en su rango de quemar grasa y de ritmo cardiaco. Para añadir al final feliz, cuando su hijo les visita en las vacaciones es respetuoso, amable y agradecido. La paz finalmente reina en el hogar de Tammy.

Si está usted atascado en la obesidad y trata estrés crónico o fatiga suprarrenal, puede ser libre también y vivir una vida más sana. Puede ser tan sencillo como incorporar algunos consejos prácticos cada día para reducir el estrés, o puede que requiera varias técnicas de reducción de estrés junto con hierbas adaptógenas. Sin embargo, reconozca que no tiene usted por qué seguir a la multitud que camina hacia la obesidad, la prediabetes y la diabetes. Usted puede apagar un estilo de vida estresante y de sobrepeso y encender un usted sano, energético y más delgado.

Capítulo 5

SEGUNDO CONTRIBUIDOR OCULTO: METABOLISMO COMPROMETIDO Y RESISTENCIA A LA INSULINA

E s hora del examen".
    Cuando el maestro anunciaba eso, ¿le recorría un sudor frío? ¿Sentía mariposas revoloteando en su estómago? ¿Lamentaba haber abierto el libro de texto pocas veces durante el semestre? ¿O ha borrado todos los recuerdos de los exámenes dejándolos en los rincones recónditos de su mente? ¿Contrata a un contable para que complete sus documentos de impuestos a fin de no tener que rellenar formularios que le recuerdan su examen de educación básica?

Aunque puede que siga sintiendo escalofríos por la idea de los exámenes, en la lucha para revertir la diabetes ayuda memorizar cierta información básica. No piense en ello como abarrotarse para un examen que puede olvidar la semana siguiente; piense en ello como datos cruciales que le ayudarán a sobrevivir a esta temida enfermedad. Entender y retener información acerca de alimentos de bajos y altos índices de valor glicémico le ayudará a guiar sus decisiones dietéticas cada día y a dirigirle en la dirección hacia una mejor salud.

Comencemos con un vistazo a algunos de los alimentos que se comen más comúnmente, incluso los así denominados sanos, que contienen índices glicémicos muy altos. Un valor alto es de setenta o más. La glucosa pura o el azúcar disuelto en agua (que obviamente no es demasiado sano) tiene un índice glicémico de 100, lo cual podría usted esperar. ¿Pero sabía que las tortillas de trigo sarraceno alcanzan un valor aún más elevado de 102? ¿O que el arroz blanco de jazmín alcanza el 109? ¡Eso significa que estos alimentos elevarán el azúcar en su sangre con más rapidez que beber pura agua con azúcar! Además, los Fuit Roll-Ups tienen un índice glicémico de 99, solamente un punto por debajo del agua con azúcar. El puré de patatas instantáneo llega a la cifra no demasiado sana de 88. Una sola rebanada de pan Wonder da un registro de 73, significando que el sándwich de pan blanco que usted se tragó para el almuerzo es de alto glicémico.

Comer esos alimentos es parecido a beber agua con azúcar, ya que todos ellos elevan el azúcar en la sangre. Con el paso del tiempo, esto puede conducir a obesidad en el tronco, seguida por resistencia a la insulina o prediabetes. Eso puede dar lugar a síndrome metabólico y finalmente a diabetes tipo 2. Para disminuir las probabilidades de que eso suceda, evite refrescos, alcohol, cafés muy azucarados e incluso jugos de fruta. También es importante evitar las grasas trans y disminuir su consumo de alimentos ricos en aceites omega-6, como aderezos para ensalada, salsas, rosquillas, pasteles, y la mayoría de alimentos fritos, aceites para cocinar y galletas saladas.

DEFINICIÓN DE SÍNDROME METABÓLICO

El síndrome metabólico está íntimamente relacionado con la resistencia a la insulina y la obesidad en el tronco, y es sencillamente un conjunto de condiciones médicas que se producen a la vez. Una definición utilizada comúnmente del síndrome metabólico incluye los siguientes requisitos previos:

- Obesidad abdominal, definida como una circunferencia de cintura mayor de 40 pulgadas (101 cm) para varones y 35 pulgadas (88 cm) para mujeres.
- Elevados niveles de serum de triglicéridos en ayunas de 150 Mg/dL o mayores, o tratamiento médico debido a elevados triglicéridos.
- Bajo serum HDL (menos de 40 mg/dL en varones y menos de 50 mg/dL en mujeres) o tratamiento médico para bajo HDL.
- Hipertensión, o una presión sanguínea más alta de 130/85 mmHg, o tratamiento médico para la hipertensión.
- Azúcar en la sangre en ayunas mayor de 100 mg/dL o tratamiento médico para un elevado azúcar en la sangre.[2]

Según el Centro médico de la Universidad de Maryland, la típica dieta estadounidense tiende a contener de catorce a veinticinco veces más ácidos grasos omega-6 que omega-3. Aunque los ácidos omega-6 son necesarios para una buena salud, es deseable un mejor equilibrio. Por eso la Universidad da su aprobación a la dieta mediterránea con menos carne (que normalmente es alta en grasas omega-6 y grasas saturadas) y hace hincapié en los alimentos ricos en omega-3, como granos integrales, frutas y verduras frescas, pescado, aceite de oliva y ajo.[1] Además, entienda que las grasas trans y una ingesta excesiva de aceites omega-6 también *causan* resistencia a la insulina. Por otro lado, las grasas omega-3 como salmón y otros pescados grasos, al igual que los suplementos de aceite de pescado, *disminuyen* la resistencia a la insulina.

Si usted tiene tres o más de los cinco criterios mencionados en el cuadro, entonces tiene usted síndrome metabólico y un mayor riesgo de desarrollar diabetes tipo 2, enfermedades del corazón y obesidad en el tronco. Y quienes tienen obesidad en el tronco tienen también un mayor riesgo de desarrollar resistencia a la insulina o prediabetes, síndrome metabólico y finalmente diabetes tipo 2. El Instituto Nacional del Corazón, Pulmones y Sangre dice que aproximadamente el 25 por ciento de los adultos americanos tienen síndrome metabólico.[3] Esto no es solamente una tendencia que está aumentando a un ritmo alarmante, sino que también se espera que continúe a medida que la población de E.U. envejezca y se vuelva más obesa.

El consumo excesivo de grasas saturadas también puede conducir a la resistencia a la insulina. En ellas se incluyen carnes grasas como salchichas, beicon, hamburguesas, salami y perritos calientes, al igual que alimentos lácteos como queso, mantequilla y leche entera. Además, tamaños mayores de raciones pueden causar resistencia a la insulina. Es importante observar los tamaños adecuados de las raciones, con la correcta mezcla de proteínas, grasas buenas y carbohidratos de bajo glicémico, en cada comida y en los aperitivos, para corregir la resistencia a la insulina.

Si usted ya sabe que tiene diabetes tipo 2, síndrome metabólico, prediabetes u obesidad en el tronco, normalmente necesitará restringir las féculas aún más. Querrá escoger carbohidratos de bajo glicémico en lugar de fécula refinadas, e incluso limitar su consumo de féculas integrales y altas en fibra. Yo aconsejo a pacientes que tratan la grasa abdominal y la resistencia a la insulina que eviten la mayoría de féculas después de las tres de la tarde, exceptuando frijoles, guisantes, lentejas o legumbres. Estas féculas son altas en fibra soluble, lo cual ayuda a revertir la resistencia a la insulina. Sin embargo, aconsejo limitar estas excepciones avanzado el día a una ración, que es solamente media taza, aproximadamente del tamaño de una pelota de tenis.

Resistencia a la insulina

Comer los alimentos correctos y limitar su ingesta es solamente parte de la batalla. Como mencioné anteriormente, el estrés crónico crea una continuada elevación de los niveles de cortisol, lo cual causa que el cuerpo siga liberando azúcar al flujo sanguíneo. Cuando esto ocurre, se elevan los niveles de insulina, disminuye el azúcar en la sangre y la insulina simultáneamente causa que el cuerpo almacene más grasa. El estrés crónico no sólo comienza este "ciclo de azúcar", sino que también afecta a nuestras elecciones de alimentos. Una vez atrapado en él, usted tiene más probabilidad de desear bebidas altas en azúcar y alimentos de alto glicémico. Saltarse comidas también puede desencadenar este ciclo, el cual crea un escenario perfecto para subir aún más de peso. Finalmente, programa el cuerpo para la resistencia a la insulina.

La resistencia a la insulina se produce cuando las células y tejidos del cuerpo ya no responden normalmente a la insulina. La insulina es una hormona anabólica (o que construye tejido) que ayuda a crear tejido muscular, pero también fomenta la formación y el almacenamiento de más grasa. Esencialmente, cuanto más insulina secrete usted, normalmente más subirá de peso, particularmente grasa abdominal. Para repasar rápidamente una parte del capítulo 2, la insulina es como una llave que abre la puerta a cada célula a fin de que el azúcar puede entrar en esa célula. Gran parte de los alimentos que usted come primero son convertidos en azúcar y después llegan a la puerta de una célula en forma de azúcar en la sangre. Cuando su insulina funciona efectivamente, abre la puerta de modo figurado uniéndose a los receptores de insulina en la superficie de la célula. Esos receptores permiten entrar al azúcar, el cual se utiliza entonces para producir energía o crear tejido.

DE LAS BEBIDAS A LA DIABETES

Las investigaciones han descubierto que las personas que consumen uno o más refrescos al día tienen un 48 por ciento más de probabilidad de desarrollar síndrome metabólico que aquellas que normalmente consumen menos de una bebida al día.[4]

Normalmente, los azúcares y los carbohidratos muy refinados que se digieren con rapidez se convierten en glucosa y elevan rápidamente el azúcar en la sangre. El páncreas responde con la misma rapidez liberando grandes cantidades de insulina para disminuir el azúcar en la sangre. Esto puede seguir así durante años sin que una persona desarrolle obesidad, enfermedades del corazón, prediabetes o diabetes tipo 2. Sin embargo, tras un continuo consumo de estos tipos de alimentos a lo largo de muchos años, las células pueden volverse más resistentes a la insulina. A medida que sigue elevándose el azúcar en la sangre, el páncreas sigue liberando más insulina para disminuir el azúcar en la sangre y conducir al azúcar al interior de las células. Estos elevados niveles de insulina entonces programan el cuerpo para más almacenamiento de grasa, especialmente en la zona abdominal. Cuanto más elevados son los niveles de insulina en la sangre, mayor es la probabilidad de almacenar grasa abdominal, la cual, desgraciadamente, es la grasa más difícil de eliminar.

Una enfermedad que aumenta gradualmente

Mientras que la diabetes tipo 2 es un tema candente y frecuentemente mencionado en las noticias sobre salud, es importante entender que uno no se levanta una mañana con esta enfermedad.

La diabetes tipo 2 se desarrolla en un largo período de tiempo antes de que los doctores la descubran. Comienza con una dieta alta en azúcares y carbohidratos muy refinados. Esto finalmente conduce a subida de peso y después resistencia a la insulina o prediabetes, que en última instancia conduce al síndrome metabólico y posiblemente a diabetes tipo 2. Lo que tienen en común estas tres enfermedades (prediabetes, síndrome metabólico y diabetes tipo 2) es la resistencia a la insulina.

CAUSA Y EFECTO

Según la Fundación Americana para la Diabetes, la diabetes es ahora:

- La principal causa del fallo renal, constituyendo el 44 por ciento de los casos en 2008
- Responsable de un índice de muerte por enfermedades del corazón de dos a cuatro veces mayor entre diabéticos que entre adultos sin diabetes
- La principal causa de nuevos casos de ceguera entre personas de edades entre veinte y setenta y cuatro años
- Responsable de más del 60 por ciento de amputaciones no traumáticas de extremidades inferiores
- Responsable de formas de leves a graves de daño en el sistema nervioso en el 60-70 por ciento de todos los diabéticos[5]

Hay diversos grados de resistencia a la insulina. Para descubrir el alcance de la resistencia a la insulina, haga que su médico le realice un análisis de azúcar en la sangre en ayunas (FBS). Este análisis, que mide su nivel de glucosa en la sangre, normalmente se realiza en la mañana después de ayunar toda la noche, pero puede realizarse en cualquier momento después de no haber comido nada durante al menos ocho horas. Si su FBS es mayor o igual a 100 mg/dL, tiene usted resistencia a la insulina y prediabetes.

En general, cuanto más elevado sea su azúcar en la sangre en ayunas, mayor será su resistencia a la insulina. En el lado bajo de la escala está la prediabetes, que es cuando su azúcar en la sangre en ayunas está entre 100 y 125 mg/dL. Cualquier cifra que esté por encima (126 mg/dL o mayor) se considera diabetes tipo 2.

La diabetes tipo 2 es el peor tipo de resistencia a la insulina. La resistencia a la insulina no siempre conduce a diabetes tipo 2, pero todo diabético tipo 2 es resistente a la insulina. La forma más común, en la diabetes tipo 2, también está aumentando en proporciones epidémicas. Un estudio realizado por los Centros para el Control y la Prevención de las Enfermedades descubrió un 49 por ciento de aumento en los diagnósticos de diabetes en americanos entre 1991 y 2001, lo cual se iguala a un 61 por ciento de aumento en la obesidad durante el mismo período de tiempo.[6] Los estudios proyectan que el número de diabéticos diagnosticados en los Estados Unidos aumentará en un 165 por ciento y alcanzará la astronómica cantidad de veintinueve millones de personas en el año 2050.[7]

Aunque algunas personas con diabetes tipo 2 no experimentan ningún síntoma anterior, las típicas señales tempranas incluyen sed excesiva, micción frecuente, hambre excesiva, subida de peso inexplicada y fatiga, especialmente después del almuerzo o la cena. Afortunadamente, los individuos que experimentan tales señales normalmente pueden perder peso con bastante facilidad mediante un régimen de alimentos de bajo glicémico, tamaños de raciones moderadas y ejercicio regular.

Revertir la resistencia a la insulina

Para regresar a mi primera referencia en cuanto a los análisis, el modo más importante de revertir la resistencia a la insulina es escogiendo alimentos de bajo glicémico en lugar de alimentos de moderado o alto glicémico. Evite los azúcares, alimentos azucarados y carbohidratos refinados como el pan blanco, el arroz blanco, el puré de patatas instantáneo, las patatas, las galletas saladas y similares. También es crucial que coma más verduras (especialmente las que sean altas en fibra soluble) y alimentos naturales.

Los diabéticos tipo 2 y las personas con bastante grasa abdominal puede que requieran medidas más extremas. ¿Por qué? Con frecuencia se ven gravemente comprometidos metabólicamente *y* son gravemente resistentes a la insulina. Si usted encaja en cualquiera de estas categorías, puede que necesite disminuir su ingesta de féculas aún más, posiblemente eliminando féculas y frutas por igual durante un tiempo a fin de volver a sensibilizar sus receptores de insulina. Evite el maíz, el arroz, el trigo y otros granos al igual que patatas, ñames, pasta, pan, galletas saladas, rosquillas y pretzels hasta que su cuerpo corrija su resistencia a la insulina. Sin embargo, mientras hace esto recuerde consumir adecuadas verduras sin almidón, como brócoli, judías verdes, ensaladas, espárragos y espinacas. Además, puede que necesite ser supervisado regularmente por un asesor de dieta, nutriólogo o dietista registrado que pueda supervisar su diario alimentario y ayudarle con su plan de comidas.

¡Queme esa grasa abdominal!

Otra parte crucial para revertir la resistencia a la insulina es la actividad física, la cual incluye ejercicios aeróbicos y de fortalecimiento. Aunque su programa de comidas se concentrará en asegurarse de que consume los tipos correctos de alimentos, la actividad se centra en quemar grasa (que en el caso de individuos resistentes a la insulina es normalmente grasa abdominal) y crear músculo. Quemamos una

> ### LA NO TAN BUENA TÍPICA DIETA AMERICANA
>
> Una persona que coma la típica dieta occidental de carne roja, alimentos fritos y granos refinados cada día tiene un 18 por ciento más de probabilidad de desarrollar síndrome metabólico que alguien cuya dieta esté dominada por frutas, verduras, pescado y aves.[8]

gran parte de nuestra glucosa para obtener energía en nuestras células musculares, especialmente en brazos y piernas. Sin embargo, a medida que disminuyen el número y el tamaño de las células adiposas, normalmente disminuye también el volumen de células musculares. Esto a su vez disminuye el número de vínculos que se unen a la insulina, lo cual programa el cuerpo para la resistencia a la insulina.

Yo normalmente hago que los pacientes con resistencia a la insulina hagan ejercicio cinco o seis días por semana durante al menos treinta minutos cada día. Si la persona tiene síndrome metabólico o diabetes tipo 2, puede que aumente la duración de sus ejercicios aeróbicos diarios hasta cuarenta y cinco a sesenta minutos, de nuevo durante cinco o seis días por semana. También doy a todos los pacientes con síndrome metabólico y diabetes tipo 2 un programa de fortalecimiento a fin de que puedan crear más tejido muscular para aumentar el número de elementos que se unen a la insulina. Con frecuencia, a esos pacientes les va mejor si tienen un entrenador personal, tanto para rendir cuentas como para diseñar un programa de ejercicios específico para sus necesidades únicas.

Uno de los principales objetivos para revertir la resistencia a la insulina es reducir la medida de su contorno de cintura. En la lista de prioridades para revertir la diabetes, disminuir el contorno de la cintura supone más que la pérdida de peso. Como ya he explicado, la región abdominal se convierte en un almacén de grasa tóxica. Esto es especialmente cierto para los diabéticos tipo 2, que necesitan que la eliminación de grasa abdominal sea una prioridad. Para una salud óptima, un hombre debería esforzarse para que la medida del contorno de su cintura sea menor de 40 pulgadas (101 cm), mientras que una mujer debería tener como objetivo al inicio que sea menos de 35 pulgadas (88 cm).

Junto con una dieta concreta y programas de ejercicio, es críticamente importante para los individuos resistentes a la insulina tomar ciertos suplementos nutricionales a fin de volver a sensibilizar los receptores de insulina de las células. Los suplementos con frecuencia pueden dirigirse a áreas a las que las comidas o el ejercicio no pueden. Suplementos importantes para el metabolismo de los carbohidratos incluyen canela, cromo, ácido lipoico, vitaminas B y grasas omega-3. Ya que el proceso de refinado de la mayoría de panes blancos, arroz blanco y otros alimentos refinados significa que han perdido la mayor parte de su fibra y su contenido en nutrientes, esos alimentos normalmente carecen de los valiosos nutrientes para el óptimo metabolismo de los carbohidratos. Comer esos alimentos pobres en nutrientes durante mucho tiempo puede conducir al final a deficiencias de nutrientes, lo cual puede contribuir a una mayor resistencia a la insulina. Por eso los suplementos mencionados anteriormente, además de un buen complejo vitamínico, son importantes para rejuvenecer y volver a sensibilizar los receptores de insulina para ayudar a revertir la resistencia a la insulina.

Vencer la epidemia

Los alimentos procesados están causando estragos en los Estados Unidos, cuyos residentes se han vuelto adictos a los azúcares y los carbohidratos muy refinados. Cualquier profesional de la salud, nutriólogo o dietista puede trazar una línea recta entre esos hábitos y la epidemia de obesidad. A pesar de los altos niveles de educación y un acceso cada vez mayor a la información mediante teléfonos inteligentes, la Internet y otras herramientas electrónicas, la persona promedio está perdida en el laberinto de información. Caminando pesadamente, atascados en hábitos familiares y culturales permanentes, hombres y mujeres igualmente pueden quedarse fácilmente atascados en un estilo de vida de comer alimentos con nutrición cero. Después de leer esto, espero que pueda usted ver la relación existente entre todos estos elementos y el aumento de la resistencia a la insulina, que ha alcanzado niveles epidémicos.

Alimentos diarios como panes blancos, galletas saladas, rosquillas, pretzels patatas fritas, arroz blanco, avena instantánea, la mayoría de cereales y refrescos no son solamente parte de la dieta americana promedio, sino que también son algunos de los principales culpables que hay detrás de desarrollar resistencia a la insulina. Grasas trans, excesivas grasas saturadas y excesivas grasas omega-6 también contribuyen a la resistencia a la insulina y son igualmente comunes en aderezos para ensaladas, alimentos fritos, la mayoría de lácteos, carnes procesadas, cortes grasos de carnes y salchichas. Donde quiera que mire en América, hay tamaños grandes de raciones. Todas ellas han contribuido de modo significativo al aumento nacional de la resistencia a la insulina. Usted se merece hoy un respiro de todo ese conjunto de sustancias dañinas y poco saludables. Apruebe el examen de la buena salud prestando más atención al contenido en grasa, azúcar y sodio de su dieta. Marcará una diferencia: al igual que las consecuencias de la diabetes se acumulan con el tiempo, comer de manera sabia producirá beneficios a largo plazo. ¡Tan sólo sea paciente!

La segunda razón principal de la epidemia de resistencia a la insulina de nuestro país es nuestra falta de actividad física. Nos hemos vuelto una sociedad de personas sedentarias. Con la edad y la inactividad, estamos perdiendo valiosa masa muscular, lo cual probablemente nos esté programando para la resistencia a la insulina. Y debido a nuestra inactividad, estamos desarrollando grasa abdominal tóxica. Eso no sólo empeora la resistencia a la insulina, sino que también nos programa para más grasa abdominal.

Estos tres elementos, mala dieta, falta de ejercicio y mayor grasa abdominal, constituyen el círculo vicioso que ha encerrado a millones de americanos en la resistencia a la insulina, la subida de peso y finalmente la prediabetes, el síndrome metabólico o la diabetes tipo 2. Muchas personas han tirado la toalla y están regresando a las dietas de moda, medicamentos e incluso cirugía para ponerse una banda gástrica y otros métodos para ayudarles a perder peso. ¡No tiene usted que hacer eso! Esas alternativas no sólo son caras (particularmente la cirugía), sino que también pueden plantear riesgos para la salud. Simplemente realizando algunos cambios en su estilo de vida, con el tiempo puede usted volver a sensibilizar sus receptores de insulina y abrir la puerta a la pérdida de peso y a disminuir el azúcar en su sangre.

Capítulo 6

TERCER CONTRIBUIDOR OCULTO: INFLAMACIÓN, ALERGIAS ALIMENTARIAS Y SENSIBILIDADES ALIMENTARIAS

Después de la pasada década, el sur americano podría cambiar de nombre para llamarse Región Ardiente. De los más de dos docenas de importantes incendios en el norte de América desde 2002, casi el 60 por ciento han ocurrido en estados como California, Nevada, Nuevo México y Arizona.

Comenzó con el incendio más grande en la historia del Bosque Nacional Sequoia en California en 2002. Siguieron otros incendios en el sur que mataron a personas, quemaron millones de acres, destruyeron miles de hogares y causaron pérdidas valoradas en miles de millones de dólares. Cuando se produjo el incendio más grande en la historia de Arizona en el verano de 2011, destruyó más de 700 millas cuadradas de terreno (1.125 kilómetros cuadrados) y se extendió hasta Nuevo México.[1]

Cada otoño, parece que algún estado en esta región se prepara para otro golpe de incendios, esperando que los vientos no soplen demasiado fuertes y hagan que se extiendan los incendios. Recuerdo haber volado por encima de California en el otoño de 2007. Miré por mi ventanilla y vi incendios separados que surgían casi por todas partes. Es un momento que yo describiría como un cuadro de Salvador Dalí cobrando vida.

Este mismo cuadro surrealista describe los incendios que están ardiendo de modo desenfrenado en el interior de muchos americanos. Sin embargo, contrariamente a los incendios en el sur que captan la atención del país durante semanas y semanas, la mayoría de nosotros somos totalmente inconscientes de lo que está en llamas. Tristemente, este incendio (inflamación sistémica) sigue causando estragos en millones de personas, conduciendo a muchas hacia una mayor obesidad.

¿Qué tiene que ver la inflamación con la subida de peso y la diabetes? Quiero explicar su estrecha relación y examinar varias maneras dietéticas que pueden ayudarle a restringir esta inflamación.

Inflamación crónica y enfermedad

La inflamación es un importante componente del sistema inmunitario. Es esencial para el proceso de sanidad, ya que es una respuesta programada, necesaria para luchar contra infecciones y reparar tejidos dañados. Por ejemplo, cuando se hace un esguince de tobillo o desarrolla amigdalitis, sus glóbulos blancos liberan productos químicos a los tejidos afectados. Eso impulsa un aumento del flujo sanguíneo a la zona, la cual causa enrojecimiento, calidez y dolor. Ese es el motivo de que su tobillo o sus amígdalas se inflamen, duelan y se pongan rojas; también es el motivo de que esas zonas se curen con mayor rapidez. Sin esta respuesta, las heridas e infecciones puede que nunca se curen; y finalmente, eso pondría en riesgo todo su cuerpo.

Sin embargo, surgen problemas cuando esta reacción de inflamación se vuelve sistémica y no se controla durante meses o años. Cuando eso sucede, los mismos productos químicos utilizados para sanar pueden causar subida de peso y finalmente desencadenar multitud de enfermedades mortales.

La inflamación localizada es fácil de detectar y sentir. Sus señales incluyen hinchazón, enrojecimiento, calidez y dolor. Cuando el cuerpo desencadena esta respuesta de sanidad, usted siente el dolor de un músculo con esguince, una distensión, tendinitis o bursitis. Sin embargo, ya que la inflamación sistémica normalmente no proporciona esos síntomas, no se reconoce. Peor aún, cuando finalmente se diagnostica, doctores y pacientes con frecuencia la descartan como una mera señal de envejecimiento o de obesidad. Desgraciadamente, esa poca consideración con frecuencia conduce a una mayor subida de peso y enfermedad.

Aunque la inflamación crónica es un síntoma de casi todas las enfermedades, también agrava la enfermedad. La inflamación incesante saca a la luz las citocinas inflamatorias, que son productos químicos destructivos de señalización celular que contribuyen a la mayoría de enfermedades degenerativas. Entre ellas están: ateroesclerosis, enfermedades del corazón, cáncer, artritis, síndrome metabólico, Alzheimer, alergias, asma, colitis ulcerativa, enfermedad de Crohn, hepatitis, enfermedad celíaca y, desde luego, diabetes.

Observará que casi todas esas enfermedades están relacionadas con la obesidad. Esencialmente, a medida que los americanos engordan cada vez más, aumenta la inflamación sistémica crónica y conduce a muchas de esas enfermedades. También causa que nuestros cuerpos envejezcan con rapidez, incluyendo el desarrollo de arrugas.

La grasa alimenta la inflamación

La relación entre obesidad e inflamación es cíclica en naturaleza: la obesidad causa una mayor inflamación, y una mayor inflamación causa más subida de peso. Esto se debe en parte a que las células adiposas fabrican varios tipos de mediadores inflamatorios, incluyendo la interleucina-6, el factor alfa de necrosis tumoral, y el activador inhibidor plasminógeno-1. Todos ellos aumentan la inflamación y están relacionados con la ateroesclerosis, o endurecimiento de las arterias. Las células adiposas también producen las citocinas mencionadas anteriormente. Son proteínas que desencadenan la producción de más mediadores inflamatorios, como la proteína C-reactiva (PCR). La PCR es sólo un indicador inflamatorio que los doctores utilizan para medir el estado inflamatorio del cuerpo. Si hay inflamación en algún lugar en el cuerpo, el nivel de PCR aumenta en casos de infección crónica, elevado azúcar en la sangre (resistencia a la insulina) y en las personas con sobrepeso y obesas, especialmente entre quienes tienen mayor grasa abdominal. Un elevado PCR también está relacionado con un mayor riesgo de ataques al corazón y derrames cerebrales.

PASAR A BAJO GLICÉMICO

Un reciente estudio a la población holandesa descubrió que al disminuir el índice de valor glicémico de la ingesta alimentaria en general en una media de diez puntos, los participantes disminuyeron sus niveles de PCR en un 29 por ciento. Los participantes que continuaron con una dieta de bajo glicémico también tenían mayores niveles de colesterol bueno, sensibilidad a la insulina mejorada y reducida inflamación crónica, todo lo cual indicó una disminución en el riesgo del síndrome metabólico y de enfermedades cardiovasculares.[2]

Cuando el cuerpo produce más mediadores inflamatorios, como PCR, esto a su vez destaca la inflamación sistémica crónica. Esencialmente, cuanto más grasa tenga usted (particularmente grasa abdominal), mayor inflamación sufre.

La mayoría de personas piensan en el tejido adiposo como inactivo, pero eso está lejos de la verdad. El tejido adiposo o las zonas de grasa almacenada, como la grasa abdominal, son activos órganos endocrinos que producen numerosos tipos de hormonas, como la resistina (que aumenta la resistencia a la insulina), la leptina (que disminuye el apetito) y la adiponectina (que mejora la sensibilidad a la insulina y ayuda a disminuir el azúcar en la sangre). Cuantas más células adiposas, más estrógeno, cortisol y testosterona produce su cuerpo. Esta es una de las razones por las que los hombres obesos normalmente desarrollan senos y a las mujeres obesas con frecuencia les sale vello facial. Sus células adiposas están fabricando más estrógeno y testosterona respectivamente.

Cuando sus tejidos adiposos segregan todas esas hormonas, con mayor probabilidad elevando sus niveles de testosterona, estrógeno y cortisol, y producen una tremenda inflamación en su cuerpo, el resultado es la subida de peso. Su tóxica grasa abdominal extra prepara entonces el escenario para la diabetes tipo 2, las enfermedades del corazón, el derrame, el cáncer y muchas otras enfermedades. Eso se debe a que la grasa abdominal es como esos incendios en el sur que mencioné anteriormente. Se extiende por todo su cuerpo e inflama su sistema cardiovascular, lo cual causa la producción de placa en sus arterias e inflamación en el cerebro. Esto puede incluso conducir potencialmente a la enfermedad de Alzheimer.

La prueba está en la grasa

Varios estudios muestran los paralelismos entre inflamación y grasa. Un estudio descubrió que la inflamación aumentaba en más del 50 por ciento en mujeres obesas cuya grasa estaba principalmente en sus caderas y muslos. Entre mujeres con obesidad abdominal, esa cifra aumentaba hasta un sorprendente 400 por ciento.[3]

Un rápido repaso puede ayudarle a entender mejor la relación entre grasa e inflamación. Cada libra de grasa acumulada requiere aproximadamente una cantidad de vasos sanguíneos equivalente a una milla para sostenerse a sí misma. A fin de existir, las células adiposas secretan sustancias parecidas a hormonas que aumentan el crecimiento del vaso sanguíneo. Esos vasos sanguíneos deben nutrir y alimentar la grasa acumulada. Sin embargo, cuando el crecimiento del vaso sanguíneo no puede seguir el ritmo de extensión de la grasa, las células adiposas se ven privadas de oxígeno. Esas células privadas de oxígeno entonces liberan más mediadores inflamatorios para desencadenar mayor crecimiento de vasos sanguíneos...y así continúa el proceso. El incendio se extiende, empeorado cuando la chispa proviene de la grasa abdominal, la fuente más inflamable.

Otros estudios subrayan el hecho de que la inflamación no sólo *prepara* el cuerpo para añadir grasa adicional sino que también incluso *precede* a este proceso. Dos estudios, el Atherosclerosis Risk in Communities Study y el Healthy Women Study, descubrieron mayores concentraciones de PCR y de fibrinógeno antes de que se produjera la subida de peso.[4] (El fibrinógeno es una proteína en la sangre que, cuando aumenta, puede conducir a coágulos sanguíneos o un mayor riesgo de ataques al corazón y derrames). Una mayor investigación desde Suecia mostraba que cuanto más elevado era el número de proteínas inflamatorias elevadas, mayor era la probabilidad de subida de peso.[5] Antes de esos informes, los expertos suponían que las personas obesas tenían mayores niveles de proteínas inflamatorias debido a las citocinas que sus tejidos adiposos secretaban. En otras palabras, los doctores pensaban que los individuos obesos seguían tratando una mayor inflamación porque eran obesos. En cambio, esos estudios demostraron que lo contrario era igualmente cierto: cuanto más elevadas eran las proteínas inflamatorias, mayor era la probabilidad de subir de peso.

Sin duda alguna, la grasa depositada en la zona abdominal conduce a la mayor cantidad de inflamación. Por el contrario, cuando usted disminuye la respuesta inflamatoria de su cuerpo, también disminuirá su peso y el contorno de su cintura. Dada esta situación, es útil saber qué alimentos pueden desencadenar inflamación y qué alimentos ayudan a controlarla.

Un subproducto mortal de la dieta occidental: La inflamación

Uno de los mayores problemas de nuestras dietas modernas, altas en grasa, muy procesadas, altas en azúcar y en sodio, es que han roto el equilibrio en nuestros cuerpos entre los productos químicos inflamatorios y antiinflamatorios denominados *prostaglandinas*. Normalmente, la inflamación es una cosa buena que funciona para reparar una herida o luchar contra una infección en el cuerpo. Sitúa al sistema inmunológico en alta alerta para atacar a bacterias o virus invasores y liberar a nuestro cuerpo de esos intrusos, o en el caso de una herida, envía glóbulos blancos al corte, rasguño, esguince o hueso roto para fomentar la sanidad y eliminar desecho celular o atacar infecciones para facilitar la sanidad. Este es el lado bueno de la inflamación y una función muy importante de los pequeños agentes del sistema inmunológico. Cuando nuestro cuerpo está en una emergencia tal, se produce un complicado proceso mediante el cual se crean más prostaglandinas proinflamatorias que antiinflamatorias, y el sistema inmunológico responde al sonido de esta alarma. Cuando termina la crisis, el equilibrio gana en la dirección antiinflamatoria y finalmente vuelve a equilibrarse.

Si mira este proceso en un sentido muy simplificado, verá que se producen prostaglandinas por los alimentos que ingerimos en un ciclo continuo, y cada uno de los alimentos que comemos tiene tendencia proinflamatoria o antiinflamatoria. Los ácidos grasos están en el centro. Los ácidos grasos omega -6 son "amigables" para la creación de prostaglandinas proinflamatorias, y los ácidos grasos omega-3 son "amigables" para la creación de prostaglandinas antiinflamatorias. Una dieta más natural, de tipo mediterráneo, tendrá un equilibrio de alimentos amigables proinflamatorios y antiinflamatorios; sin embargo, nuestra dieta occidental moderna alta en grasas, alta en sodio, alta en azúcar y muy procesada inclina ese equilibrio a favor de la producción de prostaglandinas proinflamatorias.

Los expertos nos dicen que nuestra típica dieta en E.U. tiene el doble de cantidad de ácidos grasos omega-6 que consumimos desde 1940, pues nos hemos alejado cada vez más de las frutas y verduras hacia alimentos basados en granos y los aceites producidos de ellos. De hecho, comemos unas veinte veces más omega-6 que los antiinflamatorios omega-3. La mayoría de animales de los que obtenemos alimentos en la actualidad son alimentados con grano, de modo que nuestras carnes, huevos y productos lácteos son más altos en omega-6 de lo que lo eran hace un siglo. También, como la mayor parte del pescado que hay en nuestras tiendas se crían en piscifactorías, se alimentan de granos de cereales en lugar de algas y pequeños peces que comerían si estuvieran en libertad, de modo que nuestros pescados son más fuentes de omega-6 de lo que solían ser. Al observar todo esto, no es difícil ver por qué enfermedades causadas por la inflamación sistemática crónica han aumentado hasta ser un problema tan grande en el mundo occidental actualmente.

Además, ácidos grasos esenciales como omega-3 y omega-6 no pueden ser fabricados en el cuerpo, y deben ser consumidos bien mediante la dieta o mediante suplementos. Los ácidos grasos ayudan al cuerpo a reparar y crear nuevas células. Además de reducir la inflamación, los ácidos grasos omega-3 pueden realmente crear barricadas especiales en el cuerpo, haciendo más difícil que las células cancerosas migren desde un tumor principal para comenzar nuevas colonias. Los cánceres que permanecen localizados en un sólo lugar son mucho más fáciles de tratar que los que llegan a la metástasis (extensión por el cuerpo).[6]

Debido al elevado contenido en omega-6 de nuestras dietas, nuestro cuerpo encuentra más material para prostaglandinas proinflamatorias que antiinflamatorias. Con el tiempo, la creación natural y continua de prostaglandinas inclinará la balanza hacia la inflamación sistemática a medida que se producen más prostaglandinas proinflamatorias que antiinflamatorias. A pesar de la ausencia de una emergencia presente, este desequilibrio sigue desencadenando alarmas que llaman a la inflamación, y el sistema inmunológico responderá en consecuencia. Sin embargo, sin ninguna amenaza real presente, el sistema inmunológico comenzará a atacar cosas que normalmente no atacaría. Esta hipersensibilidad inmune puede conducir a muchos problemas, que van desde sencillas alergias y subida de peso hasta cáncer, Alzheimer, enfermedades cardiovasculares, diabetes, artritis, asma, problemas de próstata y enfermedades autoinmunes.

Muchas de ellas se producen porque a medida que el sistema inmunológico permanece en alta alerta más tiempo del que debería, sus agentes comienzan a fatigarse y a tomar malas decisiones, posiblemente conduciendo a enfermedades autoinmunes o no destruir células mutadas, lo cual lleva a la formación de cáncer con mayor frecuencia. Esto puede dar lugar fácilmente a que el cáncer se reafirme y no sea fácil de vencer.

Los ácidos grasos omega-3 son claramente increíblemente beneficiosos. A continuación tiene algunos alimentos con omega-3 para incluir en su dieta: frutos secos crudos (almendras, nueces), semilla de linaza y aceite de semilla de linaza, pescado (salmón, sardinas, mero, atún tongol, arenque y bacalao) y aceite de pescado. Obviamente, es importante saber qué grasas comer y qué grasas evitar cuando se trata de prevenir esas dañinas prostaglandinas que mencioné anteriormente.

Por tanto, a la vez que utilice un entendimiento de la dieta mediterránea como fundamento, dentro de ese marco también debería ver cuán proinflamatorios o antiinflamatorios son los alimentos que usted come. Si tiene problemas con alergias o similares, al comer más alimentos antiinflamatorios que proinflamatorios, puede hacer regresar su balance a la dirección adecuada.

Una manera de comprobar su grado de inflamación es el análisis de proteína C-reactiva presente en su flujo sanguíneo. La proteína C-reactiva es un impulsor de inflamación y también un indicador sanguíneo de inflamación sistemática. Cuando llega a los cuarenta años de edad, un análisis anual de PCR es una idea estupenda para comprobar la eficacia antiinflamatoria de su dieta. Los hombres deberían apuntar a un PCR menor de 0,55, mientras que las mujeres deberían tener como objetivo un PCR menor de 1,5.

Alimentos que desencadenan inflamación

Grasas malas

Desgraciadamente, la dieta americana estándar inclina el equilibrio hacia excesivas cantidades de prostaglandinas malas. Esto puede aumentar la inflamación y estrechar los vasos sanguíneos, preparando el escenario para la hipertensión, enfermedades del corazón, ataque al corazón, derrame, subida de peso, obesidad y diabetes.

Aunque defensores del status quo dietético se burlan de los defensores de la salud o los ridiculizan como "policía de alimentos", la verdad es que hay peligros en los tipos de grasas que consumimos.

Los tipos principales que desencadenan inflamación son: grasas trans, grasas hidrogenadas y grasas parcialmente hidrogenadas. Generalmente se encuentran en margarinas, mantecas, aceites hidrogenados y la mayoría de alimentos horneados. Están especialmente generalizadas en cubiertas para pasteles, muchas mantequillas de cacahuates comerciales, patatas fritas, galletas saladas, galletas y cualquier alimento que enumere en su etiqueta aceites hidrogenados o parcialmente hidrogenados. Los alimentos fritos, en especial los que se fríen mucho como pollo frito, patatas fritas, pescado frito, también aumentan la inflamación. Debería indicar también la ingesta excesiva de grasas saturadas, que se encuentran principalmente en la carne roja, el cerdo, las carnes procesadas, la mantequilla, la leche entera, el queso y las pieles de aves. Todas ellas incrementan sus posibilidades de inflamación.

Igualmente lo hacen las grasas omega-6, que se encuentran en aceites vegetales, como aceites de cártamo, maíz, soja, girasol y semilla de algodón. La mayoría de aderezos para ensalada contienen estos aceites tóxicos. Sus etiquetas normalmente enumeran "ácido linoleico" u "omega-6 poliinsaturado".

> **TAN SÓLO DIGA NO**
>
> La aspirina y el ibuprofeno pueden parecer soluciones rápidas, fáciles y asequibles para reducir la inflamación. Lo mismo es cierto que varios esteroides (Prednisona, Cortisona y Medrol) y medicamentos antiinflamatorios no esteroides. Sin embargo, tenga en mente que cuando se usan durante mucho tiempo, todos ellos conllevan un costo potencialmente grave, como mayor probabilidad de ataques al corazón, derrames y otras dolencias.

Res alimentada con maíz

La res alimentada con maíz aumenta significativamente la inflamación, y por eso debería usted buscar designaciones "orgánicas" o "alimentado con pasto" en cortes de filetes, hamburguesas y otras carnes. ¿Qué diferencia hay? El ganado alimentado con pasto tiene aproximadamente de seis a ocho veces menos grasa que el ganado alimentado con grano, al igual que de dos a seis veces más grasas omega-3. Esas grasas omega-3 disminuyen la inflamación, debido a que el pasto que come normalmente el ganado contiene grasas omega-3 que finalmente quedan almacenadas en su carne. La mayoría de ganado actualmente se alimenta con grano, normalmente maíz. Esto aumenta los aceites omega-6, la grasa general y las grasas saturadas. Ambas grasas son inflamatorias, lo cual significa que a la vez que usted disfruta de su hamburguesa o su filete, puede que estén inflamando su cuerpo.

A propósito, las gallinas son alimentadas de modo similar al ganado. Alimentar a las aves con una dieta basada en el grano hace que las gallinas, al igual que sus huevos, estén cargados de grasas proinflamatorias.

Azúcares y carbohidratos refinados

Todos los azúcares y carbohidratos refinados pueden impulsar la inflamación en el cuerpo. Entre los carbohidratos refinados se incluyen: pan blanco, arroz blanco, galletas saladas, patatas fritas, cereales azucarados y patatas. Yo descubrí que las mujeres con sobrepeso que comían regularmente esos alimentos tenían los niveles más elevados de PCR.[7] Otro estudio en la Universidad de Harvard descubrió que las mujeres que comían alimentos con carga glicémica más elevada (carbohidratos refinados) experimentaban casi el doble de inflamación que otras mujeres.[8] Mujeres: cuanta más inflamación exista en su cuerpo, más rápidamente envejecerán y más arrugas desarrollarán. Intente tener eso en mente la próxima vez que agarre un refresco, un postre o pan blanco.

Alimentos ricos en ácido araquidónico

Tanto las grasas saturadas como las grasas omega-6 pueden convertirse en ácido araquidónico. Ya que este ácido es un pilar para las prostaglandinas malas, es sabio limitar el consumo de esta grasa inflamatoria. Alimentos ricos en ácido araquidónico incluyen cortes grasos de carne roja y cerdo, yemas de huevo, productos lácteos con mucha grasa, marisco y vísceras.

El problema surge especialmente en los hombres que consumen una libra o dos de filetes (de medio a un kilo), de tres a cuatro huevos, medio litro de helado, medio kilo de queso, varias cucharadas de mantequilla y un litro de leche entera diariamente. Aunque comer periódicamente raciones pequeñas (de 3 a 6 onzas, o 90 a 100 gr) de carne roja magra y orgánica es aceptable, comer filete o gigantescas hamburguesas cada día es una receta para el desastre inflamatorio. Cuando come grandes cantidades de alimentos ricos en ácido araquidónico, su cuerpo aumenta su producción de enzimas para descomponer el ácido. Esto produce leucotrieno B4 y otros elementos inflamatorios que pueden causar incluso más inflamación crónica.

Alimentos que controlan la inflamación

Grasas buenas

Al igual que las grasas malas son una fuente de inflamación, las grasas buenas son los mejores extintores de incendios. Las grasas omega-3 del pescado de agua fría, pescado salvaje en lugar del criado en piscifactoría, suplementos de omega-3 de alta calidad son los mejores aceites antiinflamatorios. Desgraciadamente, la dieta americana estándar es baja en grasas omega-3 y alta en las grasas inflamatorias omega-6. La proporción recomendada de grasas omega-6 con respecto a grasas omega-3 debería ser de cuatro a uno. Sin embargo, la mayoría de americanos las consumen en una proporción cercana a veinte a uno.

Otra grasa buena que ayuda a disminuir la inflamación es el ácido gama-linolénico, o GLA. Se encuentra en el aceite de borraja, el aceite de semilla de mora y el aceite de onagra; el GLA está clasificado como aceite omega-6 pero se comporta más como un omega-3. Otras grasas buenas incluyen la familia de grasas omega-9; entre ellas están el aceite de oliva, las almendras, los aguacates y las nueces de macadamia. Además, los frutos secos

---

CONSEJO SOBRE EL PESCADO

Cuando vaya a comprar para obtener una estupenda fuente de grasas omega-3 para reducir la inflamación, tenga en mente que todo el salmón de Alaska es salvaje, mientras que el salmón del Atlántico normalmente se cría. Sólo porque una tienda o un restaurante etiquete su salmón como "salvaje" no significa necesariamente que lo sea. El pescado criado constituye el 90 por ciento de las ventas de salmón de este país, así que haga su tarea para asegurarse de que puede confiar en ciertas marcas, supermercados o establecimientos para comer.[9]

crudos y semillas, como nueces, pacanas y semillas de linaza, son buenas grasas antiinflamatorias.

Aumentar frutas y verduras

Con la excepción de las patatas y el maíz, casi todas las verduras ayudarán en la inflamación. Recomiendo comer muchas verduras distintas con diversidad de colores, y escogerlas orgánicas. Tenga en cuenta que algunas verduras clasificadas como "solanáceas" pueden desencadenar inflamación en algunos individuos, especialmente quienes tienen artritis. Ejemplos de ellas son: tomates, patatas, pimientos y berenjenas. Si después de comer verduras solanáceas experimenta usted dolores en articulaciones, hinchazón o enrojecimiento, picores o mayores síntomas de artritis, probablemente debería limitar o evitar tales verduras. A veces la inflamación por comer esas verduras se produce un día o dos después. Para otros, podría ocurrir unas horas después de su consumo. Si sospecha usted que ese tipo de verduras están causando la inflamación, refiérase a www.worldhealth.net para encontrar un médico experimentado en el diagnóstico y tratamiento de sensibilidades alimentarias.

CUANDO LA ACTIVIDAD PICA

Para la mayoría de personas, los síntomas de alergias alimentarias llegan poco después (si no inmediatamente) de consumir un alimento en particular con alergenos. Sin embargo, para un pequeño segmento de la población, tal reacción está condicionada a la actividad física. Quienes tienen alergias alimentarias inducidas por la actividad física solamente la detectan si comen cierto alimento o alimentos y después hacen ejercicio. A medida que la temperatura de su cuerpo aumenta, pueden aparecer síntomas como picor, leve mareo, urticaria, asma o anafilaxis. El remedio es tan fácil como no comer durante al menos dos horas antes de una sesión de actividad física.

Algunas frutas y verduras son particularmente útiles para calmar la inflamación. Cebollas, manzanas, uvas rojas y vino tinto contienen todas ellas quercitina, un potente antioxidante que ayuda a apagar la inflamación. Ajo, jengibre y ramas de romero tienen propiedades antiinflamatorias; también las tiene el curry en polvo, que contiene cúrcuma, una especia muy antiinflamatoria. Además, la piña contiene bromelina, una enzima que disminuye la inflamación. La hierba Boswellia también disminuye la inflamación. Es mejor escoger producción orgánica. (Para obtener información sobre otros alimentos que disminuye la inflamación, consulte mi libro *Los siete pilares de la salud*).

Un programa sensato como el que yo recomiendo tiene éxito porque incluye alimentos de bajo glicémico, incluyendo muchas frutas y verduras. Una dieta de bajo glicémico ayuda a quienes la realizan a practicar control de las raciones y limitar las grasas malas y fomenta el consumo de grasas sanas. Esencialmente, cuando usted aprende a sustituir las grasas inflamatorias por grasas buenas, a sustituir los carbohidratos refinados de alto glicémico por otros de bajo glicémico y altos en fibra, y a comer carnes magras, orgánicas y de corral en lugar de comer variedades con mucha grasa y alimentadas con grano, disminuye de modo dramático la inflamación. Limitar o evitar azúcar, jugos, refrescos, postres y cafés azucarados también puede ayudar a apagar esos incendios.

La dieta antiinflamatoria: Llevar la dieta mediterránea al siguiente nivel

Por tanto, entonces ¿cómo escapa usted a esta inflamación sistemática que está causando cáncer y tantos problemas de salud? En primer lugar, adopta usted la dieta mediterránea como el fundamento de su plan de comidas diarias.

Entonces, dentro de ese marco, equilibre sus alimentos proinflamatorios y antiinflamatorios, a medida que su cuerpo y sus análisis de PCR indiquen que debería hacerlo. Esto, desde luego, inicialmente es probable que suponga añadir más alimentos antiinflamatorios y evitar durante un tiempo los alimentos proinflamatorios. Yo recomiendo encarecidamente el plan de Monica Reinagel, *The Inflammation-Free Diet Plan* [Plan dietético libre de inflamación], donde ella presenta sus años de investigación para atribuir un índice de no inflamación (NI) a los alimentos que comemos. Este sistema de índices toma en consideración más de veinte factores distintos que contribuyen a la relación que tiene un alimento con la inflamación. Índices positivos son antiinflamatorios, y alimentos que tengan índices negativos promueven la inflamación. Hasta cien en cada escala se considera leve hacia un lado o el otro; más de cien es moderado, y más de quinientos es grave.

Considerando su investigación y añadiendo algo más de mi propia cosecha, he organizado las siguientes dos listas de alimentos para que usted piense en añadir o eliminar de su dieta tal como lo demande su nivel de inflamación sistemática.

PRINCIPALES ALIMENTOS ANTIINFLAMATORIOS (ESCOJA SIEMPRE ORGÁNICOS CUANDO SEA POSIBLE)	
Fruta	Frambuesa, acerola (de India), guayaba, fresa, cantalupo, limón/lima, ruibarbo, naranja japonesa, toronja rosa, mora, arándanos
Verduras	Chiles, cebolla (incluyendo cebolleta y puerro), espinacas (verdes, incluyendo col rizada, berza, nabo y mostaza parda); batata, zanahoria, ajo
Legumbres	Lentejas, judías verdes
Productos de huevo	Huevos líquidos, clara de huevo
Lácteos	Queso cottage (bajo en grasa y desnatado), queso crema desnatado, yogur griego natural bajo en grasa
Pescado	Arenque, caballa, salmón (no de criadero; de preferencia de Alaska), trucha arcoíris, sardinas, anchoas
Aves	Ganso, pato, pollo y pavo de corral y orgánico
Carne	Asada a la cazuela, pierna de ternera, redondo (ternera), falda, solomillo, costilla, falda, costillas de cerdo, lomo de cerdo
Cereales	All-Bran, Total, copos de salvado, avena, salvado de avena
Grasas/Aceites	Aceite de cártamo (alto oleico), aceite de avellana, aceite de oliva, aceite de aguacate, aceite de almendra, aceite de grano de albaricoque, aceite de colza, aceite de hígado de bacalao
Frutos secos/ semillas	Nueces de Brasil, nueces de macadamia, avellanas, macanas, almendras, nueces Hickory, anacardos
Hierbas/ Especias	Ajo, cebolla, cayena, jengibre, cúrcuma, chiles, chile en polvo, curry en polvo
Edulcorantes	Stevia
Bebidas	Jugo de zanahoria, jugo de tomate, té negro o verde, soda/agua de seltz, Té de hierbas, vino sin alcohol, agua de manantial

ALIMENTOS INFLAMATORIOS A LIMITAR O EVITAR	
Fruta	Mango, plátano, albaricoques, manzanas y dátiles deshidratados, frutas envasadas, uvas pasas
Verduras	Maíz, patatas blancas, patatas fritas
Legumbres	Frijoles cocidos, fabes (hervidas), frijoles enlatados
Productos de huevo	Huevos de pato, huevos de ganso, huevos duros, yema de huevo
Quesos	Queso brick, cheddar, Colby, queso crema (normal y ligero en grasa)
Lácteos	Yogur de sabores o frutas en el fondo, helado, mantequilla
Pescado	Salmón de criadero
Aves	Pavo (carne oscura), gallineta, menudillos de pollo, hígado de pollo
Carne	Beicon, pierna de ternera, chuletas de ternera, vísceras de res, menudos de cerdo, costillas de cordero, pechuga de pavo con piel, alas de pavo con piel, todas las carnes procesadas
Panes	Perritos calientes/hamburguesas, magdalenas, rollitos, bagels, pan francés, magdalenas de arándanos, magdalenas de avena
Cereales	Grape-Nuts, Crispix, Corn Chex, Just Right, Rice Chex, copos de trigo, Rice Krispies, Raisin Bran, tiras de trigo
Pasta/ Granos	Arroz blanco, arroz integral, mijo, pasta de maíz, harina de maíz, tallarines, codos, pasta normal
Grasas/Aceites	Margarina, aceite de germen de trigo, aceite de girasol, aceite de semilla de amapola, aceite de semilla de uva, aceite de cártamo, aceite de algodón, aceite de grano de palma, aceite de coco, aceite de maíz
Frutos secos/ Semillas	Semillas de amapola, nueces, piñones, pipas de girasol
Edulcorantes	Miel, azúcar moreno, azúcar blanco, jarabe de maíz, azúcar en polvo

ALIMENTOS INFLAMATORIOS A LIMITAR O EVITAR (continúa)	
Galletas	Todas las galletas, galletas saladas y barquillos de vainilla
Postres	Leche condensada azucarada, pastel de cabello de ángel, pastel de chocolate y vainilla, chips de chocolate, crema batida, helado, aperitivos de fruta deshidratada
Caramelos	Todo tipo de caramelos, incluyendo barritas de chocolate con leche
Bebidas	Leche, Gatorade, jugo de piña, de naranja, de arándanos, limonada, refrescos, bebidas azucaradas

Estas no son listas completas de ninguna manera; sólo son algunos de los "sospechosos" más probables a los que prestar atención o algunos de los alimentos más útiles a incorporar en su dieta. Al leer estas listas, algunos de ellos le resaltarán como cosas que a usted le gustan y necesita, pero no consume tanto de ellos en su dieta como probablemente debería. O quizá sean los alimentos que usted sabe que es momento de cambiar sus hábitos y decirles adiós. Lo que hay que recordar es que usted puede elegir lo que pone en su boca, y ahora que tiene un poco más de conocimiento sobre estos alimentos, puede comenzar a elegir más sabiamente en su dieta con respecto a ellos.

Alergias y sensibilidades alimentarias

Las alergias alimentarias son una respuesta típica inflamatoria que con frecuencia se encuentra en el camino hacia la obesidad y la diabetes. Las alergias alimentarias más comunes están causadas por huevos, leche de vaca y otros productos lácteos, cacahuates, trigo (gluten), soja, frutos secos (como almendras, anacardos, pacanas o nueces), pescados, mariscos y semillas (de sésamo y de girasol). Se calcula que de cuarenta a cincuenta millones de americanos tienen alergias medioambientales, pero solamente el 4 por ciento de todos los adultos son alérgicos a alimentos o aditivos alimentarios. Entre los niños de menos de cuatro años, esta cifra aumenta hasta el 7 por ciento.[10]

Síntomas de alergias alimentarias incluyen: urticaria, eccema, picores, náuseas, vómitos, diarrea, labios hinchados, picor de labios o de lengua, calambres estomacales, asma, problemas de respiración, respiración sibilante, anafilaxis, y estornudos o picor nasal. Estos síntomas normalmente se producen desde minutos hasta varias horas después de haber comido el alimento que los produce. Las alergias alimentarias causan importante inflamación; es necesario identificar esas sustancias y eliminarlas de la dieta.

Sensibilidades alimentarias retrasadas

Otro tipo de alergia plantea importantes problemas para las personas que intentan manejar su peso y sus niveles de azúcar en la sangre. He observado que muchos de mis pacientes obesos tienen sensibilidades alimentarias retrasadas. La Asociación Americana para la Alergia y la Inmunología solamente permite que las reacciones de inmunoglobulina E (IGE) se denominen "reacciones alérgicas". Las alergias alimentarias IgE producen síntomas como picor en labios o lengua, labios hinchados o sibilancia, generalmente minutos o varias horas después de comer un alimento. Sin embargo, hay otras tres alergias comunes que se pasan por alto. Los tipos II, III y IV son reacciones alimentarias retrasadas en la que los síntomas puede que no se produzcan durante horas e incluso días después de haber ingerido el alimento. Aunque esas reacciones alérgicas retrasadas son comunes, debido a que normalmente se necesita un período de tiempo para que se produzcan los síntomas, pacientes y médicos con frecuencia no las reconocen como tales.

Muchos casos de obesidad y de subida de peso en los cuales ninguna dieta funciona surgen de sensibilidades alimentarias retrasadas. Otras enfermedades comúnmente relacionadas con sensibilidades retrasadas incluyen migrañas, psoriasis, síndrome de intestino irritable, eccema, artritis, síndrome de fatiga crónica, SDA y TDAH, asma, fibromialgia, sinusitis crónica, colitis, enfermedad de Crohn, reflujo ácido, autismo y rosácea. (Para más información sobre análisis de sensibilidad alimentaria retrasada, vea el apéndice B).

Permeabilidad intestinal aumentada
o intestino "agujereado"

Las sensibilidades alimentarias retrasadas normalmente comienzan en el tracto intestinal cuando el revestimiento del tracto intestinal se inflama y se vuelve hiperpermeable. Algunos doctores denominan esta permeabilidad aumentada del tracto intestinal "intestino agujereado". Sencillamente significa que el tracto gastrointestinal se ha inflamado. Entre las muchas causas están infecciones intestinales (intoxicación alimentaria o bacteriana, parasitaria, viral o infecciones por hongos), ciertos medicamentos (aspirina, medicamentos antiinflamatorios o antibióticos), o la ingestión de alimentos y bebidas que irritan el intestino, como alcohol o especias picantes.

Un intestino inflamado hace que se abran las estrechas uniones que hay entre la mucosa de las células en el intestino delgado. Esto permite una absorción aumentada de proteínas parcialmente digeridas. Bajo circunstancias normales, el tracto gastrointestinal solamente absorbe aminoácidos (no proteínas), glucosa y ácidos grasos de cadena corta.

Sin embargo, con una permeabilidad intestinal aumentada, el cuerpo absorbe grandes proteínas alimentarias, antígenos y toxinas. El cuerpo entonces puede producir anticuerpos contra los alimentos inofensivos que antes disfrutaba. Ya que el cuerpo ahora considera invasores a esos alimentos, forma anticuerpos para luchar contra ellos. Cuando se forman anticuerpos IgG y complejos inmunes, puede que inflamen y dañen muchos tejidos y órganos diferentes. Esto finalmente conduce a las enfermedades que mencioné anteriormente, al igual que a la incapacidad de perder peso. Las sensibilidades alimentarias retrasadas más comunes son a los lácteos, el gluten, los huevos, los cacahuates, el maíz, la soja, el pescado, el marisco y los frutos secos de árbol.

Flora gastrointestinal alterada o disbiosis

Aunque muchas bacterias son beneficiosas, algunas son potencialmente patógenas, queriendo decir que son capaces de causar enfermedad. Otras son totalmente patógenas. Las bacterias patógenas con frecuencia crean toxinas que pueden ser absorbidas otra vez al flujo sanguíneo. Las enzimas bacterianas también pueden convertir la bilis en productos químicos que fomenten el desarrollo del cáncer.

El problema para la mayoría de personas es que debido a que los doctores enseguida están dispuestos a recetar antibióticos, los niveles de bacterias beneficiosas naturales de esos pacientes se desequilibran. Cuando los pacientes consumen antibióticos con demasiada frecuencia o durante demasiado tiempo, puede crear una sobreabundancia de bacterias patógenas, las cuales interfieren en el equilibrio natural en el intestino grueso matando muchas bacterias beneficiosas. Esto puede permitir que crezcan más bacterias patógenas sin control. Bajo circunstancias normales, inmensas cantidades de bacterias coexisten con colonias significativamente menores de hongos. El número excesivo de bacterias beneficiosas evita que esos hongos extiendan su territorio. Sin embargo, el uso frecuente o prolongado de antibióticos destruye gran parte de las bacterias y no hace daño a los hongos, permitiendo así que crezcan sin control. Esto puede conducir a inflamación crónica del tracto gastrointestinal, calambres, ciertas sensibilidades alimentarias y subida de peso.

Desgraciadamente, cuando los médicos no reconocen esta ecología alterada del intestino, tratan los síntomas a la vez que pasan por alto la raíz del problema. Rara vez recetan bacterias beneficiosas después de tomar antibióticos, y normalmente no limitan la ingesta de azúcar del paciente o el consumo de alimentos fermentados o de la familia de los hongos. Sin embargo, cuando los pacientes siguen estos sencillos pasos durante unos meses, normalmente el problema se corrige.

Obviamente, tratar la ecología gastrointestinal alterada es más que sencillamente tomar algunas pastillas. Yo incorporé maneras de restaurar el tracto gastrointestinal en mis libros *La dieta "Yo sí puedo" del Dr. Colbert* y *The Bible Cure for Candida and Yeast Infections*. Si esto supone un problema para usted, le insto a que comience a volver a proporcionar a su tracto gastrointestinal bacterias beneficiosas mediante un probiótico (bacterias beneficiosas). Algunos de los suplementos que pueden ayudar en esto están en el apéndice B. También le aconsejaría que evite todo el azúcar y los alimentos refinados al menos durante tres meses. En mi opinión, la ecología intestinal alterada es otra causa común de obesidad, preparando el escenario para la diabetes, que con frecuencia pasa inadvertida para la medicina tradicional.

Capítulo 7

CUARTO CONTRIBUIDOR OCULTO:
DESEQUILIBRIO HORMONAL

¿Ha cerrado alguna vez sus ojos y ha soñado que estaba flotando en una nube en el cielo a medida que se deleitaba con los sonidos de la *Sinfonía N. 5* de Ludwig van Beethoven, la *Sinfonía Leningrado* de Dmitri Shostakovich, o la *Sinfonía N. 4* de Franz Schubert? Hay algo que fascina con respecto a escuchar y observar a cien diestros músicos manejando el sonido de sus instrumentos para formar un hermoso y musical tapiz. Sin embargo, sin una persona, el director, ese tapiz se convertiría en una pisoteada alfombra de cacofonía, como una versión musical de la anarquía.

El director dirige a cada músico individual y a cada sección de la orquesta a medida que los dirige en cuanto a cuándo tocar, con qué volumen tocar, y esencialmente qué tocar, a la vez que mantiene a todo el grupo en un tiempo sincronizado. Imagine una función en la cual cada instrumento de la orquesta tocase cada nota de la partitura sin tener en consideración el volumen, la velocidad o el tono. Probablemente sonaría más como una banda sin experiencia de séptimo grado el primer día de escuela que como un grupo de músicos profesionales.

Las hormonas del cuerpo están organizadas de manera muy parecida a los instrumentos de la orquesta. Cada una ofrece algo único y comparte una parte distintiva para mejorar el cuerpo en general. Y cada uno necesita un director. Cuando se trata de hormonas, ese papel lo desempeñan dos partes del cerebro: el hipotálamo y la pituitaria. Estas dos glándulas son maestras en controlar y manipular la salida de hormonas de glándulas concretas.

En el curso de toda una vida, dirigir esta orquesta hormonal no es un trabajo sencillo. En los años de la adolescencia, es pan comido: hormonas como la testosterona de los testículos (en varones), la progesterona y el estrógeno de los ovarios (en hembras) y las hormonas del crecimiento son liberadas en abundancia. Realizan una hermosa y armoniosa música. Nuestra función hormonal máxima normalmente se produce al final de los años de adolescencia y los veintitantos. Esto explica por qué tenemos una energía tan tremenda durante esos años, trabajando todo el día *y* manteniéndonos despiertos toda la noche sin perder el paso. Estábamos en el cielo hormonal.

Sin embargo, a medida que envejecemos, especialmente después de los treinta y cinco, los niveles hormonales comienzan a explosionar. La hermosa melodía hormonal pasa por alto algunas notas y desafina de vez en cuando. Después de la marca del medio siglo, las cosas empeoran. La música comienza a sonar un poco irritante. Tristemente, después de un dramático descenso en el flujo hormonal para quienes sobrepasan los sesenta, los sonidos degeneran y pasan de ser música a ser solamente ruido.

Lo que me parece más trágico no es que quienes están en los setenta y más están haciendo ruidosa música hormonal. Es el hecho de que la mayoría de médicos lo pasan por alto explicando que la panza, los músculos flácidos, el elevado colesterol, la hipertensión, la depresión y las enfermedades del corazón son todos ellos sencillamente señales del envejecimiento, así que hay que saber manejarlos. ¡No, no, no! Esos deterioros son todos ellos señales de un dramático y prolongado descenso de hormonas clave. Su orquesta ha estado desafinada durante tanto tiempo que se ha acostumbrado a las notas disonantes. En términos de pérdida de peso, eso significa que usted se queda atascado en la obesidad.

Sin embargo, usted puede cambiar todo eso. Cuando se dirigen adecuadamente, sus hormonas pueden seguir desempeñando, independientemente de la edad, un papel clave en la pérdida de peso y en mantenerlo a raya. Comenzaré con un vistazo a los desafíos que afrontan las mujeres y ofreceré algunas soluciones.

Menopausia y subida de peso

La menopausia se define como no tener ningún ciclo menstrual durante doce meses. Generalmente ocurre alrededor de los cincuenta años de edad, pero puede comenzar tan temprano como de los treinta y cinco a los cuarenta años de edad o tan tarde como de los cincuenta y cinco a los sesenta. La mayoría de mujeres pasan aproximadamente una tercera parte de sus vidas en

SIGUEN ADELANTE...

Incluso durante y después de la menopausia, las mujeres pueden seguir teniendo elevados niveles de estrógeno. Cuando los ovarios dejan de producir estrógeno, la hormona llega principalmente de las células adiposas, las cuales pueden fabricar estrógeno, aunque normalmente a un ritmo más lento.

la menopausia o la posmenopausia, período durante el cual sus niveles hormonales son bajos. Durante la menopausia, los ovarios normalmente dejan de producir estrógeno y progesterona.

Entre los síntomas comunes se incluyen: sofocos, sudor en la noche, sequedad vaginal, cambios de humor, irritabilidad, pérdida del cabello, palpitaciones, lapsus de memoria y subida de peso. La menopausia también se relaciona con un mayor riesgo de enfermedades del corazón, osteoporosis, obesidad, pérdida de memoria y resistencia a la insulina. Durante este período, las mujeres frecuentemente desarrollan "menopanza", o panza. Debido a los niveles hormonales bajos o fluctuantes, muchas mujeres con menopausia también experimentan antojos alimentarios. Parecidos a los antojos que algunas mujeres experimentan durante el embarazo, esos fuertes deseos generalmente giran en torno a féculas como panes, pasta y dulces, especialmente el chocolate.

Como podrá imaginar, debido a esos antojos muchas mujeres terminan con sobrepeso u obesidad durante sus años de menopausia. La depresión también se eleva; sin embargo, desgraciadamente la respuesta de muchos médicos es recetar un antidepresivo, y eso solamente complica el problema y normalmente deja a las pacientes subiendo aún más de peso. Lo cierto es que la mayoría de mujeres con menopausia sencillamente necesitan estrógeno y progesterona bioidénticos que se encuentran en una crema transdermal. Desgraciadamente, incluso tomar estrógeno en forma de pastilla o cápsula puede causar subida de peso y mayores antojos de carbohidratos. Por eso yo receto terapia de sustitución hormonal en cremas transdermales o recomiendo terapia hormonal con pellet.

LA CONTROVERSIA HORMONAL

Para muchas mujeres, la palabra *estrógeno* adoptó un nuevo significado en 2002. Fue entonces cuando un estudio a más de 160 000 mujeres tuvo que detenerse después de que dos grupos por separado que recibían tratamientos de estrógeno y una combinación estrógeno-progestina mostrasen un aumento en el riesgo de ataques al corazón, cáncer de mama y derrame. Aunque casi el 70 por ciento de las mujeres dejaron de utilizar terapia de sustitución de hormonas por completo, millones de mujeres se quedaron en un limbo de bajas hormonas.[1] Lo cierto es que las mujeres no necesitan tener temor a los estrógenos naturales. Bajo el tratamiento de un médico cualificado, pequeñas dosis de hormonas bioidénticas en las proporciones correctas como crema transdermal deberían poder controlar la mayoría de síntomas de la menopausia y ayudar a programar el cuerpo de la mujer para la pérdida de peso.

Estrógeno y dominio del estrógeno

Las dos hormonas que necesitan reabastecimiento durante la menopausia son el estrógeno y la progesterona. Comenzaré haciendo un repaso del estrógeno, una valiosa hormona con más de cuatrocientas funciones vitales, algunas de las cuales mejoran el sueño, mantienen el músculo, aumentan el ritmo metabólico y ayudan a equilibrar los neurotransmisores en el cerebro (que ayudan a reducir los antojos alimentarios).

El estrógeno también mejora la sensibilidad a la insulina, lo cual ayuda a las pacientes a batallar contra la resistencia a la insulina. Lo fundamental: la cantidad correcta de estrógeno bioidéntico ayuda en la pérdida de peso de diversas maneras. En el lado contrario, las mujeres que carecen de esta vital hormona son más propensas a desarrollar deficiencia de serotonina, lo cual no sólo causa antojos de azúcares y féculas sino que también conduce rápidamente a la obesidad, guiando el camino hasta la diabetes tipo 2.

La parte difícil es que ambos extremos de niveles de estrógeno pueden discurrir por este camino. Aunque un bajo estrógeno puede causar subida de peso, también puede hacerlo tener demasiado. Esto puede conducir especialmente a tener kilos extra en abdomen, caderas, muslos y cintura. Desgraciadamente, hay varios síntomas más graves relacionados con el exceso de estrógeno. Tener niveles excesivos de estrógeno se conoce como dominio de estrógeno, un término inventado por el difunto Dr. John R. Lee. Los síntomas incluyen fuertes períodos menstruales, retención de líquidos, mamás inflamadas, mamas fibroquísticas, poliquistes en los ovarios, fibroide uterina, endometriosis, hinchazón abdominal, cambios de humor, de irritabilidad, depresión, ansiedad, y un mayor riesgo de cáncer de mama y de útero.

El dominio de estrógeno puede estar causado por tomar píldoras anticonceptivas o por la terapia de sustitución hormonal sintética, la cual implica hormonas sintéticas que no funcionan igual que las bioidénticas. El dominio de estrógeno también puede estar causado por el estreñimiento, una mala eliminación de estrógeno, obesidad o una mayor ingesta de xenoestrógenos. Los xenoestrógenos son formas sintéticas de estrógenos que se encuentran en pesticidas, herbicidas, petroquímicos y plásticos, y son mucho más potentes que el estrógeno. La mayoría de nuestros granos y producción son rociados con pesticidas. Pesticidas parecidos se encuentran en las carnes, especialmente en las partes grasas.

Recuerde: las carnes más comerciales provienen de animales a los que se junta en comederos donde se les alimenta con antibióticos. Su alimento normalmente se trata con insecticidas y herbicidas. La mayoría de esas toxinas finalmente se acumulan en los tejidos del animal, especialmente en los tejidos grasos, los cuales son entonces pasados al consumidor. Cuando consumimos esos xenoestrógenos transmitidos pero que siguen siendo potentes, simultáneamente estamos creando un exceso de estrógeno y programándonos a nosotros mismos para subir de peso. El estradiol, por ejemplo, es la forma más fuerte de estrógeno en el cuerpo; sin embargo los estrógenos sintéticos son aproximadamente 200 veces tan potentes como el estradiol y actúan como imanes de grasa. (Este es otro motivo por el cual es tan importante comprar alimentos orgánicos y carnes magras de corral u orgánicas).

Si tiene usted dominio de estrógeno o cualquiera de las enfermedades relacionadas con el dominio de estrógeno que enumeré anteriormente, es importante que pierda peso y tome fibra extra soluble (como semillas de linaza molidas en un molinillo de café) para unir los estrógenos y eliminarlos. Le insto encarecidamente a que cambie a alimentos orgánicos o productos de corral con mínimas grasas animales, y productos lácteos orgánicos deshidratados. Asegúrese de consumir verduras crucíferas, como brócoli, coles, coliflor y coles de Bruselas, y tome un suplemento de brócoli como DIM o indole-3-carbinol (consulte el apéndice B). Estas verduras ayudan a desintoxicar esas hormonas y eliminarlas del cuerpo.

Progesterona

La segunda hormona crucial que disminuye durante la menopausia es la progesterona. De hecho, las mujeres con menopausia y en la posmenopausia normalmente tienen significativamente menos progesterona que estrógeno. La progesterona natural tiene un efecto calmante en el cuerpo, ayuda a mejorar el sueño y actúa como un antidepresivo natural. Sin embargo, en lugar de utilizar esta progesterona natural, la mayoría de doctores dan a sus pacientes progesterona

> ### DUERMA PROFUNDAMENTE
>
> Las mujeres con bajos niveles de progesterona que sufren de insomnio normalmente se benefician mucho de la progesterona bioidéntica tomada oralmente al irse a la cama.

sintética, que no actúa como antidepresivo natural y también causa subida de peso, hinchazón, acné, edema, mayor riesgo de coágulos sanguíneos, y otros problemas físicos. Esos doctores también recetan enseguida antidepresivos para mujeres en la premenopausia y la menopausia, cuando con frecuencia lo único que necesitan es sustitución hormonal natural.

La disminución de progesterona se relaciona con muchos síntomas, incluyendo cambios de humor, palpitaciones, insomnio, irritabilidad, SPM, ansiedad, depresión, pérdida de cabello, menor deseo sexual y subida de peso. Debido a que hay un amplio rango de síntomas y debido a que muchos son tan comunes, muchos ginecólogos o médicos de familia ahora tratan por rutina a las pacientes que muestran tales síntomas con antidepresivos. Por ejemplo, si una mujer experimenta ciclos menstruales irregulares, graves calambres o sangrado excesivo, es normal que un doctor recete progesterona sintética o una píldora anticonceptiva. Una vez más, sin embargo, *todas* esas soluciones temporales causan subida de peso, lo cual obviamente complica el problema.

En particular, las progestinas sintéticas con frecuencia aumentan el apetito y causan subida de peso, hinchazón, retención de líquidos, acné y pérdida de cabello; casi todos los efectos opuestos de la progesterona natural. Para evitarlo, yo receto progesterona bioidéntica en forma de crema transdermal, o a tomarse oralmente para pacientes con deficiencia de progesterona. Al igual que con el estrógeno, estas hormonas son como instrumentos en una orquesta. Deben estar equilibradas, para no producir falta de armonía. Demasiada progesterona o estrógeno pueden causar subida de peso, al igual que puede hacerlo una deficiencia de ellas. Si usted tiene numerosos síntomas de baja progesterona, pregunte a su doctor sobre realizarse un análisis hormonal salivario o un análisis de sangre para comprobar la progesterona. Vaya al apéndice B para encontrar a un doctor que recete hormonas bioidénticas.

PERIMENOPAUSIA

Los niveles de hormonas normalmente comienzan a cambiar en las mujeres a los treinta y tantos años, cuando muchas mujeres entran en la perimenopausia, el período que conduce hasta la menopausia y que puede incluir algunos de sus síntomas. Durante la perimenopausia, las mujeres normalmente comienzan a experimentar desequilibrio hormonal con ciclos menstruales irregulares, calambres, problemas de sangrado, dolores de cabeza, disminución de la consistencia mamaria y otros. Además, los niveles de estrógeno con frecuencia disminuyen gradualmente, mientras que los niveles de progesterona normalmente disminuyen con mayor rapidez. Pueden incluso caer en picado, especialmente si usted está estresada crónicamente.

La testosterona y las mujeres

Al creer que la testosterona no es importante para las mujeres, la mayoría de médicos han seguido la idea de que las mujeres sólo necesitan concentrarse en los niveles de estrógeno y progesterona. Sin embargo, ahora sabemos que la testosterona es igual de crucial para que las mujeres controlen el peso, ya que esta potente hormona les ayuda a aumentar la masa y la fuerza muscular y a tonificar los músculos. La testosterona también aumenta el deseo sexual y la energía física, y ayuda en la pérdida de peso general.

Las mujeres con frecuencia comienzan a obtener grasa corporal diez años antes de experimentar la menopausia; sin embargo, la mayoría de doctores ni siquiera se dan cuenta de que los menores niveles de testosterona normalmente desempeñan un papel en esta subida de peso en la perimenopausia. Como resultado, pocos médicos utilizan terapia de sustitución de testosterona en las mujeres. Lo cierto es que las mujeres también producen testosterona, y aunque solamente supone una décima parte del nivel de los varones, sigue desempeñando un importante papel para mantener el peso a raya.

La testosterona se produce en los ovarios y las glándulas suprarrenales de la mujer. A medida que envejece, sus ovarios producen menos testosterona, de modo que con la menopausia, la mayor parte de la testosterona es fabricada por las glándulas suprarrenales. Si sus niveles de testosterona son bajos o están al límite, y ella experimenta los síntomas de una baja testosterona, yo utilizo dosis bajas de crema de testosterona o tabletas sublinguales de testosterona. Sin embargo, las mujeres obesas que tienen excesiva grasa abdominal puede que tengan elevados niveles de testosterona. La grasa abdominal puede elevar los niveles de estrógeno en los hombres y también puede elevar los niveles de testosterona en las mujeres.

Síndrome del viejo gruñón

Hace varios años, un paciente al que llamaré Dan acudió a visitarme como último recurso. Con cincuenta y cinco años y obeso, había visitado a varios médicos debido a su problema de peso y su irritabilidad durante los anteriores cinco años. Inicialmente, los médicos le diagnosticaron depresión ligera y le recetaron Prozac. Eso no le ayudó, así que le recetaron un antidepresivo diferente. Después de que aquello no funcionase, uno de los médicos le refirió a un psiquiatra, quien enseguida le recetó otros antidepresivos. Desde luego, no ayudaron, y en cambio hicieron que ganase aún más peso. Finalmente, él dejó de tomar medicamentos y dejó de visitar a su psiquiatra y a otros médicos.

Al no tener ninguna otra enfermedad relacionada con su obesidad, Dan estaba comprensiblemente frustrado por su subida de peso, su irritabilidad y la incapacidad de sus doctores de ayudarle incluso remotamente. Y sin ninguna solución a la vista, se volvió cada vez más irritable, negativo, pesimista y enojado. Nunca había sido propenso a esas características antes de cumplir los cincuenta, y sin embargo se observaba a sí mismo convertirse en el prototipo del "viejo gruñón". Después de que un amigo le hablase de mí, concertó una cita.

Al tomar el historial físico de Dan, observé que había perdido una significativa cantidad de vello púbico y axilar. Le pregunté acerca de su impulso sexual y me dijo que había sido uno existente durante los últimos cinco años. Tampoco había experimentado ninguna erección matutina espontánea durante ese período. Además, vi que aunque Dan tenía panza, había perdido importante masa muscular en sus brazos y piernas y había sustituido gran parte de ese músculo por grasa.

Esos síntomas hicieron evidente que él sufría de hipogonadismo, o bajos niveles de testosterona. Otro nombre para esto es andropausia, o menopausia masculina; algunos incluso lo denominan "síndrome del viejo gruñón". Esencialmente, los niveles de testosterona de Dan eran muy bajos. Como mostraba Dan, los síntomas generales de baja testosterona en los hombres incluyen una disminución en cualquiera o todos los siguientes puntos: impulso sexual, erecciones matutinas espontáneas, agudeza mental, competitividad, masa y tono muscular, fuerza y energía. Junto con esos síntomas, los hombres que sufren hipogonadismo con frecuencia experimentan mal humor, irritabilidad, enojo, depresión, pérdida de vello púbico y axilar, fatiga, y un sentimiento general de agotamiento.

Aunque el hipogonadismo solamente afecta aproximadamente a cuatro millones de hombres en los Estados Unidos,[2] los estudios han descubierto que más de una tercera parte de todos los hombres de cuarenta y cinco años de edad en adelante tienen bajos niveles de testosterona.[3] Entre este grupo de edad, la obesidad, la diabetes y la alta presión sanguínea afectan a los niveles de testosterona. Un reciente estudio a más de 2100 hombres de cuarenta y cinco años de edad en adelante descubrió que quienes tenían obesidad tenían 2,4 veces más probabilidad que otros hombres de la misma edad de tener hipogonadismo. Los que tenían diabetes tipo 2 tenían 2,1 veces más probabilidad de tener bajos niveles de testosterona, y quienes tenían hipertensión tenían 1,8 veces más probabilidad de tener baja testosterona. Además, los hombres con elevado colesterol, enfermedad de próstata y asma tienen mayores probabilidades de hipogonadismo.[4]

Desgraciadamente, la mayoría de doctores pasan por alto los bajos niveles de testosterona, y normalmente atribuyen esas enfermedades al envejecimiento. A medida que los hombres envejecen, sus niveles de testosterona normalmente disminuyen en un 1 por ciento cada año, comenzando a la edad de cuarenta años. Sin embargo, otro reciente estudio indica que la diferencia en la disminución de testosterona entre hombres obesos, comparado con hombres no obesos de edades entre cuarenta y setenta años, es equivalente a añadir diez años de edad.[5] En otras palabras, el hipogonadismo acelera el proceso de envejecimiento, en gran parte debido a su vínculo con el aumento de peso. Investigadores de la facultad de medicina de la Universidad de California-San Diego descubrieron que los hombres con bajos niveles de testosterona tenían tres veces más probabilidad de sufrir síndrome metabólico que los hombres con mayor nivel de testosterona.[6] Como dijimos previamente, el síndrome metabólico está íntimamente relacionado con la obesidad.

Si tiene usted algunos de los síntomas enumerados en esta sección, pregunte a su médico con respecto a realizarse un análisis de sangre para comprobar los niveles de testosterona. Yo también recomiendo suplementos nutricionales para prevenir problemas de próstata y para prevenir que la testosterona se convierta en estrógeno. El tratamiento en cada uno de esos casos es la sustitución de hormonas. Un doctor experimentado en terapia de sustitución hormonal natural transdermal o terapia hormonal pellet debería hacerlo. Para más información sobre encontrar a uno de esos médicos, visite la página www.worldhealth.net.

El remedio de Dan

Después de recetar a Dan una crema de testosterona y ajustar la dosis hasta que sus niveles de testosterona regresaron a la normalidad, los síntomas de Dan fueron desapareciendo. Cinco años de frustración habían terminado unos meses después. Debido a su obesidad, también puse a Dan en un programa de bajo glicémico con un programa de ejercicio aeróbico y fortalecimiento. Su transformación resultó notable. Dan perdió su mal humor, irritabilidad y pesimismo; también se volvió energético y feliz, y recuperó su lado competitivo. Su impulso sexual regresó, junto con su vello púbico y axilar. Ganó masa muscular y quemó la mayor parte de su grasa abdominal. La medida de su contorno de cintura cayó desde 45 pulgadas (114 cm) hasta 37 pulgadas (93 cm) en tan sólo ocho meses.

La hormona del crecimiento

La última hormona en la orquesta corporal que me gustaría repasar es la hormona del crecimiento. Aunque tiene diversos propósitos, esta hormona es más evidente a medida que crecemos en la niñez y la adolescencia. Estimula tanto el crecimiento como la reproducción celular, aumenta la masa muscular, reduce la grasa corporal, ayuda a controlar los niveles de insulina y de azúcar y ayuda en la retención del calcio en todo el cuerpo. Ayuda también en muchas otras funciones; por tanto, cuando nos falta la hormona del crecimiento, nuestro crecimiento, como uno esperaría por su nombre, se estabiliza. En general, cuanto más envejecemos menos hormona del crecimiento producimos. Entre los síntomas de una baja hormona del crecimiento se incluyen: labios delgados, párpados colgantes, mejillas flácidas, piel floja que cae por debajo de la barbilla, músculos delgados, tríceps blandos, abdomen graso y colgante, flojos músculos en la espalda, piel fina y finas plantas de los pies: todas ellas señales típicas del envejecimiento.

En 1990, un estudio dirigido por el Dr. Daniel Rudman desveló un esencial remedio para ello. Tal como se publicó en el *New England Journal of Medicine*, Rudman y sus colegas en la facultad de medicina de Wisconsin pusieron a doce hombres inyecciones de la hormona del crecimiento humana (HGH), una hormona producida por la glándula pituitaria en el cerebro. La producción del cuerpo de HGH de modo natural disminuye con la edad, razón por la cual el estudio de Rudman se volvió particularmente interesante para el mundo médico. Aunque Rudman solamente testó a una docena de hombres,

¿MUCHO ALBOROTO POR NADA?

En medio de toda la publicidad exagerada en años recientes en torno a atletas que toman hormonas del crecimiento prohibidas, un reciente estudio demuestra que la medicina realmente puede que no esté haciendo mucho para mejorar el rendimiento deportivo. Con información reunida de más de dos docenas de estudios desde 1966, investigadores de la Universidad Stanford descubrieron que aunque la hormona del crecimiento estaba relacionada con una masa muscular más magra (lo cual normalmente significa más músculo), eso no se traducía necesariamente en ser más rápido o más fuerte. De hecho, algunos estudios demostraron que la hormona generaba más lactato, que como subproducto del ejercicio, causaba mayor fatiga muscular. Sin embargo, debería observarse que los investigadores de Stanford utilizaron bajos niveles de la hormona del crecimiento en sus pruebas, mientras que varios deportistas puede que estén utilizando dosis mucho mayores que generen resultados "más fuertes" (y presumiblemente, también efectos secundarios igual de potentes).[7]

estaban entre los sesenta y uno y los ochenta y un años de edad, con cuerpos que variaban desde frágiles y blandos hasta obesos. Cada receptor que recibió HGH aparentemente retrasó el reloj de las décadas, volviéndose más fuerte, más delgado y con más energía. Mientras tanto, quienes estaban en el grupo de control que no recibió HGH no reveló ningún cambio significativo en la masa muscular magra o el tejido adiposo.[8]

Rudman más adelante hizo un seguimiento de su estudio inyectando HGH a veintiséis ancianos diferentes. Esa vez descubrió que los receptores no sólo ganaban el tono muscular que habían tenido años antes en su juventud, sino que también veían un nuevo crecimiento de hígado y bazo, junto con otros tejidos.[9]

A pesar de representar aparentemente una fuente de juventud, la HGH tiene efectos secundarios, incluyendo la acromegalia, que es el sobrecrecimiento del esqueleto y los órganos. Además, algunos consumidores de HGH han experimentado resistencia a la insulina, parestesias, elevado azúcar en la sangre, dolores articulares, retención de agua y síndrome del túnel carpal. Muchos expertos temen que la HGH pueda aumentar el riesgo de cáncer.

Sin embargo, no tiene usted que ponerse inyecciones de HGH para aumentar su hormona del crecimiento. Equilibrar otras hormonas también ayuda a elevar los niveles de la hormona del crecimiento. En varones, es importante normalizar los niveles de testosterona; en hembras, el balance clave está entre estrógeno, progesterona, testosterona y tiroides. Además, los suplementos con melatonina al irse a la cama, DHEA y pregnolona, y dormir las horas adecuadas, puede elevar los niveles de la hormona del crecimiento.

He descubierto que cuando equilibro otras hormonas en mis pacientes, los suplemento con melatonina, DHEA y pregnolona y me aseguro de que duerman en las obras suficientes, generalmente no necesitan la hormona del crecimiento. Para los adultos que están en las categorías de frágil y blando, sin embargo, inyecciones de la hormona del crecimiento puede que no estén fuera de la cuestión si ellos tienen una verdadera deficiencia de la hormona del crecimiento.

Hemos visto cuatro de los principales instrumentos que tocan en la orquesta hormonal. Cuando se dirigen adecuadamente, estas hormonas pueden desempeñar un papel clave para ayudarle a quemar grasa y crear músculo. Combinadas con una nutrición adecuada y ejercicio, crean una música armoniosa: del modo en que el cuerpo quiso.

En la sección II repasaré el papel que desempeñan los alimentos para revertir la diabetes.

Sección 2

EL MODO EN QUE LA COMIDA
DESEMPEÑA UN PAPEL

Capítulo 8

CÓMO FUNCIONA EL METABOLISMO

Ya sea un informe meteorológico nocturno que muestra la evolución de las nubes durante el día o un montaje del flujo de personas que van y vienen en la esquina de una ajetreada calle, me encanta ver videos de imágenes secuenciales. Observar horas, días, semanas o meses de tiempo condensados en meros segundos me fascina, y parece que también cautiva a otras personas. El fotógrafo John Novotny dice que la fotografía secuencial tiene su manera de afectar intuitivamente a las personas: "Ellas reaccionan con asombro, como si el acto de hacerlo surreal las hiciera más reales, más hermosas. Desde luego, uno nunca puede sobrepasar a lo verdadero, pero…si se hace correctamente, se puede captar la esencia de un lugar y retratarla de manera diferente".[1]

Mi interés en esta forma única se originó con un documental que vi hace años. Utilizaba filmación secuencial para captar los efectos del océano en la línea costera. Yo estaba sentado y fascinado mientras observaba las olas golpear a las rocas, día tras día, y las mareas subir y bajar. A primera vista parecía que el agua no tenía ningún efecto en particular. Incluso después de varios años, la costa esencialmente se veía igual. Sin embargo, los productores demostraron que si su video hubiera sido capaz de firmar miles de años, yo habría visto formarse un paisaje totalmente diferente. Al golpear repetidamente e incesantemente la costa, el océano en realidad desgastaba las rocas. Al final, el poder de la erosión gradual puede cambiar la forma de estructuras aparentemente inamovibles.

De la misma manera en que los océanos pueden desgastar la línea costera, la dieta repetida, a la que muchos se refieren como dieta yoyó, tiene un efecto similar en nuestro cuerpo. El daño que causa desgasta nuestro metabolismo. Generalmente, las dietas yoyó disminuyen la masa muscular y aumentan la grasa corporal. Incluso sin hacer dieta, después de los treinta y cinco años de edad la persona promedio pierde entre 5 y 7 libras de masa muscular (2 y 3 kilos) cada diez años.[2] Sin embargo, quienes hacen dietas repetidas pierden incluso más masa muscular. Incluso con muchas dietas que dan como resultado la pérdida de peso, sólo aproximadamente la mitad de los kilos que usted pierde son grasa. El resto es normalmente músculo y agua metabólicamente activos.

No puedo exagerar demasiado lo perjudicial que es esto para obtener un control sostenido de su peso. ¡El músculo es muy valioso! Las células musculares queman aproximadamente setenta veces más calorías que las células adiposas, y por eso son tan cruciales para mantener la pérdida de peso.

Desgraciadamente, cada vez que usted entra y sale en otra dieta, normalmente pierde valioso músculo y vuelve a recuperar grasa extra. Aún peor, gradualmente va teniendo más grasa, disminuyendo de modo dramático su ritmo metabólico. Los estudios muestran que con cada década de pérdida de músculo, su metabolismo también disminuye aproximadamente en un 5 por ciento.[3] En esencia, cada vez que usted deja otro intento de hacer dieta, más difícil le resulta el siguiente.

Antes de explicar cómo detener este ciclo y restaurar su sistema metabólico, antes necesitamos ver cómo funciona el metabolismo.

Quemar mientras duerme

El metabolismo se define como los procesos químicos que se producen continuamente en células vivas o en organismos que son esenciales para el mantenimiento de la vida.[4] Es la suma total de todas las reacciones químicas en el cuerpo. Tenga en mente que sus tejidos y órganos nunca se toman un descanso. Su corazón siempre bombea, sus pulmones siempre respiran, y su hígado nunca se detiene en sus quinientas funciones diferentes como la de filtrar la sangre, eliminar toxinas, procesar grasas, proteínas y carbohidratos, producir bilis y desintoxicar productos químicos, toxinas y desecho metabólico. Su cerebro y su sistema nervioso, digestivo, inmunológico, sus hormonas, huesos, articulaciones, músculos y cada tejido de su cuerpo requieren energía.

Estas funciones contribuyen todas ellas a su ritmo metabólico. Ya que es necesaria la energía para que su corazón lata, sus pulmones respiren y sus órganos funcionen adecuadamente, el ritmo metabólico es sencillamente el ritmo al cual usted quema calorías en un estado de no actividad. Cuando se considera durante un período de veinticuatro horas, se denomina ritmo de metabolismo basal (RMB), o ritmo metabólico en reposo. Usted normalmente quema aproximadamente el 75 por ciento de sus calorías durante un estado de descanso. Como discutiremos más adelante, varias cosas influyen en su ritmo metabólico, incluyendo el nivel de estrés, la masa muscular, las conductas de alimentación, las elecciones de alimentos y el nivel de actividad.

Uno de los mayores factores que afectan al ritmo metabólico es saltarse comidas, lo cual ya he mencionado. Cuando usted no come durante más de doce horas, su ritmo metabólico desciende aproximadamente en un 40 por ciento. Esto le prepara para subir de peso, lo cual se compone de consumir alimentos altos en carbohidratos y en grasas, ya que su cuerpo no quema tantas calorías en este estado metabólico disminuido. Por eso es tan esencial tomar un desayuno sano (literalmente romper un "ayuno" durante la noche). Los individuos que desayunan son normalmente más delgados que quienes se saltan el desayuno, porque esta comida ayuda a aumentar su ritmo metabólico.

Cómo podría suponer, la grasa corporal no es un tejido activo metabólicamente. El tejido muscular, por otra parte, es extremadamente activo metabólicamente. Cuanto más músculo tenga, mayor será su ritmo metabólico. Cuanta más grasa, más lento será su ritmo metabólico. Dicho de otro modo: se necesita mucha más energía para mantener un kilo de músculo que un kilo de grasa. Una buena manera de aumentar su ritmo metabólico es aumentar su masa muscular y disminuir su grasa corporal.

Todo en los cálculos

Obtener un aproximado del ritmo metabólico basal (RMB) es fácil.* Hay formas más concretas para calcular su RMB, pero para mantener la sencillez, compartiré una fórmula general. Hay tres sencillos pasos: el primero, simplemente multiplique su peso en libras por diez. El segundo, determine el número de calorías que quema usted al día multiplicando por cuatro el número de minutos que hace ejercicio cada día. El tercero, añada este total a la primera cifra.

Por ejemplo, si usted pesa 200 libras (90 kilos) y hace ejercicio treinta minutos al día, calcularía sus calorías quemadas por día tal como sigue:

- Peso corporal en libras multiplicado por diez
  (200 libras x 10 = 2.000)

- Número de minutos ejercitados multiplicado por cuatro
  (30 minutos x 4 = 120)

- Al calcular el RMB, es importante entender que el varón típico tiene significativamente más masa muscular que la hembra típica, mientras que las mujeres normalmente tienen una cantidad significativamente mayor de grasa corporal que los hombres. Por tanto, un RMB que vale para todos no es totalmente preciso o realista. La fórmula de la que hablo aquí es una manera muy cruda de medir su RMB.

- Añada 2.000 a 120 = 2.120 calorías quemadas al día

Recuerde que este es solamente un cálculo aproximado del índice metabólico; no se aplica a personas con un metabolismo comprometido o que tengan un índice metabólico reducido. Por favor, refiérase a *La dieta "Yo sí puedo" del Dr. Colbert* para más fórmulas científicas para el RMB.

Más fácil decirlo que hacerlo

Cuantas veces habrá oído a alguien realizar esta simplista afirmación: "No hace falta ser un genio para perder peso. Lo único que se necesita es comer menos y hacer más ejercicio". A muchos de mis pacientes obesos les gustaría retorcer el cuello de todas las personas con buenas intenciones pero insensibles que ofrecen eso como un "consejo". ¡Como si esos pacientes nunca lo hubieran intentado!

Cuando se trata de perder peso, es cierto que para eliminar kilos normalmente tenemos que comer menos y hacer más ejercicio; sin embargo, ¿qué sucede cuando se hace esas cosas y no funciona? ¿Qué hace usted cuando ha seguido todas las dietas y programas de ejercicios a rajatabla y sigue sin haber visto resultados?

Si esta situación le escribe a usted, en primer lugar permítame recordarle que no está usted solo. A medida que exploremos las diversas

> ### PRUEBA DE RESPIRACIÓN: LA MEJOR MANERA DE MEDIR SU RMB
>
> Una prueba pulmonar rutinaria en el laboratorio, llamada calorimetría indirecta, puede medir el consumo de oxígeno, la producción de dióxido de carbono y el índice de intercambio respiratorio. Esto proporciona información precisa y útil a la hora de intentar un cuadro detallado de los procesos metabólicos del cuerpo en reposo.[5]

razones por las cuales las personas se quedan atascadas en sus esfuerzos por perder peso, verá que muchos de estos factores están alcanzando proporciones epidémicas. Si usted sufre uno o más de ellos, está en compañía de millones, y el grupo sigue creciendo. En segundo lugar, sé que puede que su metabolismo esté comprometido. Lo que eso significa es que su metabolismo es holgazán. En cierto modo, normalmente mediante dietas crónicas de pérdida de peso y después atracones, ha resultado dañado hasta el punto de apenas seguir trabajando. Esto significa que su cuerpo no está quemando combustible del modo en que debería hacerlo.

Esto puede suceder por multitud de razones, varias de las cuales puede encontrar en la página www.thecandodiet.com. Sin embargo, el resultado general es que su cuerpo se queda encerrado en *almacenar* grasa en lugar de *quemarla*. Tristemente, muchos americanos obesos y con el metabolismo comprometido son inconscientes de los factores que han contribuido a su estado. Con esto en mente, examinemos algunos de los principales factores que pueden afectar gravemente al ritmo metabólico.

El estrés crónico disminuye el ritmo metabólico

Como expliqué en el capítulo 4, el estrés crónico disminuye el ritmo metabólico. Nuestro cuerpo está diseñado para secretar dos hormonas del estrés cuando nos sentimos estresados: epinefrina y cortisol. Al ser una hormona de "lucha o huida", la epinefrina funciona inmediatamente corriendo por nuestro cuerpo cuando es desencadenada por estresantes como una emergencia, llegar tarde a una cita o una pelea con un cónyuge. Cuando nuestro cuerpo es incapaz de luchar o huir, nos encontramos como los trabajadores en la hora de mayor tráfico que están atascados en la carretera: literalmente nos cocemos en nuestros propios jugos de estrés. La epinefrina acelera la respuesta al estrés elevando nuestra presión sanguínea y aumentando nuestro ritmo cardíaco y nuestra respiración. Cuando el estrés percibido termina, el nivel de epinefrina normalmente vuelve a la normalidad.

Por otro lado, el cortisol trabaja más lentamente, dándonos energía para manejar el estrés a largo plazo. Sin embargo, cuando la respuesta al estrés se queda atascada como resultado de un estrés continuado, la continua elevación del cortisol hace que el cuerpo libere continuamente azúcar del glucógeno al flujo sanguíneo. El glucógeno es simplemente azúcar almacenado, que generalmente está en el hígado y los músculos. Cuando se libera glucógeno al flujo sanguíneo, hace que los niveles de insulina aumenten, lo cual a su vez disminuye el azúcar en la sangre. Un bajo azúcar en la sangre hace que más cortisol sea liberado, conduciendo a la ganancia de peso. Excesiva insulina también puede hacer que el cuerpo almacene grasa en el tejido adiposo, mientras que a la vez evita que el cuerpo libere grasa de los tejidos, incluso durante el ejercicio. En otras palabras, el estrés nos programa para almacenar grasa y contribuye significativamente a la resistencia a la insulina.

Elevados niveles de cortisol también pueden causar que el cuerpo queme tejido muscular como combustible. El cortisol es una hormona catalizadora, lo cual significa que hace que el cuerpo descomponga músculo para producir energía, conduciendo a un ritmo metabólico incluso menor. Como sabe cualquier levantador de pesas, el tejido muscular es valioso combustible; sacrificamos nuestro ritmo metabólico cuando quemamos tejido muscular como combustible. El cortisol es la única hormona que aumenta a medida que envejecemos.

Ciertos alimentos y bebidas elevará los niveles de cortisol, incluyendo productos diarios como bebidas con cafeína y café. De hecho, beber dos tazas de café eleva sus niveles de cortisol aproximadamente en un 30 por ciento solamente en una hora. No estoy recomendando que deje de beber café, ya que tiene efectos beneficiosos para la salud; sin embargo, recomiendo un máximo de dos tazas al día.

Comer cantidades excesivas de azúcar, pan blanco y otros alimentos de alto glicémico sin la adecuada proporción de proteínas, grasas y fibra puede causar episodios hipoglucémicos, que son rachas de bajo azúcar en la sangre que también elevan los niveles de cortisol. Siempre que el azúcar en su sangre desciende, su cuerpo recibe señales naturales para aumentar la producción de cortisol. Otra manera en que puede suceder esto es mediante alergias y sensibilidades alimentarias saltándose comidas y refrigerios.

Su género desempeña un papel

Las mujeres normalmente tienen un mayor porcentaje de grasa corporal y menor ritmo metabólico que los hombres. Actualmente no hay consenso sobre un índice "sano" de porcentaje de grasa corporal, y varía según la edad. Sin embargo, la mayoría de estudios indican que un buen reto para las mujeres es mantener la grasa corporal por debajo del 30 por ciento (para mujeres con obesidad se define como un porcentaje de grasa corporal , no RMB, mayor del 33 por ciento; del 31 al 33 por ciento está en la línea). Para los hombres, ese reto está en menos del 20 por ciento (para hombres con obesidad se define como más del 25 por ciento; del 21 al 15 por ciento está en la línea).[6] Por diseño, las mujeres tienen un menor ritmo metabólico que los hombres porque normalmente albergan de un 7 a un 8 por ciento adicional de grasa, incluso cuando tienen un peso sano. Añadamos a esto el hecho de que el ritmo metabólico de la mujer disminuye en un índice aproximado del 5 por ciento por cada década de su vida, comenzando a los veinte años de edad.

Inactividad y pérdida de músculo

Con el paso de los años, los individuos sedentarios tienen una importante pérdida de masa muscular. Anteriormente dije que los adultos naturalmente pierden de 5 a 7 libras de músculo (2 a 3 kilos) cada diez años después de los treinta y cinco años de edad; cómo podría usted suponer, la inactividad acelera más este proceso. Cuanto menos activos seamos, más grasa corporal mantenemos; y naturalmente, más músculo perdemos. A los sesenta años de edad, la mayoría de personas han perdido aproximadamente 28 libras de músculo (12 kilos) y han sustituido su mayor parte por mucha más grasa.

> ### ¿SENTARSE O PONERSE EN FORMA?
>
> Las personas obesas están sentadas un promedio de 152 minutos más cada día que los individuos más esbeltos.[7]

He descubierto que esto es especialmente cierto entre las mujeres. Yo compruebo la medida de grasa corporal en todos mis pacientes que están perdiendo peso y comúnmente he encontrado mujeres con un 50 por ciento de grasa corporal o más; sin embargo, es muy extraño encontrar lo mismo entre pacientes varones. La mayoría de casos de mucha grasa corporal surgen de una combinación de género y falta de ejercicio, además de un metabolismo comprometido. Obviamente, las mujeres tienen una desventaja al albergar un mayor porcentaje de grasa corporal; generalmente, no pierden peso con tanta rapidez como los hombres. Debido a esto, es incluso más importante educarlas acerca de los efectos que tiene el ejercicio en el metabolismo, al igual que ayudarles a entender los retos únicos que ellas afrontan. Un estilo de vida sedentario agrava la situación y aumenta sus probabilidades de obesidad, poniendo el fundamento para el desarrollo de diabetes tipo 2.

¿Se podría culpar a su medicación?

Un efecto secundario común de ciertos medicamentos es la subida de peso. Entre ellos se incluyen: píldoras anticonceptivas, terapia de sustitución de hormonas, prednisona y otros esteroides, varios antidepresivos, medicamentos antipsicóticos, litio, insulina y medicamentos que estimulan la insulina, medicamentos que disminuyen el colesterol, varios medicamentos anticonvulsión, algunos antihistamínicos y ciertas píldoras para la presión sanguínea, como los bloqueadores de beta. Irónicamente, muchos médicos tratan enfermedades causadas por la obesidad como la hipertensión, la diabetes, la depresión y un elevado colesterol precisamente con los mismos medicamentos que disminuyen el ritmo metabólico y dan como resultado una mayor subida de peso. Por eso yo normalmente utilizo vitaminas, suplementos y otros nutrientes en conjunto con un sensato plan de comidas para tratar problemas relacionados con la obesidad en lugar de utilizar solamente medicamentos.

Los problemas de tiroides afectan a su ritmo metabólico

Aunque con frecuencia se pasa por alto en la ecuación de la pérdida de peso, una tiroides lenta o inactiva también puede causar un ritmo metabólico disminuido. He visto cientos de casos en los que pacientes llegaban al límite después de haber seguido todas las dietas habidas y por haber pero no perder peso, sólo para descubrir que su tiroides estaba inhibiendo el proceso. Deberían hacerse regularmente análisis de tiroides para asegurar que la tiroides esté funcionando con normalidad.

Aunque los hombres pueden desarrollar también enfermedad de tiroides, la inmensa mayoría de quienes sufren problemas de tiroides son mujeres. Se calcula que trece millones de mujeres americanas tienen algún tipo de disfunción tiroidea.[8] La parte triste es que muchas de ellas ni siquiera lo saben y batallan con la pérdida de peso (junto con otros problemas) toda su vida. Hablo de los motivos por los cuales creo que esto no se diagnostica en mi libro *La dieta "Yo sí puedo" del Dr. Colbert*. Las investigaciones dicen que aproximadamente el 10 por ciento de mujeres jóvenes y el 20 por ciento de mujeres por encima de los cincuenta años de edad experimentan regularmente leves problemas tiroideos que afectan a su peso, su actitud y su salud general.[9]

Las dos principales hormonas producidas por la glándula tiroides son la tiroxina (T4) y la triyodotironina (T3). La mayoría de la hormona tiroidea en el cuerpo, o alrededor del 80 por ciento, es la T4. La T3 es la forma activa de la hormona tiroidea y es siete veces más potente que la T4. Es también muy importante para la pérdida de peso. El 80 por ciento de la T3 en nuestro cuerpo proviene de la conversión de T4 a T3 en órganos y tejidos como riñones, hígado y músculo. Estas dos hormonas tiroideas gradualmente disminuyen con la edad; sin embargo, muchas personas obesas pueden mostrar señales de tiroides inactiva. Yo creo que una de las principales razones se debe a que algunas convierten mal la T4 a T3. Después de haber visto a cientos de personas obesas en mi consulta batallar para convertir T4 a T3, he identificado las siguientes razones de su mala conversión: estrés crónico continuado, tomar ciertos medicamentos (anticonceptivos, estrógeno y HRT, bloqueadores de beta, quimioterapia, teofilina, litio y Dilantin), comer ciertos alimentos (soja, consumo excesivo de verduras crucíferas crudas, dietas bajas en grasa, dietas bajas en carbohidratos, y dietas bajas en proteínas), y excesiva ingesta de alcohol.

La mitad de la ecuación

Todo individuo con sobrepeso tiene un motivo para su estado de sobrepeso; sin embargo, tristemente, la mayoría de los que han batallado sin éxito con dietas a lo largo del tiempo nunca han descubierto las razones subyacentes de su incapacidad de perder peso. En este capítulo he hablado un poco sobre muchas de las diversas causas a medida que se relacionan con el ritmo metabólico, desde saltarse comidas, hacer dietas crónicamente, tener estrés crónico, el envejecimiento, los medicamentos hasta deficiencias de tiroides. Al hacerlo, he intentado ayudarle a entender las muchas maneras en que su ritmo metabólico puede verse afectado, lo cual ahora usted sabe que tiene influencia directa para mantener la pérdida de peso y los niveles de azúcar en la sangre.

Sin embargo, esto es solamente la mitad de la ecuación. Revelar cómo funciona el metabolismo es esencial para entender cómo perder peso y no recuperarlo. Igual de importante es conocer la solución: desarrollar un estilo de vida de bajo glicémico. Con eso en mente, en el siguiente capítulo veremos cómo elevar su ritmo metabólico y no recuperar peso, para su bien.

Capítulo 9

EL ÍNDICE GLICÉMICO Y LA CARGA GLICÉMICA

Barbara, de treinta y cinco años de edad, ha batallado contra la obesidad desde que dio a luz por primera vez diez años antes. Después del nacimiento de su tercer hijo, ella tenía sobre su cuerpo un extra de 80 libras (36 kilos) de peso y una cantidad igual de frustración. Numerosas dietas le habían ayudado a perder 5 o 10 libras (2 o 4 kilos), pero después de esos breves períodos ella siempre recuperaba el peso perdido, y a veces más. ¿Le resulta familiar?

Barbara suponía que el principal culpable era su frenético horario. Trabajaba a jornada completa, llevaba a los niños de ida y regreso a la escuela y otras actividades, preparaba la cena y limpiaba la casa. Este ritmo le daba a Barbara poco tiempo cada mañana para preparar la comida para su familia, comer y limpiar. Por tanto, en lugar de privar a su familia, recortaba en su propio consumo. Ella normalmente se saltaba el desayuno, agarrando una taza de café (llena de crema y azúcar) de camino hacia la puerta y comiéndose una rosquilla en la oficina. En el almuerzo comía fuera, con frecuencia una hamburguesa, patatas fritas y Coca-Cola Light. Casi cada tarde visitaba la sala de descanso para tomar un tentempié que generosos compañeros de trabajo dejaban: rosquillas, galletas, pastel o patatas fritas.

Después del trabajo, Barbara preparaba la cena para su familia, la cual normalmente consistía en pan, carne, féculas (incluyendo patatas, arroz o pasta) y una verdura. Ella suponía que debía de estar haciendo algo bien, ya que sus hijos tenían un peso sano y su esposo no tenía sobrepeso. Aun así, ella batallaba para entender su exceso de kilos cuando comía lo mismo en las cenas que el resto de su familia.

Controlar el azúcar en la sangre y la insulina

De lo que Barbara no se daba cuenta era de que ella estaba escogiendo alimentos que aumentaban el azúcar en su sangre, elevaban sus niveles de insulina y le programaban para la subida de peso y la diabetes. Como la mayoría de americanos, entre sus principales problemas estaba consumir demasiados carbohidratos procesados. Desgraciadamente, la mayoría de los carbohidratos que comemos están muy refinados; nuestro cuerpo rápidamente los convierte en azúcar. Tomemos, por ejemplo, el pan blanco. El trigo que lleva el pan blanco está muy procesado y refinado. Durante el proceso de moler el trigo, los granos son rotos y pulverizados por una serie de rodillos. La parte de fécula del endospermo del grano, que es alto en carbohidratos, queda separada del salvado, que contiene mucha fibra más sana, magnesio y vitaminas. Los granos también son separados del germen del trigo, que contienen grasas poliinsaturadas y vitaminas. El germen del trigo y la fibra se venden a tiendas de dietética, mientras que el público general se queda con el resto. Después de procesar el endospermo, las máquinas lo muelen más, lo tiñen de blanco y finalmente lo convierten en harina. Esta masa se utiliza para hacer rosquillas, panes, cereales, galletas saladas, galletas, magdalenas, pasta, pretzels y pasteles. Desgraciadamente, esta harina tan utilizada pero tan refinada eleva el azúcar en la sangre y estimula la secreción de insulina, preparando las personas para subir de peso.

Eso es exactamente lo que le sucedía a Barbara. Cuando se detenía el tiempo suficiente para desayunar en lugar de saltárselo, normalmente bebía café, azúcar y se comía una rosquilla en el trabajo. El azúcar en el café y los carbohidratos muy procesados en la rosquilla hacían que se elevase el azúcar en la sangre de Barbara. Una vez comidos, los carbohidratos procesados se comportan como azúcares en el tracto gastrointestinal y son absorbidos con rapidez, causando una subida de azúcar en el flujo sanguíneo. Cuanto menor es el azúcar en la sangre, el páncreas secreta insulina para llevar el azúcar a los tejidos del cuerpo; sin embargo, cuando consumimos azúcar o carbohidratos muy procesados y no los complementamos con cantidades suficientes de proteínas, grasas y fibra, esta deficiente mezcla de combustible con frecuencia hace que el páncreas secrete demasiada insulina.

¿Por qué es tan importante el aumento de peso? Porque el contorno

JOVEN Y DULCE

Los cereales dulces azucarados se introdujeron a principios de los años cincuenta, cuando las empresas por primera vez se dirigieron a los niños en sus anuncios. Entre los primeros cereales que debutaron estuvo Sugar Smacks de Kellogg, con un nombre apropiado ya que contenía un sorprendente 56 por ciento de azúcar.[1] La empresa más adelante cambió el nombre del producto y lo llamó Honey Smacks, pero no permita que eso le engañe; el azúcar sigue siendo el ingrediente número uno en su etiqueta.

de su pintura es su salvavidas. Si aumenta, el azúcar en su sangre normalmente aumentará; si disminuye, así también lo hará el azúcar en su sangre. Cuando el azúcar en su sangre aumenta rápidamente después de consumir alimentos azucarados y carbohidratos refinados normalmente usted se siente feliz, bien, con energía, lleno y satisfecho; sin embargo, si el páncreas secreta excesivas cantidades de insulina, el azúcar en la sangre puede desplomarse. Esto, a su vez, puede hacerle sentir ausente, sudoroso, letárgico, inactivo, irritable, con hambre, levemente mareado, nervioso y ansioso. Además, puede que su corazón se acelere o puede sentir dolor de cabeza. Ya que el centro del hambre del cerebro inmediatamente detecta cuando cae el azúcar en la sangre, envía señales de hambre.

Siempre que Barbara sentía esos síntomas relacionados con el azúcar y dolores de hambre, buscaba un refrigerio en la sala de descanso, agarrando una barrita de caramelo o una rosquilla para que sus síntomas desapareciesen. Desgraciadamente, esto desencadenaba el círculo vicioso, elevando de nuevo su azúcar en la sangre. Como resultado, su cuerpo estaba programado para subir de peso. Quedar atrapado en este círculo también dirige a la persona por el camino hacia la diabetes.

Para Barbara, los principales culpables eran saltarse comidas, aperitivos de alto glicémico y excesiva insulina. Esta hormona es una espada de doble filo; aunque es necesaria para una buena salud, demasiada insulina prepara a la persona para subir de peso, la obesidad, la diabetes tipo 2 y muchas más enfermedades mortíferas. Excesiva insulina en el flujo sanguíneo se denomina hiperinsulinemia, y cuando elevamos nuestros niveles de insulina, programamos nuestro cuerpo para almacenar grasa. Si esos niveles permanecen elevados durante mucho tiempo, podemos desarrollar resistencia a la insulina, en la cual los tejidos del cuerpo ya no responden normalmente a la insulina.

Cuando eso ocurre, la insulina envía azúcar en la sangre a los músculos y el hígado para ser almacenado como glucógeno, pero también hace que se acumule grasa en el hígado, en la sangre (en forma de elevados triglicéridos) en las células musculares y especialmente en el abdomen, causando un contorno de cintura cada vez mayor. Esto también evita que el cuerpo elimine grasa almacenada, incluso con el ejercicio. Elevados niveles de insulina y la resistencia a la insulina están relacionados con muchas enfermedades. Entre ellas están: diabetes tipo 2, enfermedades del corazón, hipertensión, síndrome de ovario poliquístico, enfermedad autoinmune, Alzheimer e incluso algunos cánceres.

Índice glicémico básico

Para entender mejor lo rápidamente que los niveles de insulina suben en individuos después de haber consumido carbohidratos, doctores y científicos crearon el índice glicémico. Fue identificado por primera vez a principios de los ochenta por los doctores David Jenkins y Thomas Wolever, dos profesores de nutrición en la Universidad de Toronto en Canadá. En sus estudios se enfocaron en individuos con diabetes tipo 2 y descubrieron que ciertos carbohidratos aumentaban los niveles de azúcar en la sangre y los niveles de insulina, mientras que otros carbohidratos no lo hacían. Siguieron esta línea analizando cientos de alimentos diferentes para determinar el valor de su índice glicémico. Debido a que sus métodos y descubrimientos han demostrado ser muy confiables, establece la norma mediante la cual medimos el procesado interno de los alimentos.

En esencia, el índice glicémico da una indicación de la velocidad a la cual diferentes carbohidratos se descomponen para liberar azúcar al flujo sanguíneo. De modo más preciso, asigna un valor numérico a la rapidez con que aumenta el azúcar en la sangre después de consumir un alimento que contenga carbohidratos. Tenga en mente el hecho de que el índice glicémico es sólo para los carbohidratos, y no para las grasas o las proteínas. Los azúcares y carbohidratos que se digieren rápidamente, como pan blanco, arroz blanco y puré de patatas instantáneo, elevan rápidamente el azúcar en la sangre. Se consideran alimentos de alto glicémico y tienen un índice glicémico de 70 o más.

> **REGLA GENERAL: EL ÍNDICE GLICÉMICO**
>
> • Alimentos de bajo glicémico: 55 o menos
> • Alimentos de medio glicémico: de 56 a 69
> • Alimentos de alto glicémico: 70 o más
>
> Lo cierto es que no hay nada extravagante con respecto al índice glicémico. Uno de los factores más importantes que puede determinar el valor del índice glicémico de un alimento es hasta qué grado ese alimento ha sido procesado. Hablando en general, cuanto más procesado este, más alto es el valor del índice glicémico; cuanto más natural sea el alimento, menor es su valor.

Por otro lado, si alimentos que contienen carbohidratos se digieren lentamente y, por tanto, liberan azúcares gradualmente o lentamente al flujo sanguíneo tienen un valor de índice glicémico bajo, de 55 o menos. Entre estos alimentos se incluyen la mayoría de verduras y frutas, alubias, guisantes, lentejas, batatas y similares.

Debido a que esos alimentos hacen que el azúcar en la sangre aumente de modo más lento, los niveles de azúcar en la sangre están estabilizados durante un período más largo de tiempo. Los alimentos de bajo glicémico también causan que se liberen hormonas de la saciedad en el intestino delgado, lo cual le mantiene satisfecho más tiempo. Como ejemplo de los diversos valores de índice glicémico de diferentes alimentos, la glucosa tiene un valor de 100, mientras que el brócoli y la col, que contienen pocos o ningún carbohidrato, tienen un valor de 0 a 1.

La carga glicémica

Casi veinte años después de que los Dres. Jenkins y Wolever establecieran su medida, investigadores de la Universidad de Harvard desarrollaron una nueva manera de clasificar los alimentos que tenía en cuenta no sólo el valor de índice glicémico de un alimento sino también la cantidad de carbohidratos que contiene ese alimento en particular. Eso se denomina carga glicémica (CG), y nos proporciona una guía con respecto a qué cantidad de un carbohidrato o alimento en particular deberíamos comer.

Durante un período de tiempo, los nutriólogos se rascaban la cabeza a medida que pacientes que deseaban perder peso comían alimentos de bajo glicémico y sin embargo no perdían mucho peso. De hecho, algunos realmente subían de peso. El problema, descubrieron mediante la CG, era que consumir en exceso muchos tipos de alimentos de bajo glicémico realmente puede conducir a aumentar de peso. No es sorprendente que muchos pacientes estuvieran comiendo todos los alimentos de bajo glicémico que querían, sencillamente porque les habían dicho que los alimentos con un valor bajo de índice glicémico eran mejores para perder peso. Ellos necesitaban saber la historia completa, que es el modo en que la carga glicémica equilibra la situación.

La carga glicémica de un alimento (CG) se determina triplicando el valor de índice glicémico por la cantidad de carbohidratos que contiene una ración (en gramos), y después dividiendo ese número por 100. La fórmula es como sigue:

- (Valor de índice glicémico x gramos de carbohidratos por ración) / 100 = carga glicémica

Para mostrarle lo importante que es la CG, permítame poner algunos ejemplos. Algunas pastas de trigo tienen un valor de índice glicémico bajo, lo cual hace que muchos dietistas crean que son una clave automática para perder peso. Sin embargo, si el tamaño de una ración de esa pasta de trigo es demasiado grande, puede sabotear sus esfuerzos para perder peso porque a pesar de un valor de índice glicémico bajo, la CG es alta. Otro ejemplo son las patatas blancas, que tienen una CG doble que los ñames. En el otro extremo de la balanza, la sandía tiene un valor de índice glicémico alto pero una CG muy baja, lo cual la hace adecuada para comerla en mayor cantidad.

Sin embargo, no se preocupe. No estoy recomendando que usted calcule la CG de cada cosa en cada comida que haga. En cambio, le enseñaré un sencillo método de calcular el tamaño de las raciones de alimentos. El punto principal es que al entender la CG, usted pueda identificar qué alimentos de bajo glicémico pueden causar problemas si come mucha cantidad de ellos. Incluyen panes de bajo glicémico, arroz de bajo glicémico, batatas, ñame, pasta de baja glicémico y cereales de bajo glicémico. Como regla general, cualquier cantidad abundante de un alimento "rico en almidones" de bajo glicémico normalmente tendrá una elevada CG.

VALORES GLICÉMICOS DE ALIMENTOS COMUNES[2]	
Alimento*	**Valor de índice glicémico**
Espárrago	15
Brócoli	15
Apio	15
Pepino	15
Judías verdes	15
Yogur desnatado (artificialmente edulcorado) artificialmente	15
Pimiento, todas variedades	15
Espinaca	15
Calabacín	15
Tomates	15
Cerezas	22
Guisantes	22
Frijoles negros	30
Leche (desnatada)	32

VALORES GLICÉMICOS DE ALIMENTOS COMUNES (continúa)

Alimento*	Valor de índice glicémico
Manzanas	36
Spaguetti (trigo integral)	37
Salvado	42
Sopa de lentejas (enlatada)	44
Jugo de naranja	52
Plátano	53
Batata	54
Arroz (integral)	55
Palomitas de maíz	55
Muesli	56
Pan de trigo integral	69
Sandía	72
Rosquilla	75
Pasteles de arroz	82
Corn flakes (hojuelas de maiz)	84
Patata (asada)	85
Baguette (pan francés)	95
Chirivía	97
Dátiles	103

Para consultar los valores glicémicos de otros alimentos no enumerados anteriormente, visite www.thecandodiet.com.

Tenga en mente también que si utiliza la CG (carga glicémica), probablemente estará comiendo más una dieta tipo Atkins con muchas grasas y proteínas y pocos carbohidratos, lo cual no es una manera sana de comer y puede causar resistencia a la insulina debido al excesivo consumo de las grasas equivocadas, aumentando el riesgo de la persona de desarrollar prediabetes y diabetes.

Algunos de los alimentos con índices glicémicos altos que necesita limitar o evitar incluyen: puré de patata instantáneo, arroz instantáneo, arroz blanco, pan francés, maíz, avenas procesadas, la mayoría de cereales envasados, patatas asadas, zanahorias cocinadas, miel, pasas, frutas deshidratadas, barras de caramelo, galletas saladas, galletas, helado y pasteles. Si es usted diabético, debería comer estos alimentos muy de vez en cuando o sencillamente evitarlos por completo y escoger principalmente carbohidratos sin almidón como el brócoli, los guisantes, los espárragos y otros.

¿Demasiado bueno para ser verdad?

Cuando conocí a Barbara, ella estaba lista para tirar la toalla en la pérdida de peso. Sin embargo, en cuestión de semanas descubrimos los dos principales problemas que lo evitaban: las comidas y el tipo de alimentos que ella comía. En primer lugar, Barbara comenzó a hacer tres comidas equilibradas al día, junto con un sano refrigerio a media mañana. En segundo lugar, cambió de los carbohidratos de alto glicémico a deliciosos carbohidratos de bajo glicémico con una baja CG. En sus propias palabras, la transformación fue "sencillamente increíble". Ya no tenía deseos de azúcares y féculas, y se sentía satisfecha y vigorizada. Seguir un sensato plan de comidas hizo que Barbara perdiese 80 libras (36 kilos) en menos de un año, todo ello sin hacer dieta ni pasar hambre.

Dependiendo de cuál sea su actual situación, es posible ver resultados parecidos en la misma cantidad de tiempo. Este programa incorpora alimentos de bajo índice glicémico y también alimentos de baja carga glicémica, y por eso la información en este capítulo es tan crucial de entender. Aunque usted no tenga que conocer los detalles de la historia que hay detrás de cada término glicémico, ayuda a tener un entendimiento básico del índice glicémico y la carga glicémica, y el modo en que pueden afectar al éxito en su pérdida de peso.

Con frecuencia las personas me dirán después de haber realizado mi programa de bajo glicémico durante algunos meses, que les resulta difícil creer que pueda ser así de fácil. No es mi intención endulzar el viaje (perdón por la expresión); puede ser difícil para algunos que tienen que sobreponerse a múltiples obstáculos, tales como hábitos de toda una vida e influencias hereditarias. Sin embargo, incluso esas personas se sorprenden por mi relativa falta de restricciones. Usted debe comer los mismos tipos de alimentos para perder peso que come para mantener la pérdida de peso. La única diferencia está en que cambiará el tamaño de las raciones. Usted no tendrá que privarse; en cambio, comerá deliciosos alimentos sanos que reducirán de modo significativo su hambre y ayudarán a controlar su apetito. La clave está en asegurarse de comer raciones modestas y con la mezcla correcta de energía de buenas proteínas, buenas grasas y adecuada fibra.

Mis objetivos son hacer hincapié en la moderación a fin de que las personas puedan seguir disfrutando de sus alimentos favoritos, ser capaces de seguir un plan sensato durante el resto de sus vidas y ayudar a prevenir o a vencer la diabetes. (Recuerde: consulte siempre con su doctor antes de comenzar cualquier plan de pérdida de peso o plan dietético). No es necesario pasar hambre o subsistir con "comida de conejos". Al comer de modo sensato usted puede tener mayor energía, dormir mejor y mejorar su salud en general, y tampoco tendrá que cocinar diferentes alimentos para el resto de su familia. Un programa sensato como mi dieta rápida de reducción de cintura (capítulos 17-19) es sano para los niños, las personas mayores y los pacientes con diabetes, enfermedades del corazón, o la mayoría de otras enfermedades.

Quiero ayudarle particularmente a perder peso en la zona abdominal, reduciendo así el contorno de su cintura. También mejorará su regularidad intestinal con un plan alimentario alto en fibra. Muchos pacientes incluso dicen que ralentiza el proceso de envejecimiento; afirman sentirse más jóvenes.

Si todas estas razones no son suficientes para seguir un buen programa, aquí tiene otra que debería captar su atención: sus hijos estarán más sanos. He visto a incontables familias dar un giro a sus vidas cuando mamá y papá comenzaron a comer mejor y, por mera conveniencia, incluyeron a todos los demás. En todos los casos en que un esfuerzo concertado incluyó a los niños, ellos se volvieron más sanos y más resistentes a las enfermedades, y perdieron peso si tenían sobrepeso o eran obesos. Normalmente tenían más energía, eran capaces de concentrarse mejor y de comportarse mejor, lo cual con frecuencia daba como resultado mejores calificaciones en la escuela.

¿Demasiado bueno para ser verdad? Yo no lo creo, pero usted nunca lo sabrá hasta que realice el cambio. Una salud mejorada, longevidad y resistencia a las enfermedades, especialmente a la obesidad, la prediabetes y la diabetes, para usted y para su familia son las recompensas de elegir alimentos sanos.

Capítulo 10

¿QUÉ DEL PAN Y OTROS CARBOHIDRATOS?

Carbohidratos. A los americanos les encanta. Y los necesitamos. La verdad es que ciertos carbohidratos son críticos para una buena salud. Cuando se combinan con las relaciones correctas de grasas y proteínas, los carbohidratos buenos le dan energía, calman su humor, le mantienen lleno y satisfecho quitando el hambre y ayudan en la pérdida de peso. También le ayudan a disfrutar de comidas y refrigerios, le permiten manejar mejor el estrés, le permiten dormir más profundamente, mejoran sus funciones intestinales y le dan un sentimiento general de bienestar.

Sin embargo, al igual que con muchas cosas en el terreno del exceso, nos hemos enamorado del tipo de carbohidratos equivocado. Esto quedó demostrado por la selección del peor plato de un restaurante en los Estados Unidos hace algunos años. David Zinczenko, editor jefe de la revista *Men's Health*, denominó el plato Aussie Cheese Fries de Outback Steakhouse el peor agresor. Combinado con un plato aparte de crema de leche con especias, este plato contiene la sorprendente cantidad de 240 gramos de carbohidratos, más de las 2900 calorías de todo un día, y 182 gramos de grasa, que obstruyen las arterias.[1] ¡Todo ello en un plato que se supone que es un preámbulo del plato principal! Las cebollas Awesome Blossom de Chili's sobrepasan a esas patatas en la categoría de carbohidratos y grasa, con 194 gramos y 203 gramos respectivamente, además de 2710 calorías.[2]

Es fácil encontrar carbohidratos malos, ¡los hay en todas partes! Del mismo modo en que los restaurantes han llevado las raciones poco sanas hasta nuevas alturas, los fabricantes han minado el propósito de los alimentos sanos. Los fabricantes han tomado lo mejor de la naturaleza, frutas, verduras, patatas, caña de azúcar, maíz, trigo, arroz y otros granos, y los han procesado y refinado moliéndolos, presionándolos, estrujándolos, cocinándolos y separando los alimentos integrales en partes. Sus procedimientos convierten los alimentos naturales en pesadillas creadas por el hombre. En lugar de fruta, obtenemos jugos procesados y pasteurizados, mermeladas, pasteles y similares. En lugar de caña de azúcar y maíz, terminamos con azúcar blanco y bebidas que contienen sirope de maíz de alta fructosa, que engorda. En lugar de pan de trigo integral, tenemos pan blanco, galletas saladas, pasta, cereales muy procesados, magdalenas, pretzels o pasteles. Y en lugar de arroz integral o arroz salvaje, obtenemos arroz blanco y pasteles de arroz.

Malos hábitos

Tales hábitos de procesamiento son uno de los motivos de que en años recientes los carbohidratos hayan recibido malas críticas. He conocido a incontables individuos que durante sus citas iniciales conmigo predicaban sobre las desventajas de todos los carbohidratos debido a que eso era lo que habían aprendido de pasadas experiencias con las dietas. Se habían subido al tren de la dieta alta en proteínas y no pretendían bajarse, aunque tales dietas hubiesen dañado su salud. A veces era totalmente divertido el modo tan firme en que descartaban los carbohidratos, como si tocarlos les añadiera instantáneamente un par de kilos. El problema era que no podían mantener por mucho tiempo una perspectiva de no carbohidratos. Por eso estaban en mi consulta, con un peso superior al que tenían al comenzar su dieta.

El Instituto Nacional de la Salud recomienda que del 45 al 65 por ciento de nuestra ingesta diaria de energía provenga de los carbohidratos, con un 25 al 35 por ciento de energía proveniente de grasas y solamente del 15 al 35 por ciento proveniente de proteínas.[3] La Asociación Americana para la Diabetes también recomienda de 45 a 60 gramos de carbohidratos en cada comida, preferiblemente sanos granos integrales. Para pacientes diabéticos y obesos, yo creo que son demasiados carbohidratos y demasiado grano. Creo que un exceso de carbohidratos y de granos son una de las principales razones de nuestra epidemia de obesidad al igual que de nuestra epidemia de diabetes tipo 2. Yo normalmente recomiendo que aproximadamente el 40 por ciento de las calorías diarias provengan de carbohidratos que bajo glicémico, el 30 por ciento provengan de proteínas magras, y del 25 al 30 por ciento provengan de grasas sanas.

¿Se ha preguntado alguna vez por qué no hay más restaurantes y cadenas de comida rápida que ofrezcan carbohidratos naturales, como panes integrales, avena cortada en máquina, frutas, brócoli, espárragos, frijoles, guisantes o legumbres? En primer lugar, porque esos carbohidratos son más desafiantes, queriendo decir que los clientes rara vez comen un exceso de ellos y es menos probable que compren otros artículos del menú. En segundo lugar, esos tipos de carbohidratos no tienen una vida tan larga en una estantería, lo cual debería hacer que usted se pregunte qué se le pone exactamente a los carbohidratos malos para hacer que perduren durante tanto tiempo.

La tortuga y la liebre

Muchas personas están familiarizadas con la vieja historia sobre la tortuga y la liebre. La liebre se adelanta pero no llega a la línea de meta, mientras que la lenta pero firme tortuga finalmente le pasa y gana la carrera. Cuando se trata del modo en que su cuerpo procesa los carbohidratos, la carrera que tiene lugar en su interior recuerda a esta fábula clásica. En este capítulo echaré un vistazo a dos tipos principales de carbohidratos: "carbohidratos tortuga" y "carbohidratos liebre".

Antes de continuar, debería explicar que no estoy hablando sobre carbohidratos simples contrariamente a carbohidratos complejos, que son las dos categorías comunes de carbohidratos. En cambio, denominaré a los carbohidratos de bajo glicémico los "tortuga" y a los carbohidratos de alto glicémico los "liebre".

Desgraciadamente, la mayoría de los carbohidratos que consumen las personas con sobrepeso y obesas no son el tipo que ayudan en la pérdida de peso. En cambio, son "carbohidratos liebre" de alto glicémico, que hacen que el azúcar en la sangre se eleve rápidamente. Como ya he mencionado anteriormente, esto comienza una cadena de acontecimientos que atrapa a las personas en un modo de almacenamiento de grasa y evita que pierdan peso y reviertan la diabetes. El ciclo subyacente de los carbohidratos liebre es bastante obvio: cuanto mayor es la rapidez con que usted absorbe los carbohidratos, más aumenta su nivel de insulina, más sube de peso, y más enfermedades desarrolla, especialmente prediabetes y diabetes.

Bienvenido al lado oscuro de los carbohidratos, en el que los menús de

> **REGLA GENERAL: PANES**
>
> Cuanto más procesado y refinado sea el pan, menos fibra contiene; y finalmente, es menos satisfactorio. Busque marcas que contengan al menos 3 gramos de fibra por rebanada. También recomiendo panes de doble fibra y panes de cereales germinados.

restaurantes, los estantes de las tiendas y las panaderías locales rebosan de carbohidratos muy procesados y de alto glicémico.

Este romance con los alimentos procesados, como panes, patatas y otros granos, es uno de los principales motivos de que veamos un aumento de la diabetes a un ritmo alarmante. Sin embargo, no tiene por qué ser así. Mejores elecciones de pan alto en fibra "similar a la tortuga" darán sus beneficios.

Las mejores elecciones de pan son los panes germinados que se encuentran en la mayoría de tiendas de salud. Yo personalmente escojo pan de Ezequiel, que está hecho de brotes de trigo, cebada y otros granos. Contiene menos calorías que el pan blanco, menos de una tercera parte del sodio, aproximadamente la mitad de carbohidratos, la mitad de grasa y más de tres veces la fibra.

Recuerde: aunque los panes en el supermercado se denominen panes integrales, también pueden contener azúcar y grasas hidrogenadas y ser procesados de tal manera que tengan índices glicémicos bastante elevados. Por tanto, si mis pacientes diabéticos requieren pan, les recomiendo que coman pequeñas cantidades de panes germinados en la mañana o en el almuerzo. A mí me parece que saben mejor cuando se tuestan. Puede encontrar pan de Ezequiel en muchos supermercados en la sección de alimentos congelados y en línea. Los nuevos panes de doble fibra son un paso en la dirección correcta, pero yo sigo prefiriendo los panes germinados.

Adictos al azúcar y los carbohidratos

Cuando las personas desean carbohidratos muy procesados, en realidad desean azúcares. Con mayor frecuencia, están enganchados al azúcar. El sistema digestivo enseguida convierte esos carbohidratos muy procesados en azúcar, el cual es rápidamente absorbido en el flujo sanguíneo. Esto, a su vez, sube la insulina, la cual lleva el azúcar a las células y los tejidos. Solamente en unas horas, cuando las células en el hipotálamo sienten una cantidad inadecuada de azúcar, el apetito regresa cuando el cerebro comunica que se necesita una nueva "carga".

Si cree que estoy exagerando un poco con la analogía de la adicción a las drogas, la siguiente es la prueba de que no es así: el azúcar y los carbohidratos muy procesados liberan opiáceos naturales en el cerebro. Su cerebro tiene receptores de opiáceos. La frase "subidón del corredor" obtiene su nombre de la sensación de euforia que se produce cuando la actividad física estimula el cerebro para formar endorfinas. Esos neurotransmisores son parecidos en estructura molecular a la morfina, aunque mucho más suaves. Activan el centro de placer del cerebro.

Al igual que el ejercicio, los azúcares y los carbohidratos muy procesados también pueden desencadenar la liberación de tales endorfinas, y por eso llamamos al resultado "subida de azúcar" o "ráfaga de azúcar". La mayoría de personas inconscientemente estimulan los centros de placer en su cerebro consumiendo azúcar, pan blanco, rosquillas, refrescos o algo similar. Esto es prueba de lo fácil que es llegar a ser adicto al azúcar o los carbohidratos; estamos programados naturalmente de esa manera.

Este efecto opiáceo, y nuestra inclinación natural hacia él, ha sido incluso verificado en los niños. En la Universidad Johns Hopkins, investigadores han estudiado a niños de uno a tres días de edad para observar su respuesta al azúcar. Se situó a esos bebés en una cuna pediátrica durante cinco minutos. Cuando comenzaban a quejarse o a llorar, los investigadores les daban o bien una pequeña cantidad de azúcar disuelto en agua o solamente agua. Descubrieron que los niños que recibían el agua con azúcar dejaban de llorar, mientras que el agua no hacía nada para detener el llanto.[4]

Además de activar los receptores de opiáceos, el azúcar y los carbohidratos muy procesados también tienen un efecto calmante fisiológico debido a la liberación de serotonina en el cerebro. Cuando el nivel de serotonina cerebral aumenta después de haber comido dulces o una fécula refinada, de veinte a treinta minutos después usted normalmente experimenta un significativo alivio emocional. Esto también suprime su apetito, mejora su humor, le ayuda a relajarse, le hace dormir mejor y contribuye a un sentimiento general de bienestar. Mientras tanto, su cuerpo está programado para almacenar grasa, a la vez que desea la siguiente ingesta de carbohidratos muy procesados que le hacen sentirse bien.

Carbohidratos tortuga

A lo largo de los años he asistido a algunos seminarios financieros sobre inversiones. En casi cada uno de ellos el experto financiero utilizaba la analogía de la tortuga y la liebre para mostrar que la inversión a largo plazo siempre gana al final. Aunque algunos inversores consiguen vencer las probabilidades jugando en el mercado para obtener ganancias a corto plazo, sin duda alguna los inversores lentos y constantes, "que están a largo plazo" son quienes terminan con mayores ganancias. Debido a esto, esos instructores apenas pasaban tiempo hablando de las mejores acciones del año siguiente. En cambio, ofrecían muchos consejos sobre cómo encontrar las acciones o fondos de inversión que eran ganadores regulares.

Cuando se trata del éxito en la pérdida de peso, los "carbohidratos tortuga" son como inversiones a largo plazo. Son los carbohidratos que elevan lentamente el azúcar en la sangre y le capacitan para perder peso y prevenir o revertir enfermedades. Hemos empleado la primera parte de este capítulo hablando de los malos efectos de los "carbohidratos liebre". Pasaré el resto del capítulo hablando de carbohidratos naturales y no procesados que pueden mantener su salud.

Para comenzar, los carbohidratos tortuga de bajo glicémico pueden dividirse en los siguientes grupos:

- Verduras
- Frutas
- Féculas, como panes integrales, pasta integral, maíz, avena, cereales no procesados y batatas
- Productos lácteos, como leche, yogurt, kéfir, mantequilla y queso
- Legumbres, como frijoles, guisantes, lentejas y cacahuates
- Frutos secos y semillas

Aunque la mayoría de estos carbohidratos tortuga son sanos, sigue siendo posible escoger los tipos equivocados de féculas y productos lácteos o comer en exceso fécula de bajo glicémico, como pan integral y pasta. Por esta razón, y debido a que hay otras maneras en que los carbohidratos estancan los esfuerzos de pérdida de peso, es importante incorporar los principios de índice glicémico y carga glicémica de los que hablamos en el capítulo anterior.

¿Es una liebre o una tortuga?

Cuanto mayor sea la rapidez con que su cuerpo digiere un carbohidrato, más rápidamente eleva su azúcar en la sangre; y mayor es el valor de índice glicémico de ese carbohidrato. Esto es lo que hace que un carbohidrato sea liebre en lugar de tortuga. Sin embargo, ¿cómo puede diferenciar exactamente entre ambos? A continuación muestro algunas características que le ayudarán a distinguir entre una tortuga y una liebre.

Contenido en grasa. Con la excepción de semillas, frutos secos y lácteos, la mayoría de carbohidratos tortuga son bajos en grasa. Las grasas no son un mal inherente tal como afirman algunas dietas. De hecho, adecuadas cantidades de grasas en una comida son totalmente esenciales para mantenerle satisfecho por más tiempo y disminuir el ritmo al que se descomponen los carbohidratos y se liberan al flujo sanguíneo; motivo por el cual la mayoría de las dietas bajas en grasas fracasan. Esto no le da licencia para tragarse una bolsa de Doritos u otros carbohidratos muy procesados y altos en grasa sólo para mantener el contenido en grasa. Obviamente, usted sabotea sus esfuerzos en la pérdida de peso cuando hace eso.

Contenido en fibra. Generalmente, un contenido en fibra más alto de un alimento ralentiza la absorción del azúcar, haciendo que el carbohidrato sea tortuga.

Forma de fécula. Ciertas féculas, como patatas, pan blanco y arroz blanco contienen amilopectina, que es un complejo carbohidrato que el cuerpo absorbe con rapidez y normalmente eleva el azúcar en la sangre. Sin embargo, los granos integrales, frijoles, guisantes, legumbres y batatas contienen otro carbohidrato complejo llamado amilasa, que se digiere más lentamente y eleva el azúcar en la sangre también de forma más lenta. Sin embargo, es necesaria la precaución con los productos integrales, ya que el 75 por ciento es amilopectina y solamente el 25 por ciento es amilasa, que se absorbe más lentamente. Muchos productos de maíz, como la harina de maíz, pasta de maíz y copos de maíz, se digieren con bastante rapidez y, por tanto, se consideran carbohidratos liebre (con un valor de índice glicémico alto). Sin embargo, el maíz en la mazorca o el maíz congelado se digiere con más lentitud y eleva de modo gradual el azúcar en la sangre.

Madurez. Cuanto más madura es la fruta, con más rapidez se absorbe. Un ejemplo de esto es la diferencia entre los plátanos amarillos y los plátanos marrones y con manchas. El segundo eleva el azúcar en la sangre con mucha mayor rapidez que los plátanos amarillos, ya que están más maduros y tienen un mayor contenido en azúcar.

Modo de cocinado. La mayoría de la pasta puede ser un carbohidrato tortuga o un carbohidrato liebre, dependiendo de cómo se cocine. Si la cocina al dente, que significa durante cinco o seis minutos para que siga quedando firme, es normalmente un carbohidrato tortuga y tiene un valor de índice glicémico bajo. Si la cocina durante un período de tiempo más largo para suavizarla, la pasta se convierte en un carbohidrato liebre con un valor de índice glicémico alto. También, la pasta más gruesa generalmente tiene un valor de índice glicémico más bajo que los tipos de pasta más delgada, mientras que la pasta integral es de más bajo glicémico que la pasta blanca refinada. Repito: aconsejo precaución con todos los productos de trigo, incluso de trigo integral, ya que tienen una carga glicémica más alta que muchos otros carbohidratos.

Tipo de molido. Un grano finamente molido es un carbohidrato liebre y tiene un valor de índice glicémico mayor que el grano molido escasamente, que tiene un contenido en fibra mayor y, por tanto, es tortuga.

Contenido en proteínas. Cuanto mayor sea el contenido en proteínas de un alimento, más ayuda a prevenir un rápido aumento del azúcar en la sangre y hace que el alimento tengan más probabilidad de tener más bajo glicémico. Así, es un carbohidrato tortuga.

Mejor cuanto menos azúcar

Ya hemos hablado de los diferentes tipos de carbohidratos; ahora hablemos brevemente del azúcar. Desgraciadamente, las estadísticas muestran que los americanos se han familiarizado demasiado con esta sustancia elemental. ¡El americano promedio consume aproximadamente 156 libras (70 kilos) de azúcar al año![5] Pongamos eso en perspectiva: una sola lata de 12 onzas (35 cl) de refresco carbonatado normalmente contiene de 8 a 10 cucharaditas de azúcar.[6] Si usted bebe refrescos a lo largo del día, puede ver cómo esta ingesta de azúcar añadido se acumula rápidamente. Y es incluso peor para los adolescentes, que consumen un promedio diario de 28 cucharaditas al día, comparado con 21 cucharaditas en los adultos.[7]

Casi todo el mundo conoce los alimentos que son altos en azúcar: postres, refrescos, caramelos, galletas, pasteles, cartas, rosquillas y similares. El público en general tiene un poco menos de conocimiento con respecto a los alimentos con fécula que, aunque no se ofrecen como productos altos en azúcar, normalmente tienen altos valores glicémicos. No puedo subrayar exageradamente lo importante que es evitar el azúcar para perder peso y revertir los problemas relacionados con la diabetes. Entiendo que esto no es fácil. Como mencioné anteriormente, el azúcar con frecuencia desencadena la liberación de endorfinas, que nos dan una subida de azúcar, y actúan como una droga, conduciendo a desear cada vez más azúcar.

El problema es que comer azúcar programa a nuestro cuerpo para subir

> ## SUBIDA DE AZÚCAR NACIONAL
>
> A principios de los años ochenta, apenas uno de cada siete americanos era obeso y casi 6 millones eran diabéticos. A principios del año 2000, cuando el consumo nacional de azúcar llegó a máximos, uno de cada tres americanos era obeso y catorce millones eran diabéticos.[8]

de peso, y también nos hace más susceptibles a la resistencia a la insulina, el síndrome metabólico, la diabetes tipo 2 y las enfermedades del corazón. El exceso de azúcar también desencadena reacciones de radicales libres en nuestro cuerpo, conduciendo a enfermedades crónicas, envejecimiento acelerado y formación de placa en nuestras arterias. Especialmente en los diabéticos, el exceso de azúcar puede causar glicación, cuando las moléculas de azúcar reaccionan con moléculas de proteína para causar arrugas en la piel y tejidos dañados. Lo fundamental es que, contrariamente a las imágenes proyectadas en los anuncios televisivos, demasiado azúcar no produce un rostro o un cuerpo hermosos. Coma demasiado, y terminará flácido y arrugado.

Utilizar edulcorantes seguros

Durante varios años el truco de la dieta fue (y lo sigue siendo hasta cierto grado) sencillamente sustituir esos azúcares en exceso por edulcorantes artificiales. Hay muchos edulcorantes disponibles, siendo los más conocidos el aspartame y la sucralosa. Yo no recomiendo ninguno de ellos. (Para razones detalladas del porqué ninguno de ellos funciona, consulte *Los siete pilares de la salud*). Hay, sin embargo, tres edulcorantes naturales que son seguros y de bajo glicémico.

Stevia

Es un edulcorante herbal que no tiene calorías y un valor de índice glicémico de cero. Es mi favorito; yo utilizo la forma líquida en mi café y mi té. En esta forma es muy dulce, aproximadamente 200 veces más dulce que el azúcar. Debido a eso, usted solamente necesita utilizar una diminuta cantidad. Stevia también está disponible en forma granulada. Productos como Truvia contienen stevia granulada en cómodos paquetes de un servicio y pueden encontrarse en la mayoría de supermercados. Si stevia en polvo o líquido es demasiado dulce, sugiero que pruebe la forma granulada, que tiene una consistencia y un dulzor más parecidos al azúcar.

> **DULCE POCO NATURAL**
>
> Splenda, que se fabrica convirtiendo el azúcar en un clorocarbono, es aproximadamente 600 veces más dulce que el azúcar.[9]

Xilitol

Un alcohol del azúcar, el xilitol también tiene un valor de índice glicémico muy bajo. También mata las bacterias y previene las caries dentales. Yo he utilizado xilitol en gotas para tratar a pacientes con infecciones en el seno nasal. Sabe como el azúcar, no queda ningún sabor después, y es un buen sustituto del azúcar para cocinar u hornear. Sin embargo, debido a que es un alcohol del azúcar, algunos individuos pueden experimentar hinchazón, gases, diarrea y otros problemas gastrointestinales cuando utilizan xilitol en cantidades mayores. Debido a que es un edulcorante natural y nuestro cuerpo sí lo produce, sigo recomendando utilizarlo, pero inicialmente en dosis muy bajas para evitar cualquier problema gastrointestinal.

Achicoria

La achicoria es un edulcorante natural que normalmente contiene raíz de achicoria, que es un alimento probiótico que ayuda a mejorar su función gastrointestinal. Además de sostener sus esfuerzos en la pérdida de peso, la achicoria no fomenta las caries. Está disponible en tiendas al por menor como Whole Foods y muchas tiendas de alimentos sanos. Me parece una alternativa maravillosa y natural al azúcar y los dañinos edulcorantes artificiales, sin el intenso sabor dulce de después que hace que algunas personas no utilicen stevia.

NÉCTAR DE AGAVE Y JARABE DE MAÍZ DE ALTA FRUCTOSA

A pesar de lo que puede que haya escuchado, el néctar de agave no está hecho de la savia de la planta de agave sino de la fécula del bulbo raíz del agave. La raíz de agave contiene fécula, similar a la que se encuentra en el maíz o el arroz, y un carbohidrato complejo llamado inulina, que está compuesto de fructosa.

De modo parecido a como la fécula de maíz se convierte jarabe de maíz de alta fructosa (HFCS), la fécula de agave pasa por un proceso químico que convierte la fécula en un jarabe rico en fructosa, en cualquier punto desde el 70 por ciento de fructosa y más elevado, según varias páginas web de néctar de agave.

Eso significa que la fructosa refinada en el néctar de agave está incluso más concentrada que la fructosa en el HFCS. Como comparación, el HFCS que se utiliza en refrescos es en un 55 por ciento fructosa refinada.[10] Por esa razón yo no recomiendo utilizar agave como una alternativa al azúcar, el jarabe u otros edulcorantes.

Capítulo 11

LO QUE NECESITA SABER SOBRE
LA FIBRA Y LAS GRASAS

Anteriormente mencioné que me crié en el sur con una dieta que ofrecía todo frito: con salsa. Sin embargo, aún puedo oír ese sermón de una sola frase de mi madre que, irónicamente, estaba en el lado contrario del espectro de la nutrición: "¡Necesitas tu fibra!".

Fibra es un término eslogan para los alimentos altos en fibra, que obtiene su nombre de la propensión de tales alimentos a atravesar rápidamente el sistema digestivo. Aunque es con frecuencia una fuente de humor del cuarto de baño, la fibra desempeña un papel crucial en la batalla contra la diabetes. Irónicamente, aunque los americanos se están quedando cortos en sus dietas cuando se trata de fibra, también ingieren demasiada grasa, tanta que muchos defensores del comercio se han pasado al otro extremo y han condenado todo tipo de grasas. No los escuche. La grasa es esencial para una dieta equilibrada como tomar cantidades adecuadas de fibra.

Fantástica fibra

Otra manera importante en que puede luchar contra la diabetes y revertirla mediante la nutrición es aumentando la cantidad de fibra en su dieta. La fibra soluble es un arma clave para ayudar a controlar la diabetes. La fibra ralentiza la digestión y absorción de carbohidratos, y también disminuye la absorción de glucosa y así disminuye el índice glicémico de su comida, lo cual, a su vez, disminuye la cantidad de insulina que es secretada por el páncreas, algo muy beneficioso para quienes tienen diabetes tipo 2. La fibra soluble también ha demostrado a lo largo de los años mediante numerosos estudios disminuir de manera eficaz los niveles de azúcar en la sangre.

¿Cómo hace todas esas cosas? La fibra soluble realmente se hincha y aumenta muchas veces su tamaño original cuando se une al agua en su estómago y su intestino delgado para formar un gel viscoso que no solamente ralentiza la absorción de glucosa sino que también induce un sentimiento de saciedad y reduce la absorción de calorías de su cuerpo.

Estudios realizados por James W. Anderson, MD, de la Universidad de Kentucky demostraron que las dietas altas en fibra disminuían los requisitos de insulina un promedio del 38 por ciento en personas con diabetes tipo 1 y un 97 por ciento en personas con diabetes tipo 2. Esto significa que casi todas las personas con diabetes tipo 2 que siguieron a la dieta alta en fibra del Dr. Anderson fueron capaces de disminuir o dejar de tomar insulina y otras medicinas para la diabetes y seguir manteniendo un nivel de azúcar en la sangre sano. Además, esos resultados perduraron hasta quince años.[1]

AUMENTE LA FIBRA EN SU DIETA

Pruebe las siguientes cinco ideas para aumentar la fibra en su dieta:

1. Coma al menos cinco raciones de frutas y verduras al día. Las frutas y verduras que son altas en fibra incluyen:

   - Coles de Bruselas
   - Guisantes
   - Frijoles (todos los tipos)
   - Brócoli
   - Chirivía
   - Espinacas
   - Legumbres
   - Frutos rojos
   - Zanahorias crudas
   - Lentejas

2. Sustituya panes y cereales hechos con harinas refinadas por panes y cereales germinados y cereales altos en fibra. Coma arroz integral en lugar de arroz blanco. Ejemplos de estos buenos alimentos incluyen:

   - Nueces, almendras y nueces de macadamia
   - Harina de avena cortada a máquina o harina de avena instantánea elevada en fibra
   - Arroz integral
   - Semillas de linaza, de chía, de cáñamo, de calabaza y de girasol
   - Pan de Ezequiel u otro tipo de pan de cereal germinado

3. Coma cereales altos en fibra en el desayuno. Compruebe en las etiquetas de los paquetes las cantidades de fibra dietética de cada marca. Algunos cereales pueden tener menos fibra de lo que usted cree. Fiber One y All Bran sith Extra Fiber son buenas elecciones

4. Coma frijoles, guisantes o lentejas cocinados varias veces por semana.

5. Tome cápsulas de fibra PGX (dos o tres cápsulas con agua antes de cada comida).

Si tiene usted diabetes, una significativa cantidad de las calorías de los carbohidratos que come deberían provenir de verduras, incluyendo guisantes, frijoles, lentejas y legumbres. Esos vegetales normalmente contienen grandes cantidades de fibra soluble. Cuanta más fibra soluble haya en su dieta, mejor control tendrá su cuerpo del azúcar en la sangre. Las fibras solubles en agua se encuentran en el salvado de avena, semillas como plántago (el principal ingrediente en Metamucil), fruta (especialmente manzanas Granny Smith y bayas), verduras, frijoles y frutos secos.

Muchos alimentos contienen fibra dietética. Comer alimentos altos en fibra no sólo puede ayudar a aliviar algunos problemas de la diabetes, sino que también puede ayudar a disminuir su colesterol e incluso prevenir enfermedades cardíacas y ciertos tipos de cáncer.

La fibra es también uno de los carbohidratos más importantes para el control del peso. Disminuye los valores del índice glicémico del alimento y normalmente previene la subida de azúcar y elevados niveles de insulina que se producen con alimentos de alto glicémico. Incluso alimentos de alto glicémico, como azúcares, tartas, pasteles y galletas, pueden ser convertidos en alimentos de medio glicémico comiendo suficiente fibra. Como yo les digo a mis pacientes: "¡La fibra cubre multitud de pecados dietéticos!".

La fibra también le mantiene lleno y satisfecho durante mayores períodos de tiempo. Reduce significativamente su apetito llenando su estómago y ralentizando el ritmo al cual su cuerpo absorbe azúcares al flujo sanguíneo. Comer alimentos altos en fibra también requiere más tiempo para masticar y ralentiza dramáticamente el acto de comer, lo cual le ayuda a prevenir el consumo de excesivas calorías antes de que el centro de saciedad en su cerebro se dé cuenta de ello. (Una nota: debería comer fibra con las comidas a fin de evitar rápidas subidas del azúcar en la sangre).

Desgraciadamente, la mayoría de americanos no comen suficiente fibra. Aunque las cifras varían con la edad, el Instituto de Medicina recomienda que los hombres consuman aproximadamente 38 gramos de fibra al día y las mujeres aproximadamente 25 gramos. Sin embargo, según el Instituto, el hombre y la mujer promedio en los Estados Unidos actualmente consumen menos de la mitad de esa cantidad.[2]

Para obtener todos sus beneficios, ayuda conocer la diferencia entre dos tipos principales de fibra: soluble e insoluble. La mayoría de fibra dietética no es digerible y se excreta en las heces. Aunque ambos tipos de fibra ralentizan el ritmo al cual los carbohidratos son digeridos y entran en el flujo sanguíneo, hay algunas diferencias notables.

Fibra soluble. Este tipo se disuelve en los intestinos. Entre los alimentos que son altos en fibra soluble se incluyen: legumbres, frijoles, guisantes, lentejas, manzanas, cítricos, avena, cebada, semillas de linaza y semillas y cáscaras de psyllium. La fibra soluble forma una sustancia pegajosa a medida que atraviesan los intestinos. Al actuar como una esponja, se empapa y atrapa el excesivo colesterol, azúcar y toxinas y los secreta. La fibra soluble ayuda a perder peso, disminuye su apetito y disminuye el colesterol y el azúcar en la sangre. Lo segundo reduce su riesgo de enfermedades del corazón.

Fibra insoluble. Derivada de las paredes celulares de las plantas, este tipo consiste principalmente en celulosa, la cual no es digerible y no se disuelve en los intestinos. Se encuentra principalmente en granos integrales, salvado de trigo y en pequeñas cantidades en frutas y verduras. La fibra insoluble añade masa a las heces, alivia el estreñimiento y ayuda a limpiar el colon. Ayuda a controlar el apetito y previene el estreñimiento y la diverticulitis.

La fibra soluble e insoluble ayuda a controlar su apetito, disminuyen los niveles de colesterol, estabiliza el azúcar en la sangre, disminuye su riesgo de enfermedades crónicas, mejora la función intestinal y ayuda en la pérdida de peso.

Unas palabras de advertencia: cuando añada fibra a su dieta, haga pequeños cambios a lo largo de un período de tiempo para ayudar a evitar la inflamación, retortijones de estómago o gases. Comience añadiendo uno de los alimentos enumerados anteriormente a su dieta, y después espere varios días o incluso una semana antes de realizar otro cambio. Si un cambio no parece funcionar para usted, pruebe con otro. Es importante beber más líquidos cuando aumenta la cantidad de fibra que come. Beba al menos dos vasos de agua adicionales al día cuando aumente su ingesta de fibra.

TODO SE TRATA DE FIBRA

Ya que solamente el cinco por ciento de los americanos consume una cantidad adecuada de fibra diariamente, las mujeres que esperan perder peso deberían concentrarse más en comer suficiente fibra que en seguir dietas bajas en carbohidratos, bajas en grasa o altas en proteína. Esto fue confirmado por un estudio a más de 4500 personas, el cual también descubrió que las mujeres que siguen una dieta baja en fibra y alta en grasa tienen un mayor riesgo de tener sobrepeso u obesidad.[3]

La verdad sobre la grasa

Durante décadas, médicos, nutriólogos, dietistas y otras autoridades de la salud han culpado a las grasas de todos los problemas relacionados con la dieta que hay bajo el sol: la epidemia de obesidad, elevado colesterol y enfermedades del corazón. Es como si alguien hubiese creado un plan maestro para tomar una única "verdad" y transformar la mentalidad dietética de todo un país. La premisa: todas las grasas engordan.

Como resultado, las personas se dirigieron como borregos a cualquier cosa con la etiqueta "bajo en grasa" o "sin grasa". Todos comenzaron a realizar dietas bajas en grasa, a cocinar siguiendo libros de recetas bajas en grasas y a comer galletas saladas bajas en grasas, patatas fritas bajas en grasa, helado bajo en grasa y galletas bajas en grasa. Los americanos disminuyeron su consumo de grasa desde el 45 por ciento de ingesta diaria de calorías a mitad de los años sesenta hasta el 38 por ciento en los años ochenta, y aproximadamente el 35 por ciento de calorías a mitad de los años noventa.[4] Un problema, sin embargo: seguimos subiendo de peso.

De hecho, la obesidad se ha disparado en este país hasta proporciones sin precedentes mientras que el peso promedio de los americanos también ha aumentado de forma constante. Si se supone que las grasas engordan, entonces ¿por qué haber recortado su consumo ha hecho más gordos a los americanos? Algo no cuadra. La verdad: las grasas no necesariamente engordan. Hay grasas malas que suben el peso, pero también hay grasas buenas que le permiten perder peso. Las grasas buenas ayudan a prevenir las enfermedades del corazón, disminuyen los triglicéridos y protegen contra muchas enfermedades. Lo fundamental es que demasiada cantidad de cualquier grasa, sea buena o mala, le hará engordar.

Aun así, las grasas son vitales para una buena salud. Entre sus muchas funciones, proporcionan combustible para sus células. Una membrana celular adiposa, compuesta principalmente por grasas poliinsaturadas y saturadas, rodea cada una de los trillones de células que hay en su cuerpo. Las grasas saturadas proporcionan un apoyo rígido para la membrana celular. Las grasas poliinsaturadas añaden flexibilidad a las membranas celulares y permiten la transferencia de nutrientes dentro de las células y que los productos de desecho salgan al exterior. Esas membranas celulares necesitan un adecuado equilibrio de ambas.

De igual manera, necesitamos un equilibrio de grasas en nuestra dieta para ayudar en la absorción de vitaminas solubles en grasa, incluyendo vitaminas A, D, E y K. Y necesitamos grasas para producir hormonas que regulan la inflamación, los coágulos sanguíneos y la contracción muscular. Aproximadamente el 60 por ciento de su cerebro se compone de grasa. Usted necesita colesterol para fabricar células cerebrales, y la mayor parte del colesterol proviene de grasas saturadas. Las grasas componen las cubiertas que rodean y protegen los nervios. Ayudan a satisfacer el hambre durante largos períodos de tiempo.

Tipos de grasas

Las grasas pueden dividirse en dos tipos principales: saturadas e insaturadas. Dentro de la categoría de grasas saturadas están tres agrupaciones más pequeñas, que son: grasas omega-6, grasas omega-9 y grasas omega-3.

Las grasas omega-3 y omega-6 son grasas poliinsaturadas, mientras que las grasas omega-9 son grasas monoinsaturadas. Solamente dos grasas dentro de estas sus categorías se requieren para la salud: ácido linoleico, un ácido graso omega-6, y ácido alfa-linoleico, un ácido graso omega-3. Nuestros cuerpos son capaces de producir todos los demás tipos de grasas al consumir estas dos. Eso deja fuera a las grasas omega-9, ya que se consideran no esenciales.

Como todo eso puede dejarle rascándose la cabeza y pensando, he categorizado las grasas en tres categorías principales: grasas malas, grasas buenas, y grasas que pueden ser buenas o malas dependiendo de la cantidad ingerida.

Grasas malas

Grasas trans

Estas son grasas creadas por el hombre, como las que están presentes en la margarina, la manteca, la mayoría de alimentos horneados comercialmente, muchas patatas muy fritas, muchas mantequillas de cacahuate comerciales, y alimentos procesados como galletas saladas, galletas, tartas y panes. El problema con las grasas trans es que son sintéticas y tóxicas. Son grasas inflamatorias que elevan el colesterol, forman placa en las arterias y aumentan el riesgo de obesidad, enfermedades del corazón, diabetes tipo 2 y cáncer.

¿Cuán malas son las grasas trans? Abra un paquete de margarina y déjelo en el exterior. Normalmente, ni siquiera los insectos se acercarán a ella. Por tanto, ¿cómo terminamos poniendo esta sustancia en la mayoría de nuestros alimentos? Buena pregunta. Después de ser desarrolladas en Alemania y producidas en masa en Inglaterra, las grasas trans llegaron a América en 1911 con la introducción de Crisco. Para impulsar las ventas, la empresa regalaba libros de cocina en los cuales cada receta requería esta manteca hidrogenada.[5] Con la llegada de la Segunda Guerra Mundial, con pocas provisiones de mantequillas, las grasas trans llegaron a arraigarse en nuestra cultura. Empresas de alimentos procesados tenían la grasa perfecta. Era barata, no se deterioraba y tenía una larga vida en las estanterías.

Vaya, cómo han cambiado los tiempos. En enero de 2007, el Departamento de Control de Alimentos y Medicamentos de E.U. (FDA) casi prohibió Crisco. En lugar de cerrar el negocio, sin embargo, el fabricante del producto estuvo de acuerdo en reformular su manteca para que contuviese cero grasas trans por relación.[6] Eso estaba más en línea con la recomendación general del gobierno de no tener grasas trans o tenerlas solamente en pequeñas cantidades. La razón está más allá de añadir peso. Al consumir grasas trans, sus células y membranas celulares se vuelven hidrogenadas o parcialmente hidrogenadas, poniéndose rígidas y tensas.

ALIMENTOS QUE CON FRECUENCIA TIENEN GRASAS TRANS

- Comida rápida
- Alimentos empaquetados
- Alimentos congelados
- Caramelos y galletas
- Productos horneados
- Patatas fritas y galletas saladas
- Salsas y condimentos
- Sopas
- Margarina y mantequilla
- Alimentos para desayuno

Los investigadores descubrieron que las mujeres que consumieron más grasas trans, aproximadamente el 3 por ciento de energía diaria, o aproximadamente 7 gramos de grasa, durante un período de catorce años tenían el doble de probabilidad de desarrollar enfermedades del corazón que quienes comieron las menores cantidades.[7] En general, los expertos están de acuerdo en que cada gramo de grasa trans consumida aumenta el riesgo de enfermedades del corazón aproximadamente en un 20 por ciento. Además, las grasas trans aumentan los riesgos de obesidad al aumentar la resistencia a la insulina y el tamaño de las células adiposas, lo cual a su vez las capacita para almacenar más grasa.

El público está captando lentamente los peligros. Comenzando en el año 2006, el FDA obligó a etiquetar todos los alimentos que contuvieran grasas trans. Afortunadamente, muchos restaurantes de comida rápida y empresas de alimentos procesados disminuyeron su uso; pero eso no significa que podamos celebrarlo. Cuando Dunkin' Donuts abandonó las grasas trans en 2007, cambiaron a una mezcla de aceite de palma, de semilla de soja y de semillas de algodón[8] (y sigue siendo un alimento poco sano). Compruebe las ofertas de comida rápida y de los alimentos en las estanterías de las tiendas. Aprenda a leer etiquetas, y evite alimentos que contengan aceites hidrogenados o parcialmente hidrogenadas o grasas trans.

Grasas refinadas poliinsaturadas

Este es otro tipo de grasa mala que causa subida de peso. La mayoría de americanos consumen excesivas cantidades. Se encuentran en la mayoría de aderezos para ensalada y aceites vegetales comerciales, como el aceite de girasol, cártamo, maíz, semilla de algodón o semilla de soja. Estas grasas omega-6 han sido refinadas y calentadas altas temperaturas; por tanto, normalmente son elevadas en peligrosos peróxidos lípidos, los cuales desencadenan inflamación. Estas grasas también están relacionadas con el aumento de peso debido a su tendencia a aumentar la resistencia a la insulina.

> ### LEA LAS ETIQUETAS DE LOS ALIMENTOS
>
> Ya que los alimentos pueden seguir conteniendo hasta 0,5 gramos de grasas trans por relación a la vez que se etiquetan con cero grasas trans, la mejor manera de evitar el consumo de grasas trans inconscientemente es buscar las palabras "parcialmente hidrogenadas" o "manteca" en la etiqueta o la lista de ingredientes. Si encuentra cualquiera de ellos, ¡no consuma ese producto!

Alimentos muy fritos

Los alimentos muy fritos, como patatas fritas, aros de cebolla, pollo frito, pescado muy frito, maíz frito y tortas de maíz fritas, están cargados de grasas inflamatorias. Imagine tomar una esponja, meterla en agua y retorcerla para que salga toda el agua. Eso es parecido a lo que usted hace cuando mete patatas fritas, aros de cebolla o pollo en una freidora y los fríe mucho. Ese alimento está literalmente empapado de grasa. En lugar

> ### ETIQUETAS ENGAÑOSAS
>
> El 1 de enero de 2006, todos los alimentos empaquetados vendidos en los Estados Unidos comenzaron a enumerar su contenido en grasa trans en sus etiquetas de nutrición. Pero bajo las regulaciones del FDA, "si la ración contiene menos de 0,5 gramos [de grasa trans], el contenido, cuando se declara, deberá expresarse como cero".[9] Eso significa que usted podría comer varias galletas, cada una de ellas con 0,4 gramos de grasa trans, y terminar comiendo varios gramos de grasas trans ¡aunque la etiqueta diga cero!

de retorcerlo como la esponja, usted lo pone en su boca. En el proceso, su cuerpo está siendo programado para almacenar grasa. Los padres que regularmente alimentan a sus hijos con patatas fritas, pollo muy frito y tiras de pollo frito, inconscientemente están preparando sus hijos para una batalla durante toda la vida contra la obesidad.

Grasas que pueden ser buenas o malas

Algunas grasas pueden ser buenas o malas, dependiendo de la cantidad ingerida. Estas incluyen grasas saturadas y grasas no refinadas omega-6, que son grasas poliinsaturadas.

Grasas saturadas

¿Son buenas o malas? Depende del tipo y de la cantidad consumidos. Las grasas saturadas se encuentran principalmente en productos animales, incluyendo carne de res, cerdo, cordero y aves. De modo más preciso, están en la grasa animal, la grasa visible alrededor de un filete o las vetas de grasa mezcladas con la carne, que hacen que las costillas y los filetes sean tan jugosos. Finalmente, las grasas saturadas se encuentran en las pieles de las aves, en productos lácteos como mantequilla, crema y queso, y en algunos aceites vegetales: aceite de palma, aceite de nuez de palma y aceite de coco.

Miles de estudios demuestran que una ingesta excesiva de grasas saturadas está relacionada con un aumento en el colesterol LDL (el malo) y un mayor riesgo de ateroesclerosis y enfermedades cardiovasculares.

Muchas personas son inconscientes de los muchos tipos de grasas saturadas. La variedad de cadena corta está presente en el aceite de coco y el aceite de nuez de palma, y ambos son fuentes excelentes de combustible para el cuerpo y fácilmente digerible es. Estos ácidos grasos son más sanos y tienen menos probabilidades de elevar los niveles de colesterol (a menos que se consuman en exceso). El aceite de coco también contiene ácido láurico, que ayuda en la función del sistema inmunológico y está presente en la leche materna.

El siguiente tipo incluye triglicéridos de cadena media (MCT). También se encuentran en el aceite de coco y el aceite de nuez de palma. Estas grasas son digeridas y utilizadas de modo diferente a otras grasas saturadas. Primero van al hígado y son convertidas rápidamente en energía. Los deportistas utilizan con bastante frecuencia estas grasas, pues producen energía inmediata y el cuerpo normalmente no las almacena grasa.

Los MCT también ayudan a aumentar el ritmo metabólico; sin embargo, tenga en cuenta que los MCT pueden ser almacenados como grasa, especialmente con demasiadas calorías y falta de ejercicio.

Los peores tipos de grasas saturadas son las grasas saturadas de cadena larga, especialmente en los cortes grasos como los de la mayoría de carne para hamburguesas, costillas, entrecot, salchichas y beicon. Todas ellas están relacionadas con aumentar el colesterol LDL. Las grasas saturadas de cadena larga están presentes en todas las carnes y productos lácteos de elevada grasa como mantequilla y queso.

Las grasas saturadas deberían constituir aproximadamente del 5 al 10 por ciento de su ingesta de alimentos. Sin embargo, si usted tiene elevados niveles de colesterol, el Programa Nacional para la Educación sobre el Colesterol recomienda que no más del 7 por ciento de sus calorías diarias provenga de la grasa saturada.[10] Cuando se consume regularmente más del 10 por ciento de calorías totales como grasas saturadas, aumenta su riesgo de elevado colesterol, ateroesclerosis, resistencia a la insulina y aumento de peso.

Hacer recortes

Entonces ¿cómo disminuye su ingesta? Escoja cortes muy magros de carne y productos lácteos deshidratados sin grasa, quite las pieles de las aves, elimine toda la grasa visible y limite la carne roja a dos o tres veces por semana (un máximo de 18 onzas, o 500 gramos, por semana). Yo recomiendo comer más pechuga de pavo y pollo, que normalmente son más bajos en grasas saturadas, dado que sean de corral y orgánicos. También me gusta el pescado, bajo en mercurio, pero tenga cuidado de evitar las variedades criadas en piscifactoría. Los pescados con bajos niveles de mercurio según el FDA incluyen: anchoas, palometa, bacalao, lenguado, abadejo, merluza, arenque, caballa, perca (océano), salmón (enlatado), salmón (fresco/congelado), sardinas, tilapia, trucha, atún (especialmente atún tongol), pescado blanco y pescadilla. Las mujeres deberían limitar los tamaños de las porciones de estas proteínas a 2 a 6 onzas por comida (55 a 170 gramos), mientras que los hombres deberían apuntar entre 3 y 8 onzas (85 a 225 gramos).

Esa puede parecer una pequeña cantidad, especialmente para los hombres acostumbrados a comer grandes filetes. A pesar de lo mucho que le gusten los filetes, sin embargo, están cargados de grasas saturadas que le mantienen atascado en la obesidad, con frecuencia mediante la resistencia a la insulina. Recuerde que los animales orgánicos, alimentados con pasto o alimentados orgánicamente (búfalo, bisonte o alce) normalmente tienen muchas menos grasas saturadas que los animales alimentados con pienso.

Grasas omega-6

Todos necesitamos diariamente pequeñas cantidades de grasas omega-6 no refinadas para tener una buena salud. Por ejemplo, todo el mundo requiere ácido linoleico, pero la mayoría de personas lo toman en cantidades excesivas, con frecuencia en forma de aderezos para ensaladas y aceites refinados (maíz, soja, girasol, aceite de cártamo, aceite de semilla de algodón). Muchos alimentos procesados, comidas rápidas y alimentos de restaurantes son extremadamente altos en ácidos grasos refinados omega-6. La proporción recomendada de ácidos grasos omega-6 y ácidos grasos omega-3 debería ser aproximadamente de cuatro a uno. Actualmente, ¡la mayoría de americanos consumen una proporción de veinte a uno![11] Las grasas omega-3 evitan la inflamación; las grasas omega-6 la fomentan.

El lugar de grasas omega-6 escoja pequeñas cantidades de aceites prensados en frío: aceite de oliva virgen extra, aceite de cártamo alto oleico y aceite de girasol, que son altos en grasas monoinsaturadas. Fuentes saludables de grasas omega-6 incluyen la mayoría de semillas y frutos secos. Aunque las semillas y los frutos secos son altos en grasa, también son altos en fibra, la cual es satisfactoria y evita parte de la absorción de grasa. Tenga en mente que un consumo excesivo incluso de grasas buenas omega-6 puede causar subida de peso, y fomenta la inflamación, que está en la raíz de la mayoría de enfermedades crónicas, incluyendo la obesidad y la diabetes tipo 2. Como siempre, la clave es la moderación.

Grasas saludables

AGL

El ácido gama linoleico (AGL) se produce en el cuerpo a partir del ácido linoleico (AL). Piense en el AGL como en un "súper AL". Es un ácido graso beneficioso que ayuda a disminuir la inflamación. Los aceites que contienen AGL incluyen: aceite de borraja, de onagra y de grosella negra. Desgraciadamente, el AGL no se encuentra en la mayoría de alimentos. Aunque el AL es un ácido graso esencial, muchos individuos son incapaces de convertir AL en AGL, y así tienen un mayor riesgo de desarrollar inflamación, respuesta inmune dañada, alergias y resistencia a la insulina. Esto también significa que el riesgo de aumento de peso y almacenamiento de grasa aumenta debido a la incapacidad de sus cuerpos para producir cantidades adecuadas de AGL.

La mayoría de personas que producen naturalmente AGL son jóvenes y sanas. Esto se debe a que la incapacidad del cuerpo para convertir AL en AGL se daña por excesivas cantidades de estrés, la ingesta de grasas trans, grasas saturadas y grasas omega-6, y el envejecimiento.

Grasas omega-3

Sin entrar en demasiados detalles, es importante explicar algo sobre las grasas omega-3, ya que con frecuencia se relacionan automáticamente con el pescado. Hay tres tipos: ácido alfa-linoleico (ALA) que se encuentra en la semilla de linaza y el aceite de semilla de linaza; ácido eicosapentanoico (EPA) que se encuentra en el pescado de agua fría; y ácido docosahexanoico (DHA) que se encuentra en el pescado de agua fría y algunas algas. Aproximadamente el 99 por ciento de los americanos tienen deficiencias de estas grasas saludables.

Desgraciadamente, muchos individuos son incapaces de producir EPA y DHA a partir del ALA debido a problemas en la enzima que realiza esta conversión, normalmente a causa del estrés, el envejecimiento y la excesiva ingesta de grasas trans, saturadas y omega-6. Por tanto, si usted come gran cantidad de aceite de linaza y semillas de linaza, puede que siga sin tener adecuadas cantidades de EPA y DHA.

Las grasas omega-3, en particular EPA y DHA, tienen muchos beneficios. Disminuyen la inflamación, bajan los triglicéridos, ayudan a prevenir y tratar las enfermedades del corazón, apoyan el sistema inmunológico e impulsan la eliminación de grasa almacenada. Las mejores fuentes de omega-3 son los pescados grasos, como salmón, caballa, arenque y sardinas. Los suplementos de aceite de pescado de calidad son buenas alternativas.

Una dieta con suficientes cantidades de omega-3 normalmente prevendrá y puede finalmente revertir la resistencia a la insulina. Estas grasas ayudan al cuerpo a eliminar peso abdominal. Las grasas buenas en forma de pescados grasos o cápsulas de aceite de pescado son una obligación para cualquiera que quiera perder peso en esta zona. Y las grasas omega-3 también disminuyen el riesgo de desarrollar diabetes.

Mencioné anteriormente los beneficios de escoger animales criados en granja, alimentados con pasto u orgánicamente. Los animales que normalmente se alimentan con pasto incluyen: vacas, cerdos e incluso gallinas. Su carne normalmente contiene una concentración muy baja de ácidos grasos omega-3 y cantidades significativamente más altas de ácidos grasos omega-6. La carne alimentada con grano también es normalmente más alta en grasas saturadas. Sin embargo, los animales de corral o alimentados con pasto normalmente tienen concentraciones mucho mayores de grasas omega-3 en sus tejidos y menores niveles de omega-6 y de grasas saturadas.

Grasas monoinsaturadas

Son también grasas buenas. Ciertas dietas mediterráneas consumen hasta el 40 por ciento de sus calorías diarias de grasas monoinsaturadas, principalmente en forma de aceite de oliva. En lo que llegó a conocerse como Estudio de los Siete Países, Ancel Keys, PhD, y otros investigadores estudiaron a más de doce mil hombres de edades comprendidas entre los cuarenta y los cincuenta años desde 1958 hasta 1964.

Keys descubrió que los que estaban en los grupos mediterráneos tenían los menores índices de mortalidad por todas las causas. Los hombres griegos tenían el menor índice de mortalidad general y el menor índice de enfermedades del corazón. Los hombres finlandeses tenían el mayor índice de enfermedades del corazón. Ellos consumían casi un 40 por ciento de calorías de las grasas, con más del 50 por ciento proveniente de grasas saturadas. Entre otras cosas, el estudio demostró que el aceite de oliva y otras grasas monoinsaturadas son grasas muy saludables.[12]

Las grasas monoinsaturadas están en la categoría de omega-9 y se consideran no esenciales, ya que el cuerpo puede producirlas desde otras grasas. Sin embargo, las grasas monoinsaturadas son muy saludables y son antiinflamatorias, ayudando a bajar el colesterol LDL sin disminuir el colesterol HDL. También ayudan a apoyar el sistema inmunológico y ayudan en la pérdida de peso.

Alimentos altos en grasas monoinsaturadas incluyen: olivas, aceite de oliva, aguacates, almendras, avellanas, pacanas, anacardos, nueces de macadamia, cacahuates, aceite de cacahuate, nueces de Brasil, semillas de sésamo, semillas de girasol, semillas de calabaza y aceite de canola.

Ya que la mayoría de grasas

GRASAS QUE LE HACEN DELGADO

Un estudio del hospital Brigham and Women en Boston revela por qué, para la pérdida de peso, una dieta estilo mediterráneo que utiliza aceite de oliva triunfa sobre una dieta tradicional baja en grasas. Quienes hicieron la segunda limitaban la ingesta de grasa hasta el 20 por ciento de calorías, mientras que quienes hicieron la dieta mediterránea podían obtener el 35 por ciento del aceite de oliva, frutos secos y otras grasas monoinsaturadas. Después de seis meses, ambos grupos perdieron peso. Sin embargo, después de dieciocho meses, solamente el 20 por ciento de quienes hicieron la dieta baja en grasas siguieron así, y la mayoría subió de peso. La mayoría de quienes hicieron la dieta mediterránea no sólo se quedó igual, sino que también siguió sin subir de peso.[13]

son inflamatorias e impulsan la resistencia a la insulina, que es la raíz de la diabetes, yo hago que mis pacientes escojan principalmente grasas omega-3 y grasas monoinsaturadas, pues ambas son antiinflamatorias.

El gran problema de la grasa

Como mencionamos al comienzo de este capítulo, la mayoría de americanos consume aproximadamente una tercera parte de su total de calorías de las grasas. Aunque esta es una cantidad bastante segura, los americanos continúan subiendo de peso y sufren una epidemia de tener sobrepeso y obesidad, y de sufrir prediabetes y diabetes tipo 2. Por ese motivo recomiendo que aproximadamente del 25 al 30 por ciento de su ingesta total de calorías sea de grasas (asegurándose de escoger grasas buenas) a fin de mejorar la resistencia a la insulina, disminuir la inflamación y perder peso. No puedo subrayar exageradamente la importancia del tipo de grasa y de la proporción de grasas consumidas.

Sugiero que alrededor del 10 al 20 por ciento de su ingesta de grasa sea de grasas monoinsaturadas, y del 5 al 10 por ciento de grasas poliinsaturadas, con una proporción de cuatro a uno de grasas omega-6 y omega-3. En otras palabras, si 2,5 gramos de sus grasas son grasas omega-3, consuma 7,5 gramos de grasas omega-6, siendo el GLA la mejor forma de grasas omega-6. Finalmente, no más del 5 al 10 por ciento de la ingesta de grasas debería ser grasas saturadas. Recomiendo evitar todas las grasas trans, los alimentos fritos y las grasas omega-6 refinadas, como lo son la mayoría de aderezos regulares de ensaladas.

Siempre que explico las grasas a los pacientes, les digo que simplemente necesitan un cambio de aceite. Usted no pensaría en conducir año tras año sin cambiar el aceite de su auto, porque finalmente estropearía el motor. Nuestro cuerpo no es distinto. Necesitamos el equilibrio adecuado de aceites sanos en nuestro cuerpo para tener células, tejidos y órganos sanos. Las grasas no son el mal; sin embargo, las grasas inflamatorias como las grasas trans, los alimentos fritos y las grasas omega-6, y las grasas saturadas hacen que la persona sea más propensa a desarrollar resistencia a la insulina y finalmente prediabetes y diabetes. Usted puede utilizar la correcta proporción y cantidad de grasas buenas para ayudarle a perder peso. Ahora realice un cambio de aceite; y no se olvide de la fibra.

Capítulo 12

BEBIDAS: ¿SE ESTÁ ABRIENDO PASO HACIA LA DIABETES CON LO QUE BEBE?

Los anuncios publicitarios se han convertido en una parte tan integral de la vida americana que el evento del año más visto (el Super Bowl) incluye a millones que lo sintonizan únicamente para revisar, criticar y evaluar los anuncios. Los fabricantes de bebidas que ayudan a impulsar este filón multimillonario también están entre los vendedores más astutos. Después de tropezar en 2010, cuando sólo uno de los diez anuncios evaluados por el telespectador presentaba una bebida (Budweiser), cuatro de los diez principales de la Super Bowl de 2011 fueron producidos por empresas de cerveza (Budweiser), y de refrescos (Pepsi y Coca-Cola).

Tengo que reconocerles el mérito. Ya sea una juventud optimista armonizando sobre un mundo perfecto, anunciantes de deportes que analizan la "Bud Bowl", un bull terrier fiestero llamado Spuds MacKenzie, u osos polares que ven la aurora boreal a la vez que beben una Coca-Cola, durante décadas la industria de las bebidas ha creado ingeniosas maneras de dar forma a las percepciones públicas. Desde divertidos anuncios con osos hasta ridículos y a la vez memorables anuncios de refrescos, los vendedores han persuadido a los americanos de que pueden comprar diversión, popularidad o destreza física en una lata.

Sin embargo, son mejores en distraer a las personas con buenos recuerdos y buenos sentimientos sobre su producto de lo que son en informar de su contenido y potenciales peligros para la salud. A continuación hay algunas verdades sobre estas bebidas cargadas de azúcar y de calorías que son una puerta hacia la diabetes:

- Una lata de Coca-Cola clásica contiene 140 calorías y 39 gramos (aproximadamente 10 cucharaditas) de azúcar.

- Una "sana" botella de Dole's Ruby Red Grapefruit de jugo de arándanos rojos incluye 63 gramos de carbohidratos (55 de ellos azúcar, que es aproximadamente 14 cucharaditas de azúcar) y 260 calorías en una ración de 15 onzas (44 cl).

- Una bebida carbonatada "light" posiblemente puede conducir a mayor aumento de peso que una bebida regular.

A pesar de sus desventajas, seguimos bebiéndonos sus bebidas, viendo el resultado en las cinturas de nuestro país. Según el Beverage Marketing Corporation, la persona promedio (adulto o niño) ingiere aproximadamente 192 galones (725 litros) de líquido al año. Eso supone aproximadamente 3,7 galones (14 litros) por semana, o medio galón (1,8 litros) por día.[1] Sin embargo, el problema no está tanto en qué cantidad bebamos sino en lo que estamos bebiendo.

LO QUE BEBE EL AMERICANO PROMEDIO[2]	
Tipo de bebida	Porcentaje de consumo total
Refrescos carbonatados	28,3
Cerveza	11,7*
Leche	10,9
Agua embotellada	10,7
Café	9,0
Bebidas de frutas	4,7
Té	3,8

*El consumo total de alcohol fue del 13 por ciento, siendo el vino el 1,2 por ciento y los licores destilados el 0,7 por ciento

Hago hincapié en beber al menos un litro de agua cada día. Sin embargo, mire los porcentajes de los tipos de bebidas que la gente consume. Según la tabla anterior, el 40 por ciento de todas las bebidas consumidas son refrescos carbonatados o bebidas alcohólicas. Más de dos terceras partes son altas en calorías. Estamos literalmente caminando hacia la obesidad con lo que bebemos, y empujándonos por el camino hacia la diabetes, la obesidad y otros problemas de salud.

¿Tiene sed?

¿Por qué seguimos bebiendo calorías y azúcares extra pensando poco en las consecuencias? Más allá de los sabores afrutados y los argumentos de "gran sabor, menos saciante", todo comienza con una fuerza básica: la sed. Su centro de sed está situado en el cerebro. La sed es la manera principal en que su cuerpo le señala que necesita ingerir más fluidos. Se desencadena por un descenso en el volumen de sangre o un aumento de sodio en la sangre. Beber una bebida aumenta el volumen de la sangre y diluye el sodio, apagando así la sed.

Sin embargo, para quienes intentan controlar su peso y revertir la diabetes, muchas de esas bebidas no frenan el apetito ni satisfacen el hambre. Eso tiene poca importancia para los fabricantes de bebidas, que apelan a su necesidad de satisfacer su sed con la bebida de ellos. Por eso cerca de casi todas las tiendas normalmente verá un inmenso cartel o póster que muestra una fría y refrescante bebida. Y por eso hay un refrigerador lleno de bebidas frías cerca de todas las líneas de caja.

GRANDES TRAGOS

La Asociación Nacional de Refrescos informa que la persona promedio consume más de 600 raciones de 12 onzas (33 cl) de refrescos al año. Aunque yo subrayo el beber de uno a dos litros de agua al día, los varones de edades entre los veinte y los treinta años se beben la sorprendente cantidad de más de 160 galones (600 litros) al año. Esa cantidad supone casi dos litros de refrescos diariamente.[3]

Cuando usted absorbe azúcar o jarabe de maíz de alta fructosa de un refresco en su flujo sanguíneo, que es normalmente un proceso rápido, sube su nivel de azúcar en la sangre, causando que una ráfaga de insulina sea liberada desde el páncreas. A su vez, eso al final desencadena el apetito. Los refrescos simultáneamente apagan la sed *y* desencadenan apetito; sin embargo, no pueden frenar el hambre. Por tanto, ¿qué sucede normalmente después? Una o dos horas después, el americano promedio está buscando un refrigerio alto en calorías para elevar su azúcar en la sangre. Es un círculo vicioso, pero que perdura.

La trampa del refresco

Este hábito atrapa a millones de personas, como Anne. Contable de cuarenta y dos años, cuando acudió a visitarme era prediabética, y no es sorprendente. Ella describió comenzar su día normal con café y una rosquilla cargada de crema de queso. Alrededor de media mañana se bebía un refresco;

para el almuerzo normalmente comía una sopa sana con refresco. A media tarde agarraba otro refresco. En la noche bebía té frío con una comida sana. Aunque hacía ejercicio cinco días por semana, siempre se saltaba el postre y no consumía excesivas calorías, Anne no podía perder peso. Se sentía aún más frustrada al mirar a muchas compañeras de trabajo esbeltas, que incluso comían postres pero nunca parecían subir de peso.

Después de un tiempo, observó que en lugar de refrescos ellas bebían agua y té sin endulzar. Anne no podía cambiar sus hábitos de repente, así que se comprometió y cambió a un refresco light. Unos meses después había engordado 5 libras (2,2 kilos). ¡Eso es frustrante! Cuando concertó una cita, Anne tenía un sobrepeso de 35 libras (15 kilos) y estaba a punto de tirar la toalla. Al tomarle su historial dietético y de bebidas, no fue necesario mucho tiempo para descubrir la fuente de sus problemas.

Cuando le indiqué a Anne que bebiese agua con limón y té verde sin endulzar y ajusté su ingesta de alimentos, ella comenzó a perder peso. Seis meses después había perdido 35 libras (15 kilos) y su azúcar en la sangre era normal.

Refrescos light

El caso de Anne es más común de lo que se pudiera pensar. Yo he aconsejado a cientos de pacientes exasperados que pensaban que su solución para la pérdida de peso estaba en cambiar de refrescos normales a otros light. Decían: "Después de todo, apenas tienen calorías, ¿no?". En algún lugar entre la primera bebida con calorías reducidas y la emergencia de edulcorantes artificiales, creímos que podíamos perder peso cambiando a refrescos light.

Varios estudios demuestran lo contrario. Esos informes indican que beber refrescos light puede causar

BEBIDAS DE DIETA Y SÍNDROME METABÓLICO

Un reciente estudio a más de 9.500 personas descubrió que quienes consumían al menos una lata de refresco light al día tenían un 34 por ciento más de probabilidad de desarrollar síndrome metabólico que quienes no bebían refrescos light.[5]

aumento de peso. Un estudio que cubrió ocho años de datos descubrió que beber una o dos latas de refrescos cada día conducía a un 32,8 por ciento más de probabilidad de tener sobrepeso. Cuando los refrescos light se consumían en lugar de otros normales al mismo ritmo, el riesgo aumentaba hasta un 54,5 por ciento.[4]

Seré sincero: las razones no se conocen por completo. Los investigadores tienen aún que entender la relación directa entre bebidas de dieta y la subida de peso. Lo que sí sabemos es que de algún modo los refrescos light desencadenan que el cuerpo almacena grasa. Algunos investigadores creen que el tremendo dulzor de estas sustancias artificiales, normalmente de doscientas a dos mil veces más dulces que el azúcar, causa que los consumidores deseen más dulces.

Además, los refrescos light tienen más probabilidades de aumentar los niveles de insulina y preparar a las personas para un mayor hambre y almacenamiento de grasa. Esto es exactamente lo que Anne experimentaba.

A medida que crece el refresco (así crece el contorno de cintura)

Hay otro factor que contribuye a la relación entre mayores contornos de cintura y los refrescos, ya sean normales o light. En los años cincuenta, la Coca-Cola se presentaba en botellas de 6 onzas (17cl). Actualmente, las latas "pequeñas" duplican ese tamaño, y la botella normal es de 20 onzas (1 litro), lo cual representa 2,5 raciones. Eso significa que cuando usted examina la información por ración, tiene que multiplicar por 2,5 para entender el impacto total de la botella.

El Centro para la Ciencia y el Interés Público sitúa el consumo promedio diario de refrescos en adultos en unas 18 onzas (medio litro), con un consumo per cápita que casi se ha triplicado entre 1977 y 2000.[6] Obviamente, no ayuda que la mayoría de restaurantes de comida rápida y supermercados ofrezcan bebidas de tamaño gigante, desde las 42 onzas (1,24 litros) "king" de Burger King hasta las infames 44 onzas (1,30 litros) de Super Big Gulp de 7-Eleven. Los americanos son libres para tragarse todo lo que quieran, siempre que quieran, ¡con frecuencia con rellenos gratuitos!

Pocas personas entienden que al hacer eso con frecuencia están almacenando más de 400 calorías y consumiendo más de 100 gramos de azúcar (sin contar los rellenos). No se puede negar que la mega expansión de los tamaños de las bebidas ha afectado a la generación más joven. El adolescente promedio ahora bebe aproximadamente dos latas de 12 onzas de refrescos carbonatados al día, lo cual quiere decir que toma aproximadamente 20 cucharaditas de azúcar al día solamente en bebidas. En 1950 los americanos bebían cuatro veces más leche que refrescos; sin embargo, actualmente, según la USDA, esas cifras se han dado la vuelta, y los americanos beben cuatro veces más refrescos que leche.[7]

Ya que el consumo de refrescos ha sustituido a la leche en las dietas de muchos adolescentes, probablemente tendrán un mayor riesgo de desarrollar osteoporosis, una gradual delgadez del tejido óseo y pérdida de densidad ósea. ¿Es sorprendente que el CDC informe que a lo largo de las últimas tres décadas el índice de obesidad nacional se haya más que triplicado en los adolescentes?[8] El consumo de refrescos es un inmenso factor contribuyente.

Los riesgos para la salud de beber refrescos son obvios. Un estudio publicado en 2007 en la revista *Circulation* sugiere que beber uno o más refrescos al día, incluyendo refrescos light, se relaciona con un aumento de otros factores de riesgo para las enfermedades del corazón. Entre las personas evaluadas, las que bebían un refresco o más cada día aumentaban su riesgo de llegar a ser obesos en un 31 por ciento, tenían un 30 por ciento más de probabilidad de aumentar el contorno de su cintura, un 25 por ciento de aumento en la probabilidad de desarrollar elevados niveles de azúcar en la sangre, y eran un 32 por ciento más propensos a desarrollar menores niveles de colesterol HDL (bueno). Y no constituye diferencia alguna si el refresco era normal o light.[9]

A medida que la relación entre refrescos y obesidad continúa asentándose, sabemos una cosa con seguridad: este "caramelo líquido", que contiene aproximadamente el 10 por ciento del promedio de calorías de los americanos en su dieta, sin duda alguna no es tan bueno como dicen que es.[10]

El contorno del alcohol

Después de los refrescos, la bebida más común que las personas consumen es el alcohol. Al igual que los refrescos carbonatados, el alcohol plantea un obstáculo para la pérdida de peso. Mientras que carbohidratos y proteínas tienen cuatro calorías por gramo, y la grasa tiene nueve, el alcohol contiene unas siete calorías por gramo. En otras palabras, el alcohol está más cerca en calorías a la grasa que los carbohidratos.

Lo que es peor, el alcohol aumenta los niveles de azúcar en la sangre, conduciendo a elevar los niveles de insulina, lo cual programa el cuerpo para subir de peso, la resistencia a la insulina y el almacenamiento de grasa. Su cuerpo de preferencia utilizará combustible alcohólico antes de quemar grasa almacenada. Peor aún, el alcohol disminuye su capacidad de controlar la comida a la vez que disminuye sus inhibiciones. Por tanto, al mismo tiempo que el alcohol estimula nuestro apetito, hace que perdamos nuestra capacidad de decir no a tentadores alimentos altos en calorías.

Con mucha diferencia, la bebida alcohólica más ampliamente consumida es la cerveza, la cual es destacadamente alta en carbohidratos. Una lata normal de 12 onzas contiene 148 calorías y 13 gramos de carbohidratos. Aunque los anunciantes han ayudado a convertir al seguidor del fútbol que bebe cerveza y tiene panza en un icono cultural, la obesidad y la diabetes tipo 2 alimentadas por paquetes de seis botellas no es cuestión para reír. Las personas están "envolviendo en burbujas" sus panzas de cerveza con regularidad cada vez mayor. El omento es esa capa adiposa de tejido que cuelga por debajo de los músculos en el interior del abdomen. Esta grasa tóxica está relacionada con elevado colesterol, hipertensión, diabetes tipo 2 y enfermedades del corazón.

Normalmente, cuanto más alcohol beba, mayor es este omento adiposo y más difícil es perder peso. Solamente el alcohol causa subida de peso, pero cuando se combina con azúcares y estrés, su cuerpo literalmente se convierte en algo parecido a una máquina de formar grasa en el abdomen. Algunos de los peores ejemplos se encuentran durante la "hora feliz" en los bares en todo el país. Después de un día lleno de estrés, a muchos trabajadores les gusta aliviar tensión bebiendo socialmente. Pocos reconocen que bebidas favoritas como una margarita del tamaño de una pinta contiene más de 670 calorías y 43 gramos de carbohidratos. Junto con elevados niveles de estrés, estómagos vacíos y puñados de aperitivos dulces y salados, están creando una epidemia de obesidad y de diabetes tipo 2.

Café y otras bebidas con cafeína

Tanto el alcohol como la cafeína actúan como diuréticos suaves, lo cual aumenta la micción y la pérdida de agua; por tanto, algunas personas pueden observar una ligera pérdida de peso cuando consumen bebidas alcohólicas y con cafeína. Lo que están perdiendo es solamente peso en agua temporal. Muchos americanos están, sin saberlo, suavemente deshidratados, y en lugar de beber agua que les hidrata, acuden al café y otras bebidas con cafeína, quedándose atascados en la trampa de la cafeína.

> ### CHORRO AL CORAZÓN
>
> Según los entendidos en café en la fábrica italiana de café Illy, un chorro de café exprés tiene un 35 por ciento menos de cafeína que una taza de café hecho.[11]

Ahora bien, yo no me opongo a beber café, que es una buena fuente de antioxidantes y puede ayudar a prevenir la diabetes tipo 2, la enfermedad de Parkinson y el Alzheimer. Sin embargo, nuestra tendencia nacional hacia el consumo de bebidas de café de muchas calorías, como café con leche y capuchino, está ayudando a dar impulso a la epidemia de obesidad y diabetes. Con una cafetería en cada esquina y cafés disponibles en restaurantes, supermercados y gasolineras igualmente, estas bebidas son tan problemáticas como los refrescos. Al igual que las bebidas carbonatadas, el café se ofrece en tamaños cada vez mayores. Cuando se combina el tamaño con elementos extra, como leche o sirope vainilla, que con frecuencia acompañan a estas bebidas, es fácil ver cómo la línea existente entre refrescos y cafés se está desvaneciendo.

Tomemos por ejemplo el café moka grande con crema batida y un 2 por ciento de leche, y tendrá 330 calorías, 175 miligramos de cafeína y 35 gramos de azúcar. El café Vanilla Frappucchino Blended con crema batida sube hasta las 530 calorías, 125 miligramos de cafeína y 88 gramos de azúcar.[12]

EL CAFÉ DISMINUYE EL RIESGO DE DESARROLLAR DIABETES

Tres estudios diferentes han mostrado que el consumo de café ayuda a disminuir el riesgo de desarrollar diabetes tipo 2. Un análisis a más de diecisiete mil hombres y mujeres holandeses descubrió que cuanto más café bebía la persona, menor era el riesgo de desarrollar diabetes tipo 2. Consumir de tres a cuatro tazas de café al día disminuía el riesgo de desarrollar diabetes en un 23 por ciento; las personas que bebían más de siete tazas al día recortaban su riesgo por la mitad.[13]

Un estudio finlandés descubrió que consumir de tres a cuatro tazas de café al día disminuía el riesgo de diabetes tipo 2 en un 24 por ciento, y consumir diez o más tazas al día disminuía el riesgo en un 61 por ciento.[14]

Otro estudio sobre el consumo de café exploraba los beneficios del café con cafeína contrariamente al descafeinado. Los hombres que bebían de una a tres tazas de café descafeinado el día disminuían su riesgo de diabetes en un 9 por ciento, mientras que quienes bebían cuatro tazas o más al día lo disminuían en un 26 por ciento.[15]

Por favor, observe que esos estudios pertenecen a la *prevención* de la diabetes. Son necesarios más estudios antes de poder afirmar de modo conclusivo los efectos del café en las personas que ya son diabéticas. Algunos estudios han demostrado que un exceso de cafeína eleva el azúcar en la sangre. Desgraciadamente, la mayoría de americanos consumen café cargado de azúcar y crema, lo cual es probable que eleve también el azúcar en la sangre. Por esta razón yo no aconsejo a las personas con diabetes beber más de una o dos tazas de café orgánico al día.

Si está usted interesado en prevenir la diabetes, una alternativa a beber café es beber extracto de baya de café. La baya del café es el fruto que producen las semillas de café. Los potentes fitonutrientes que apagan los radicales libres y ayudan a manejar el azúcar en la sangre se encuentran en el fruto completo y no sólo en el grano. Yo generalmente recomiendo cien miligramos de extracto de baya de café, tres veces al día.

Durante años, muchos nutriólogos han recomendado la cafeína para la pérdida de peso. La cafeína también puede aumentar levemente y suavemente el ritmo metabólico, haciendo que usted sea más alerta, energético y productivo. Esto normalmente se traduce en un estilo de vida más activo y que quema más calorías. Nueve de cada diez americanos consumen regularmente algún tipo de cafeína y, en dosis moderadas (150 a 300 miligramos al día), equivalente a una o dos tazas de café al día.[16] Esto no es dañino, ni tampoco causa subida de peso. *Lo que usted añade a su café es lo que le prepara para el aumento de peso y la diabetes.* Especialmente si utiliza azúcar, edulcorantes artificiales o crema. Utilizando stevia líquido, un edulcorante natural, y leche desnatada orgánica en lugar de crema, puede usted disminuir de modo dramático su ingesta de calorías.

La cafeína también actúa como suave supresor del apetito. Ayuda a estimular la *termogénesis*, que es el modo en que su cuerpo genera calor. Esto ayuda a aumentar su ritmo metabólico. Aunque no hay evidencia alguna de que una mayor ingesta de cafeína cause o prevenga una importante pérdida de peso, estudios a largo plazo han vinculado una mayor ingesta de café con un menor riesgo de desarrollar varias enfermedades.

Sin embargo, antes de que comience a beber tres tazas o más de café al día basándose en esa afirmación, entienda que hay efectos secundarios. Cantidades excesivas de cafeína puede causar insomnio, rápido ritmo cardíaco y sentimientos de nerviosismo. Las personas pueden experimentar dolores de cabeza por consumir demasiada cafeína o si de repente dejan de consumirla. La cafeína también puede elevar la presión sanguínea y puede desencadenar una arritmia en raras situaciones. Por tanto, consulte con su médico antes de consumir cafeína en exceso.

Jugos de fruta

Ya he sacado a la luz el mito de que las personas que beben refrescos light en lugar de normales pierden más peso. Desde que llegó la locura por los batidos, se encontraban numerosas personas que trataban los batidos, bebidas de frutas y jugos como si fuesen el nuevo refresco light. Aunque jugos como los de naranja, manzana, uva y otros tienen muchas más vitaminas, minerales, antioxidantes y nutrientes, también contienen grandes cantidades de azúcar (especialmente fructosa). Algunos jugos tienen casi el mismo número de calorías y azúcares que los refrescos. Doce onzas de jugos "sanos" pueden contener aproximadamente 150 calorías, con las mismas calorías y azúcar que una lata normal de Pepsi, Mountain Dew o A&W Root Beer.

Por si eso no fuese lo suficientemente malo, los fabricantes extraen fibra del jugo, que es el ingrediente clave para la pérdida de peso y para frenar el apetito. Para empeorar aún más las cosas, normalmente añaden más azúcar durante el procesamiento. Aunque el tamaño estándar de relación del jugo de frutas es solamente de tres cuartas partes de una taza, muchos americanos consumen el doble de esa cantidad. ¿Por qué? Han sido mentalmente programados para consumir raciones del tamaño de latas de refrescos en todas las bebidas. En lugar del jugo, pruebe a comer la fruta completa, que satisface más y tiene mucha más fibra. Sin embargo, algunos diabéticos, en especial los diabéticos tipo 1 y algunos diabéticos tipo 2, puede que incluso necesiten evitar la mayoría de las frutas, ya que pueden elevar su azúcar en la sangre.

Unas palabras de advertencia sobre los batidos: a pesar de su imagen saludable, están cargados de azúcar. Estudie las etiquetas sobre nutrición de los productos en lugares como Planet Smoothie, Jamba Juice, Smoothie King o Dunkin Donuts, y verá que el tamaño de las relaciones son inmensos y están llenos de calorías. Un batidos de fresas y plátano (16 onzas) de Dunkin Donuts contiene 360 calorías y 69 gramos de azúcar. Igualmente malo, un batido Immune Builder de 20 onzas de Smoothie King,

> ### LÍQUIDOS
>
> No dependa de su nivel de sed para determinar si necesita líquidos. Durante la deshidratación, su mecanismo de la sed realmente se cierra a medida que su hambre aumenta.[17]

que incluye fresas y plátanos, contiene 384 calorías y 80 gramos de azúcar. Estas son solamente dos de los cientos de combinaciones disponibles.

La misma advertencia es cierta para muchas bebidas deportivas, como Gatorade. Aunque algunos reponedores de líquidos tienen menos conteo de calorías y azúcar que los refrescos y están cargados de electrolitos, vitaminas o ambos, una botella de 12 onzas (35 cl) de G Series Pro01 de Gatorade contiene 43 gramos de azúcar y 330 calorías.[18] Sin ser consciente de las calorías y el azúcar que contiene su bebida favorita, puede usted fácilmente sabotear sus esfuerzos en la pérdida de peso e inclinar la balanza hacia problemas de diabetes.

Agua fresca y pura

La mejor medida para perder peso sigue siendo la más natural y abundante del mundo: el agua. Aunque el agua constituye aproximadamente dos terceras partes de nuestros cuerpos, es el nutriente más importante a consumir, más que los refrescos, el café, la cerveza o los jugos. Perdemos más de dos litros diarios solamente mediante la respiración, el sudor, la orina y los desechos corporales.[19] Ya que no podemos almacenar agua en nuestro cuerpo como un camello, ese agua debe ser repuesta a lo largo del día.

La mayoría de personas necesitan *al menos* uno o dos litros al día. Si toma usted su peso en libras y lo divide por la mitad, puede calcular una cifra más precisa. Sin embargo, si su dieta contiene adecuadas cantidades de frutas y verduras (de cinco a siete raciones al día), esos alimentos contribuirán aproximadamente a la mitad o una tercera parte de sus necesidades de agua. En lugar de ocho vasos al día necesitaría solamente de cuatro a seis. Una adecuada ingesta de agua es esencial para la pérdida de peso porque el agua ayuda a impulsar su metabolismo.

Una advertencia: no estoy hablando de agua del grifo, la cual contiene típicamente cloro, fluoruro y otros productos químicos. El mejor tipo para ayudarle a perder peso es agua pura filtrada o agua de manantial. De otro modo contaminará usted su cuerpo con impurezas a la vez que intenta alimentarlo.

Muchas personas se criaron bebiendo agua del grifo. Cargada de cloro, puede que tenga un gusto parecido al agua de una piscina. Nunca olvidaré las vacaciones en la niñez cuando nuestros padres nos llevaron a un restaurante que

> ## REGLA GENERAL:H_2O
>
> - Beba un vaso de 8 a 16 onzas (20 a 50 cl) inmediatamente después de despertarse o media hora antes de desayunar.
> - Beba un vaso de quince a treinta minutos antes de las comidas o dos horas después (excepto la cena). (Cuanto más beba, más lleno se sentirá).
> - Con las comidas, beba solamente de 4 a 8 onzas a temperatura ambiente.
> - Evite beber grandes cantidades después de las 7:00 de la tarde.

servía refrescos de una máquina de refrescos que utilizaba agua del grifo. El "refresco" sabía tanto a cloro que mi hermana y yo lo escupimos.

Cuando las personas dicen que no les gusta el gusto que tiene el agua, normalmente se debe a que han bebido agua mala la mayor parte de su vida y han entrenado a sus papilas gustativas con refrescos azucarados. Con frecuencia les resulta difícil dejar de consumir esas bebidas. Cuando los pacientes proclaman que no les gusta el agua, yo aconsejo agua pura de manantial o agua con gas con un chorro de limón o lima y unas gotas de stevia. (Para más información sobre tipos de agua, filtros de agua y cafés azucarados, jugos de fruta, té dulce y similares, consulte *Los siete pilares de la salud* y *Eat This and Live!*).

Té: la bebida saludable

Beber té es otra manera estupenda de suplementar la ingesta de agua. Cuando visité Inglaterra hace varios años, me enamoré de la hora del té. Cada tarde hacíamos un descanso, bebíamos una taza o dos junto con unos mordiscos de queso y galletas, y aquello nos dejaba satisfechos durante horas. Tristemente, la mayoría de americanos escogen refrescos en la tarde o los descansos para tomar café con muchas calorías, con frecuencia suplementados con una rosquilla, una barrita de caramelo o patatas fritas. Como mencioné anteriormente, sólo el 3,8 por ciento del consumo total de bebidas en E.U. es té. Eso es lamentable, ya que los beneficios para la salud del té están bien documentados.

Aunque hay cientos de tés, los cuatro grupos principales son: negro, verde, oolong y blanco. Cada uno de ellos es muy beneficioso para la salud, principalmente a su alto contenido en flavonoides. Esos flavonoides pueden ayudar a disminuir el riesgo de diabetes, enfermedades del corazón y ciertos cánceres, incluyendo cánceres de piel, mama, pulmón, colon, vesícula, ovarios y esófago. Ayudan en el bloqueo de la oxidación del colesterol malo (LDL), disminuyen la inflamación y mejoran la función de los vasos sanguíneos. También ayudan a mantener el azúcar en la sangre normal y a mejorar el sistema inmunológico. Además, los estudios muestran que

VER EN ROJO

El roiboos es una hierba utilizada como té que se cultiva únicamente en Sudáfrica. El té rojo tiene los mismos antioxidantes que el té verde pero, contrariamente al té negro, no contiene taninos, que ayuda a aumentar los niveles de hierro.

La yerba mate es una infusión que se está volviendo cada vez más popular a medida que más personas son conscientes de sus beneficios para la salud. Aunque recientes titulares se han enfocado en sus aspectos con respecto a la pérdida de peso, durante siglos los argentinos han consumido yerba mate como tónico herbal para reducir la fatiga, ayudar en la digestión e impulsar el sistema inmunológico.

El poder antioxidante de la yerba mate sobrepasa a la del té verde, el brócoli y el jugo de naranja. Las vitaminas en el mate incluyen A, C, E, B1, B2 y complejo B; y sus minerales incluyen calcio, hierro, magnesio, selenio, manganeso, fosfatos, clorofila, ácido clorhídrico, ácido pantoténico y colina.[23]

beber dos tazas al día disminuye el riesgo de desarrollar cáncer de ovario casi en un 50 por ciento.[20]

La mejor noticia para alguien que batalle con la obesidad es que el té, especialmente el té verde, ayuda a quemar grasa. El té verde contiene fitonutriente concreto de catequina llamado galato de epigalocatequina (EGCG). Esta sustancia estimula la producción de norepinefrina, que impulsa el ritmo metabólico. El EGCG en el té verde aumenta el ritmo metabólico durante tanto tiempo como veinticuatro horas y estimula al cuerpo para quemar grasa. Estudios han demostrado su eficacia en la pérdida de peso, incluso en quienes no restringen las calorías.[21]

El té verde también contiene un aminoácido, L-teanina, que calma y relaja el cuerpo y ayuda a aliviar estrés. Una persona normalmente siente sus efectos a los treinta minutos y se siente relajada aproximadamente durante dos horas. Un estudio descubrió que beber cinco tazas de té verde al día era tan eficaz como tomar un antidepresivo.[22] Agua, o té verde o normal con unas gotas de stevia líquido son las bebidas que yo recomiendo a los pacientes que quieren perder peso.

Infusiones herbales

Las infusiones herbales se ven como el té; la mayoría están empaquetadas como tés. Sin embargo, las hierbas no son té, ya que no provienen de la planta *Camellia sinensis*. Normalmente están hechas de cortezas, como corteza de canela; de flores, incluyendo la camomila y el hibiscus; de frutas, como de cáscara de naranja; y de hierbas, como limoncillo. Las infusiones herbales con unas gotas de stevia son otra variedad de deliciosas bebidas bajas en calorías que pueden ayudarle a dejar de beber refrescos.

Bebidas y líquidos que satisfacen el hambre

Los jugos de verduras, especialmente el jugo de tomate o el jugo de verduras V8, satisfacen el hambre mucho mejor que otras bebidas. Esto se debe a que permanecen en el estómago por más tiempo, aumentando su sentimiento de "llenura". Generalmente, están en el extremo de bajo glicémico, lo cual hace que sean una buena alternativa.

Las sopas, especialmente los tipos de verduras y frijoles basados en agua, y no en crema, son excelentes para la pérdida de peso. De hecho, muchas veces una sopa puede ser tan satisfactoria que cuando usted la termina es menos probable que desee seguir comiendo. También se necesita más tiempo para comer una sopa, lo cual ayuda a satisfacer el apetito.

Recuerde: el problema que tienen la mayoría de americanos con las bebidas es que consumen demasiadas y del tipo equivocado. Esto supone un doble revés, ya que se ingieren calorías adicionales y azúcar a la vez que se aviva el apetito. En lugar de refrescos y cafés con muchas calorías, cervezas, jugos de fruta, batidos y bebidas deportivas, beba más agua y tés. Se sorprenderá del modo en que los pequeños cambios le programarán para la pérdida de peso y le ayudarán a vencer la diabetes.

Sección 3

TODO COMIENZA CON EL
"MANEJO DE LA CINTURA"

Capítulo 13

SU CINTURA Y SU PESO: POTENTES CLAVES PARA REVERTIR LA DIABETES

¿Se ha subido alguna vez en la montaña rusa Kingda Ka en el parque Six Flags en Nueva Jersey? A 456 pies (139 metros) de altura, es más alta que la Estatua de la Libertad. Con un descenso de 418 pies (127 metros) y alcanzando velocidades de 128 millas (206 km) por hora, la montaña rusa más rápida del país promete a quienes se suben a ella una emoción asombrosa. Justamente después está Top Thrill Dragster, en el norte de Ohio, que sube hasta 420 pies (128 metros) y avanza a 120 millas (193 Km) por hora. Este viaje tiene un primo: el Millennium Force, que desciende 300 pies (91 metros) de sus 310 pies (94 metros) de altura y corre a 93 millas (150 Km) por hora. Magic Mountain de Six Flags en Valencia, California, alcanza las 100 millas (161 Km) por hora y desciende 328 pies (100 metros).[1]

La dieta puede compararse a un viaje en una montaña rusa, con una característica adicional: en lugar de terminar en un par de minutos, nunca da tregua y hace que la vida sea miserable cuando le hace subir de nuevo la montaña llena de peso. Después de un tiempo se hace difícil encontrar otra razón para continuar. En casi tres décadas de práctica de la medicina, he conocido a incontables números de personas con sobrepeso que anteriormente siguieron dietas y que estaban atascadas en actitudes mentales derrotistas hacia la pérdida de peso. Su perspectiva saboteaba cualquier esperanza de perder peso.

¿Ha estado usted batallando con un problema de peso toda su vida? Nadie tiene que decirle que muchos casos de diabetes están directamente relacionados con la obesidad. Decida en este momento que, con la ayuda de Dios, llegará usted a su peso ideal y se quedará en él. Quizá haya tenido sobrepeso por tanto tiempo que haya tirado la toalla. En el fondo de su mente puede que piense: "Es imposible para mí perder peso".

Lo cierto es que su modo de pensar es también su mayor obstáculo para perder peso. Si quiere perder peso pero ha estado atascado en una montaña rusa de dietas, es probable que pueda enumerar 101 razones para *no* hacer dieta. ¿Quién quiere embarcarse en un aburrido, rígido e insípido régimen alimentario? Al mismo tiempo, sin embargo, ninguno de nosotros quiere tener sobrepeso ni ser obeso. La mayoría de las personas quieren verse bien, sentirse bien y vivir una vida sana y libre de diabetes.

Es su vida

Eche un vistazo a las diez principales excusas para no hacer dieta que se enumeran a continuación. ¿Ve el potencial para una espiral descendente cuando usted se queda atascado en este tipo de pensamientos? Es una trampa que se impulsa a sí misma. La mayoría de quienes hacen dietas se convierten en creadores de excusas virtuales, culpando de sus fracasos primero a sus circunstancias y después a ellos mismos. La mayoría llega a un punto en el que tira la toalla o visita a un doctor como último recurso.

El problema común que veo que se repite entre quienes hacen dietas es que se enfocan en su peso en lugar de enfocarse en los sencillos cambios de estilo de vida y de dieta que necesitan realizar. Entonces, cuando su peso no cambia, se desalientan y a menudo dejan el programa por completo. O está también el otro extremo, en el que las personas llegan a su meta de peso y abandonan toda la razón, regresando enseguida a viejos patrones alimentarios: ¡los mismos que les llevaron a hacer la dieta en un principio!

DIEZ PRINCIPALES EXCUSAS PARA NO HACER DIETA

1. "No puedo resistirme a mis alimentos favoritos."
2. "Mi vida social es demasiado agitada."
3. "No tengo tiempo para perder peso o planear comidas."
4. "Mi familia y mis amigos no me apoyan."
5. "No tengo a nadie a quien rendir cuentas."
6. "Es demasiado confuso encontrar qué dieta funciona para mí."
7. "Viajo demasiado."
8. "Hacer dieta es demasiado restrictivo."
9. "Es demasiado caro hacer dieta."
10. "Soy demasiado impaciente para hacer dieta."[2]

Una poderosa clave para la prevención

El control del peso es una poderosa clave para revertir y prevenir la diabetes. La diabetes tipo 2 está directamente relacionada con la obesidad y las dietas ricas en azúcares, carbohidratos refinados y grasas. Ya que es mucho mejor prevenir la diabetes en lugar de revertir la enfermedad y pedir a Dios que le sane después, le aliento a que pierda peso si está buscando prevenir la diabetes. Si usted ya tiene diabetes tipo 2, el control del peso es esencial.

¿Por qué quiere perder peso?

Es estupendo fijar su mente en algo y aceptar responsabilidad de sus actos, ya sea mirando al pasado o hacia el futuro. Sin embargo, tal cambio radical de perspectiva puede convertirse fácilmente en otro discurso mental que finalmente decae. Lo que debe acompañar a este cambio de idea es una razón subyacente, una razón que salga directamente del corazón. Para cambiar a un estilo de vida que dice "Yo sí puedo", usted necesita algo que le impulse desde lo profundo de su ser.

A lo largo de los años he observado que si su motivo para perder peso es por otra persona que no sea usted mismo, las probabilidades de fracaso son grandes. Debería hacerlo *por usted mismo*, para estar sano, y no para agradar a otra persona. Desgraciadamente, muchas mujeres son tentadas a perder peso a causa de su esposo o su novio. Inevitablemente, son las mujeres que se encuentran de nuevo en el ciclo de culpabilidad-vergüenza-culpabilidad, en particular si esa otra persona se aparta de su vida. No me gusta parecer cínico, pero he visto a demasiadas mujeres hacer esto y gradualmente volver a recuperar su peso.

Muchas personas obesas son igual. Han oído a otras personas decir muchas razones por las que deberían perder peso, pero sin embargo carecen del impulso personal para el *porqué* deberían hacerlo. Si tiene usted sobrepeso y nunca ha identificado esta razón, le insto a que haga lo que les sugiero a mis pacientes obesos: desvístase delante de un espejo de cuerpo entero en su casa; después analícese por completo y hágase la pregunta: ¿Cuáles son las principales cosas que me importan o me molestan en cuanto a tener sobrepeso u obesidad? Es…

- ¿el tamaño de sus caderas, muslos, cintura o trasero?
- ¿el modo en que le queda la ropa?
- ¿el modo en que las personas le tratan o le maltratan?
- ¿los comentarios embarazosos que otros hacen sobre usted?
- ¿el rechazo de familiares, amigos o compañeros de trabajo?
- ¿ser pasado por alto para los ascensos debido a su peso?

- ¿porque su salud se está viendo afectada por su peso?
- ¿porque tiene diabetes tipo 2 y no quiere desarrollar las complicaciones de la diabetes?

Algunas personas pueden responder estas preguntas con más facilidad escribiendo sus pensamientos en un diario. Si ese es el caso, siéntese y tome tiempo para hacerlo. Este es un ejercicio importante. Si es usted totalmente sincero, las respuestas pueden cambiar su vida. Cuando se enfrente al porqué usted, y solamente usted, quiere perder peso y haya decidido hacerlo, estará preparado para asumir la responsabilidad de controlar su peso. La mayoría de individuos que han perdido peso y no han vuelto a engordar han hecho precisamente eso. Tomar esta decisión les capacitó para perder peso desarrollando hábitos nuevos y sanos. Puede que usted tenga razones únicas que solamente llegan al mirarse al espejo, pero lo importante es que llegue a un nuevo lugar de esperanza, determinación y propósito.

Afrontar las preguntas difíciles

¿Mejorará su matrimonio la pérdida de peso? Uno pensaría que la respuesta obvia es sí, sin embargo, después de tratar a muchas parejas con sobrepeso, con frecuencia he descubierto que eso no es necesariamente cierto. Cuando un cónyuge pierde peso y el otro no, muchas veces el cónyuge que ha perdido peso obtiene más atención de las personas del sexo contrario en el trabajo, cuando van a comprar o cuando hace recados. Algunos hombres y mujeres nunca han obtenido ese tipo de atención, y es halagador y atractivo. ¿Están preparados usted y su cónyuge para posibles sentimientos de celos, intimidación y adulación? En el extremo opuesto, algunas personas subconscientemente han aumentado de peso para protegerse del dolor de ser rechazado o de tener que experimentar otra relación dolorosa o ruptura. ¿Ha pensado bien cómo esos problemas afectan a su salud actual y futura?

También, ¿estará preparado para renovar su armario en unos pocos meses? Aunque la idea misma de ir de compras emociona a muchas mujeres, algunos hombres se ponen físicamente enfermos al pensar en comprar nueva ropa cara. Además, ¿está preparado para la posibilidad de un ascenso o descenso de categoría en el trabajo? Sí, una imagen más delgada puede que sea lo único que usted necesita para ese ascenso; o puede provocar celos por parte de su jefe, quien reacciona trasladándole a otro departamento. Entienda que, al perder peso, las personas le verán de modo diferente y le tratarán de modo diferente.

Mi punto al hacer estas preguntas no es infundir temor o preocupación en su mente, sino ayudarle a reconocer que las cosas cambiarán cuando usted pierda peso, con frecuencia de modo drástico. Quiero que esté preparado para tratar esos cambios. Algunos pacientes que pierden grandes cantidades de peso finalmente necesitan ayuda psicológica. Para mí, esa es una maravillosa señal de que están aceptando los drásticos cambios y permitiendo que otros les ayuden a superarlos. Si usted siente que necesita tal consejo, no dude en buscarlo, quizá antes de empezar a perder peso. Lo importante es que se plantee esas preguntas ahora para que no sabotee su pérdida de peso más adelante con pensamientos equivocados.

También, examine la cuestión del momento adecuado, que con frecuencia se pasa por alto cuando las personas deciden embarcarse en un viaje transformador. Anteriormente enumeré diez excusas comunes para no hacer dieta, pero lo cierto es que usted solamente necesita una. Es importante que se asegure de que el momento sea adecuado para usted y que haya considerado el costo antes de comenzar. A continuación hay una afirmación que puede que le sorprenda: si está usted en medio de un importante período estresante en su vida como un divorcio, una enfermedad que amenaza la vida, un grave accidente, una demanda, una auditoría de hacienda, una mudanza, un cambio de trabajo o algún otro acontecimiento importante en la vida, *es momento de comenzar.*

Antes de que usted cuestione mi cordura, escúcheme. Soy consciente de que la mayoría de libros de dietas le dirían que se olvide la de la dieta hasta que pase el estrés importante, sin embargo, en medio del caos es cuando usted quiere encontrar un estilo de vida que pueda aportar cordura, paz, seguridad y esperanza. A lo largo de los años he descubierto que cuando se practican regularmente sencillos principios dietéticos y de estilo de vida, le ayudan a manejar el estrés y prevenir comer por estrés.

Mentalidad de aumento de peso

Anteriormente afirmé que su mayor obstáculo para perder peso es su pensamiento. La mayoría de mis pacientes con sobrepeso y obesidad están atascados en lo que yo denomino mentalidad de aumento de peso. Ellos tienen de modo inconsciente su canal mental sintonizado en eso y, como resultado, continúan atrayendo más peso hacia ellos mismos. Yo les digo a los pacientes que tratan este problema que su piloto automático está fijo en la subida de peso. Puede que usted también haya visto suceder lo mismo en su propia vida. Es vital recortar que el éxito definitivo de cualquier programa de pérdida de peso no depende de lo mucho que coma usted, sino de lo que piensa y cree.

La Biblia repetidamente hace mención a esto, con frecuencia como la ley de la siembra y la cosecha. Gálatas 6:7 declara: "pues todo lo que el hombre sembrare, eso también segará". En otras palabras, si un agricultor planta trigo, obtendrá una cosecha de trigo; si planta maíz, obtendrá una cosecha de maíz. Además, Proverbios 23:7 dice de una persona que "cual es su pensamiento en su corazón, tal es él". Sencillamente significa que cualquier cosa en lo que usted piense más, finalmente llegará a serlo. De modo similar, Jesús dice en Marcos 11:24: "Por tanto, os digo que todo lo que pidiereis orando, creed que lo recibiréis, y os vendrá".

Ya que es importante que usted crea que puede lograr perder peso, es vital declarar en voz alta afirmaciones de su peso deseado, tamaño de pantalones o talla de vestido a lo largo del día. Incluso si usted pesa 250 libras (113 kilos), puede declarar en voz alta que se ve pesando 140 libras (63 kilos) y con una talla 8 de ropa, o cualquier talla de pantalón o de vestido que usted desee. Hebreos 11:1 define la fe como "la certeza de lo que se espera, la convicción de lo que no se ve". Romanos 4:17 habla de llamar a las cosas que no son como si fuesen. Por tanto, si usted espera pesar 140 libras o ponerse una talla ocho de pantalones, comience a visualizarse con ese peso y declárelo en voz alta varias veces al día.

No diga: "Tengo que perder 100 libras (45 kilos)", o probablemente siempre tendrá ese peso que perder. De igual manera, no tenga el hábito de decir: "Estoy planeando perder 50 libras (23 kilos)", o siempre estará *planeando* hacer eso. Sencillamente vea un cuadro de usted mismo con su peso deseado y diga en voz alta su peso deseado: "Me veo a mí mismo pesando ____ libras (kilos)" o "Peso ____ libras (kilos)" (rellene el espacio). Haga esa afirmación a lo largo del día, y a medida que siga con su programa de pérdida de peso, naturalmente será atraído hacia ese peso, talla o imagen deseados.

Yo he visto hacer esto a pacientes que batallaban con el peso durante años, ¡y cambiaron y me dijeron que perder peso se convirtió en una de las cosas más fáciles que habían hecho nunca! Creo que usted estará haciendo esa misma afirmación cuando llegue a su peso ideal. No es tan difícil. Comience tomando la decisión de perder peso por usted mismo y no por causa de otra persona, y entienda que usted es el único responsable de tener sobrepeso.

Su contorno de cintura es su salvavidas

Ya lo he dicho antes, pero vale la pena repetirlo: la medida de su contorno de cintura es más importante que su peso. Al igual que necesita cambiar su manera de ver la pérdida de peso, necesita también una manera distinta de ver la nutrición. Pida a Dios que le ayude a lograr esta perspectiva. Se sorprenderá del modo en que su modo de pensar sobre la comida va cambiando gradualmente. Aunque sí quiero que usted se pese regularmente, también quiero que comience a ver el contorno de su cintura como un indicador clave del manejo de la diabetes. Por eso la dieta para manejar y revertir la diabetes que proporciona este libro se denomina dieta rápida de reducción de cintura.

Normalmente, si la medida de su cintura aumenta, su azúcar en la sangre aumentará; si la medida de su cintura disminuye, su azúcar en la sangre disminuirá. Al enfocarse en el contorno de su cintura y seguir un plan del médico y ejercicio para disminuir su cintura, descubrirá que su azúcar en la sangre descenderá a medida que disminuye su cintura.

Comencemos repasando cómo medir su cintura. A lo largo de los años, he descubierto que muchos hombres

IMC, TAMAÑO DE CINTURA Y DIABETES TIPO 2

Varias organizaciones de salud, incluyendo el Centro para el Control y la Prevención de la Enfermedad (CDC) y el Instituto nacional de salud (NHI), oficialmente definen los términos *sobrepeso* y *obesidad* utilizando el índice de masa corporal (IMC), que determina el peso de la persona en relación con su altura. La mayoría de estas organizaciones definen un adulto con sobrepeso como alguien que tiene un IMC entre 25 y 29,9, mientras que un adulto obeso es cualquiera con un IMC de 30 o superior.[3] Si quiere ver una tabla para ayudarle a determinar su IMC, refiérase a mi libro *Los siete pilares de la salud*. O realice una búsqueda en línea de "IMC" para encontrar herramientas que puedan ayudarle a calcular el suyo.

Sin embargo, una estadística aún más importante es el tamaño de la cintura. Cuanto mayor sea su cintura, mayores son sus probabilidades de tener diabetes tipo 2. Para los hombres, el tamaño de cintura es un indicador aún mejor de diabetes que el IMC. Un estudio de trece años a más de veintisiete mil hombres descubrió que:

- Un tamaño de cintura de 34 a 36 pulgadas (86 a 91 cm) duplicaba el riesgo de diabetes.
- Un tamaño de cintura de 36 a 38 (91 a 96 cm) casi triplicaba el riesgo.
- Un tamaño de cintura de 38 a 40 (96 a 102 cm) estaba relacionado con cinco veces el riesgo.
- Un tamaño de cintura de 40 a 62 (102 a 157 cm) estaba relacionado con doce veces el riesgo.[4]

no miden su cintura correctamente. Puede que tengan una cintura de 52 pulgadas (132 cm), pero no se dan cuenta porque siguen encajando en unos pantalones de 32 pulgadas (81 cm) de cintura. Eso es posible solamente porque su inmenso abdomen cuelga por encima del cinturón, y aún así presumen de tener una cintura de 32 pulgadas.

También, a lo largo de los últimos años, los pantalones con cintura baja se han vuelto populares en el estilo de vestir de muchas mujeres. Como resultado, he visto también cada vez más mujeres tomar medidas demasiado bajas de su cintura.

Debería medir el contorno de su cintura alrededor de su ombligo (y alrededor de sus rollitos si los tiene). Yo he tenido pacientes que quedaron sorprendidos por la realidad de su verdadero contorno de cintura cuando les mostré el lugar adecuado donde medirlo. Mientras asumen la realidad, les ayudo a desarrollar el siguiente plan para alcanzar su objetivo de contorno de cintura.

En primer lugar, establezca una meta de medida de cintura. Inicialmente, la meta de medida de cintura para un hombre con diabetes o prediabetes es de 40 pulgadas (102 cm) o menos. Para una mujer con prediabetes o diabetes, la meta es de 35 pulgadas (89 cm) o menos.

En segundo lugar, mida su altura en pulgadas y divídala por dos. Finalmente, su contorno de cintura debería ser igual a este número o menos. En otras palabras, su cintura debería medir la mitad de su altura o menos. Por ejemplo, un hombre de 5 pies y 10 pulgadas (1,8 m) tiene una altura de 70 pulgadas (180 cm), de modo que su cintura alrededor del ombligo y las curvas de la felicidad debería ser de 35 pulgadas (89 cm) o menos.

Observe que este es el *segundo* paso, especialmente para prediabéticos y diabéticos tipo 2. Necesita disminuir su cintura hasta 40 pulgadas (102 cm) o menos (para hombres) o 35 pulgadas (89 cm) o menos (para mujeres) antes de preocuparse de llevarlo hasta la mitad de su altura. Aun así, puedo prometerle que con cada centímetro que pierde de cintura, se sorprenderá por el correspondiente descenso del azúcar en su sangre.

Sin embargo, siéntese y haga las cosas paso a paso a medida que formule sus propios planes para perder peso y revertir los efectos de la diabetes. El viaje puede parecer todo cuesta arriba al principio, pero relájese. Con el tiempo estará corriendo cuesta abajo con la brisa soplando en su rostro y la frustración de las dietas yoyó que se quedó en la línea de salida.

Capítulo 14

CAPTE LA VISIÓN DE SU NUEVO YO

Tim recordaba encajar en su traje favorito: el azul oscuro que su esposa le había comprado en su viaje de aniversario a París. Era el mismo que ella le pedía que se pusiera cuando asistían a un banquete especial o cena. Un hombre musculoso por naturaleza por haber practicado deportes durante sus años de juventud, a Tim siempre le había resultado difícil encontrar un traje que le quedase bien. Sin embargo, ese sí. Tenía que admitir que le daba confianza cada vez que se lo ponía.

Sin embargo, ya no era así. Ahora, con más de cuarenta años, Tim no se ha puesto ese traje al menos durante ocho años. A medida que su estómago se fue extendiendo, su físico delgado y atlético se desvaneció en los anales de la historia. Había perdido la mayor parte de su confianza, tal como pude ver fácilmente cuando entró en mi consulta pesando 275 libras (124 kilos) a su altura de 5 pies y 8 pulgadas (1,70 metros). Tim había sufrido un ataque al corazón el año anterior y tenía dos *stents* de arteria coronaria. Tenía alta presión sanguínea, diabetes tipo 2 y excesivo colesterol en su sangre, lo cual le había obligado a tomar numerosos medicamentos. No se necesitaba un médico para ver que él era el cuadro de una mala salud.

CIRUGÍA DE BANDA GÁSTRICA

Al establecer sus metas de pérdida de peso, podría estar pensando en la cirugía bariátrica (bypass gástrico, banda gástrica) como solución para perder peso. Cuando una persona escoge este tipo de cirugía, se sitúa una banda de silicona alrededor de la parte superior del estómago de modo que solamente pueda albergar aproximadamente unos treinta gramos de comida. Como resultado, la persona se siente llena con más rapidez y come menos. La banda puede estar fuerte o floja, dependiendo de las necesidades del individuo. La mayoría de personas pierden aproximadamente el 40 por ciento de su exceso de peso con la banda gástrica; por tanto, creo que puede ser una solución viable. Sin embargo, no es la solución total. Tomar decisiones saludables diariamente es la única manera de mantener la pérdida de peso, incluso cuando se logra con la ayuda de la cirugía. Si usted opta por la banda gástrica, recuerde que debe cambiar sus hábitos alimentarios para no volver a subir de peso.

Yo le dije a Tim que si quería disminuir sus probabilidades de morir tempranamente de otro ataque al corazón, tenía que perder peso, especialmente en la zona abdominal. Su contorno obeso, en forma de manzana, dejaba ver una abultada panza llena de grasa tóxica. Debido a ello, estaba en riesgo de continuas enfermedades del corazón, complicaciones de la diabetes tipo 2 y muchas otras enfermedades. Afortunadamente, mis advertencias les motivaron a él y a su esposa, y ambos hicieron el compromiso de perder peso. Aún así, Tim admitió delante de mí que necesitaba una meta, algo con lo cual pudiese desafiarse a sí mismo y esforzarse por alcanzar. También necesitaba una nueva visión, una creencia en que podría llegar a estar tan delgado como el atleta que anteriormente corría por el campo hacia la victoria.

Visualizar un nuevo yo

Lo mismo es cierto para cualquier persona que espera tener éxito en la pérdida de peso. En el último capítulo mencioné desarrollar la creencia en que usted puede lograr esta meta. Como parte de asegurarse a usted mismo en este nuevo lugar, intente realizar un sencillo ejercicio mental que implica la visualización. Imagínese usted mismo con un peso sano. Lo que usted visualiza regularmente y confiesa, finalmente llegará a serlo.

Cierre sus ojos, e imagínese usted mismo caminando con el cuerpo que Dios quiso que tuviera: un cuerpo sano. Ya no tiene que comprar en tiendas de tallas grandes; se mueve fácilmente y con confianza, y ya no va resoplando cuando sube escaleras; se pondrá un traje de baño con confianza y comodidad. ¿Está captando la visión? Es totalmente esencial que se vea usted mismo llegando a ese peso sano.

Mientras se visualiza con cierta cantidad de peso o llevando cierta talla, volverá a programar su piloto automático mental y comenzará a perder peso. No diga: "Por fe perderé 30 ó 40 libras (14 ó 18 Kilos)", o siempre tendrá 30 ó 40 libras que perder.

Para impulsar sus esfuerzos, encuentre una fotografía de usted mismo con un peso sano o deseado y póngala en diferentes zonas de su casa, como en el espejo de su cuarto de baño, en el refrigerador o como fondo de pantalla en su computadora en casa y en su oficina. Algunas personas incluso pegan una copia de la fotografía en el volante de su auto. Independientemente de cuántos sean los lugares en la casa donde quiera poner su fotografía con un peso sano o deseado, es importante que la ponga también en un diario de comidas. A medida que lleve con usted su diario de comidas a lo largo del día y vea la fotografía, visualícese volviendo a tener ese peso ideal. La confesión también ayuda, como dijimos en el capítulo anterior; cada día confiese que, por fe, pesa usted su peso deseado.

Establecer metas alcanzables

El éxito supone algo más que proclamaciones verbales o deseos, sin embargo.

Cuando esté a punto de embarcarse en un importante cambio de estilo de vida para perder una cantidad importante de peso, también es crucial establecer metas alcanzables. He visto a incontables personas lanzarse a una dieta con metas poco realistas y también a muchos que se sumergen de cabeza en un plan sin tener en mente una meta. No es sorprendente que ambos tipos de personas terminen fracasando. El éxito necesita visión, y cuando se trata de controlar su peso, esa visión debe incorporar realidad.

Una meta irrealista para el peso o la talla de ropa le prepara para el desaliento. Las personas que se desalientan normalmente dejarán la dieta y al final recuperarán todo el peso perdido. Por ejemplo, si usted es una mujer de 5 pies y 2 pulgadas (1,55 metros) de altura y pesa 300 libras (135 kilos), no es probable que pueda vestir una talla 2 o 4 dentro de un año desde ahora. Puede que nunca llegue a estar tan delgada. Hablando de modo realista, proponga una talla 10 o 12 con una medida de cintura de 35 pulgadas (88 cm) en lugar de 45 (114 cm). Esta es una meta alcanzable. Cuando usted la alcance, puede establecer otra.

> **DAR LA TALLA**
>
> Una de las claves más importantes para perder peso es establecer metas alcanzables en lugar de otras que le dejarán frustrado, enojado, y probablemente *subiendo* de peso. Por eso prácticamente todos los médicos dicen que cuando comience una dieta, establezca la meta de perder no más del 10 al 15 por ciento de su peso corporal total. Cuando haya llegado a eso, establezca una nueva meta, pero no se precipite. Aunque puede soñar en grande (o en este caso en pequeño), recuerde que viajar por el camino de la pérdida de peso se produce paso a paso.

De igual manera, si no le gusta ir al gimnasio pero ha establecido la meta de hacer ejercicio cinco días por semana durante una hora por sesión, acaba de crear una meta irrealista y ha preparado el camino para el fracaso. En cambio, establezca una meta de diez mil pasos al día en un podómetro, lo cual sencillamente significa más movimiento o caminar. Evite también hacer promesas que pueda romper fácilmente. Por ejemplo, no se diga a usted mismo que nunca se comerá otro pedazo del pastel, galletas o cualquier alimento que desee. Siempre que dice eso, ha establecido su piloto automático para desear ese alimento, y lo más probable es que lo quiera aún más. En cambio, a medida que aprenda a desarrollar buenos hábitos de comida y de disciplina, evite utilizar la palabra *nunca*.

Nada de esto significa que tenga que conformarse con expectativas más bajas. Usted puede verse mejor, y se verá mejor que nunca, pero lo importante es establecer primero una meta y después mantenerla en perspectiva, y esas dos cosas pueden llegar tomando algunas medidas iniciales.

Primeros pasos

Para ayudar a Tim a establecer sus metas, le pesé en la báscula y después medí su cintura, caderas, índice de masa corporal y porcentaje de grasa corporal. Su IMC era más de 40 (más de 102 cm), su grasa corporal llegó al 32 por ciento, y la medida de sus caderas era sólo de 35 pulgadas (89 cm). Sin embargo, todo eso era secundario con respecto a lo que más importaba en ese momento para Tim: una medida de cintura de 46 pulgadas (116 cm).

CINTURAS CRECIENTES

Durante las últimas cuatro décadas, el tamaño promedio de la cintura del hombre estadounidense ha pasado de 35 pulgadas a 39 (11 por ciento). Entre las mujeres, ha aumentado aún más, pasando de 30 pulgadas a 37 (23 por ciento). Según el Instituto Nacional de la Salud, casi el 39 por ciento de los hombres y el 60 por ciento de las mujeres transportan demasiada grasa abdominal.[1]

Cuando comenzamos el camino para reducir todas esas cifras, yo compartí una importante advertencia: pesarse uno mismo cada día es uno de los peores motivadores para perder peso. Las primeras semanas pueden parecer milagrosas cuando los individuos ven descender el peso y suponen que todo ello está "relacionado con la grasa". El problema es que muchas personas pierden peso muscular o de agua, lo cual garantiza disminuir su ritmo metabólico y finalmente sabotear su pérdida de peso. Cuando usted llegue a la inevitable meseta unas semanas o meses después y se establezca el desaliento, puede que renuncie y tire la toalla, todo ello debido a haberse enfocado demasiado en la lectura del peso diariamente o semanalmente.

Yo simplemente hice que Tim midiese su cintura, peso y porcentaje de grasa corporal una vez al mes, a la vez que se probase distintos pantalones para albergar su menor contorno de cintura. No pasó mucho tiempo hasta que él sacase todos sus viejos pantalones que había guardado, esperando poder encajar en ellos algún día. Lo más importante, desde luego, era poder volver a ponerse los pantalones de su traje favorito que llevaba cuando pesaba casi 100 libras (45 kilos) menos y tenía una cintura de 34 pulgadas (86 cm). Debido a eso, él originalmente dijo que quería adelgazar hasta un peso de 185 libras (84 kilos) y un IMC de 28. Aunque esas cifras técnicamente le habrían mantenido en la categoría de "sobrepeso", yo le expliqué que debido a su constitución muscular por naturaleza, incluso esas cifras podrían hacer que perdiese músculo y, por consiguiente, disminuyeran su ritmo metabólico. En cambio, el mejor camino era establecer una meta basada en su medida de cintura. Con eso en mente, él estableció su meta de medida de cintura en 39 pulgadas (99 cm), lo cual significaba que perdería 7 pulgadas de grasa (18 cm) de su abdomen.

Todo está en la cintura

Si usted tiene sobrepeso o es obeso, le aconsejo que adopte el mismo enfoque al establecer metas de pérdida de peso. Mida su contorno de cintura a la altura del ombligo. Si es usted hombre y su contorno de cintura es de 40 pulgadas (102 cm) o más, tiene usted un riesgo mucho mayor de enfermedades del corazón, hipertensión, diabetes tipo 2, síndrome metabólico y muchas otras enfermedades. Si es usted mujer y su contorno de cintura es de 35 pulgadas (89 cm) o más, es usted propensa a los mismos riesgos. Después de años de relacionar solamente el peso y el IMC con mayores índices de mortalidad y graves enfermedades, los científicos están entendiendo, de nuevo, que la grasa abdominal es un importante contribuidor al desarrollo de esas enfermedades. La grasa abdominal es muy tóxica. Después de envolverse como una burbuja alrededor de los órganos internos, secreta potentes elementos químicos inflamatorios que preparan el escenario para la diabetes tipo 2, enfermedades del corazón, cáncer y muchas otras enfermedades mortales, al igual que mayor aumento de peso.

Esa es sólo una de las razones por las que su primera meta debería ser disminuir la zona que alberga esta grasa tóxica y le hace susceptible a la enfermedad. Después de que los hombres reduzcan su medida de cintura a 40 pulgadas (102 cm), su siguiente meta debería ser llegar a las 37,5 pulgadas (95 cm), y finalmente su meta de medida de cintura debería ser la mitad de su altura en pulgadas o menos.

Porcentaje de grasa corporal

Aunque yo considero el tamaño de la cintura la medida más importante para establecer metas de pérdida de peso, eso no significa que usted no pueda o no debiera adoptar otros tipos de medidas además de las que puede tomar con un metro. Parte del tiempo con los pacientes durante su etapa de establecer metas lo empleo en obtener un porcentaje de grasa corporal. Realizo una medida inicial y después hago una cada mes hasta que alcancen su meta.

Hay muchas maneras de medir el porcentaje de grasa corporal, incluyendo el análisis de impedancia, el peso bajo el agua y utilizando calibres de piel. Cualquiera que sea el método, tiene usted que medir su porcentaje de grasa corporal de la misma manera cada vez. La coherencia es la clave, ya que el porcentaje puede fluctuar de modo dramático con medidas imprecisas.

Yo pongo más énfasis en el porcentaje de grasa corporal que en la lectura del índice de masa corporal. La razón es sencilla: precisión. El IMC utiliza sólo la altura y el peso para juzgar si la persona tiene sobrepeso u obesidad. Por ejemplo, un jugador de fútbol profesional de veintitrés años y un ejecutivo de cincuenta y cinco, cada uno puede medir 5 pies y 8 pulgadas (1,75 metros) y pesar 220 libras (100 kilos). Eso da a ambos hombres un IMC de aproximadamente 35, que es considerado obeso. En realidad, sin embargo, el jugador puede tener un contorno de

HERRAMIENTAS DE MEDIDA

Aunque los calibradores de piel son los artefactos más fáciles para medir el porcentaje de grasa corporal, también pueden ser los más imprecisos. Para una medida más precisa, aunque a veces cara, pruebe:

- Peso bajo el agua: la grasa flota, mientras que el tejido magro se hunde, haciendo fácil que el equipamiento de peso hidrostático especializado consiga una lectura muy precisa de la cantidad de grasa que tiene usted realmente.
- Escáner dual de absorciometría (DEXA): utilizando rayos X de baja radiación, esta máquina toma en consideración su masa ósea y masa muscular para calcular su porcentaje de grasa corporal.
- El Bod Pod: una máquina muy precisa (pero también cara) que mide la cantidad de aire que usted desplaza.
- Medida de la impedancia bioeléctrica: menos cara que las otras herramientas de alta tecnología pero más cara (y más precisa) que un calibrador de piel, este método mide la velocidad de una corriente eléctrica a medida que pasa por su cuerpo. Desgraciadamente, numerosas variables (como estómago lleno, ejercicio reciente) pueden influir en los resultados.[2]

cintura de 32 pulgadas (81 cm) y un notable 6 por ciento de grasa corporal; el ejecutivo puede tener un contorno de cintura de 44 pulgadas (112 cm) y un 33 por ciento de grasa corporal. Eso supone un sorprendente diferencial del 27 por ciento solamente en porcentaje de grasa corporal, el cual el IMC no toma en consideración.

Es de esperar que esté usted comenzando a ver parte de la confusión que pacientes, doctores y otros profesionales de la salud tratan cuando se trata de medidas diversas. Aunque muchos médicos simplemente utilizan el IMC para determinar si una persona tiene sobrepeso u obesidad, yo creo firmemente que se producen evaluaciones más precisas utilizando el porcentaje de grasa corporal y las medidas de cintura.

Evaluar su porcentaje de grasa corporal

Encontrar su porcentaje de grasa corporal ideal implica dos factores principales: el sexo y la edad. Según el Consejo Americano para el Ejercicio, un porcentaje de grasa corporal mayor del 26 por ciento en hombres y mayor del 32 por ciento en mujeres se considera obeso. Un porcentaje de grasa corporal saludable en mujeres está entre el 25 y el 31 por ciento y en hombres está entre el 18 y el 25 por ciento. Inicialmente, los hombres obesos deberían tener como objetivo una lectura de menos del 25 por ciento, mientras que las mujeres obesas deberían apuntar a menos del 32 por ciento. Finalmente tenga como objetivo un porcentaje de grasa corporal que esté en el rango saludable.

Sin embargo, recuerde que la grasa corporal está en segundo lugar después de su enfoque inicial en reducir el contorno de su cintura. No se preocupe; descubrirá que el porcentaje de grasa corporal disminuirá de modo natural con la medida de cintura. También, las mujeres deberían recordar, a causa de sus hormonas, que tendrán un porcentaje de grasa corporal mayor que los hombres. Las hormonas femeninas causan distribución de la grasa en las mamas, caderas, muslos y trasero. La típica mujer debería tener entre el siete y el 10 por ciento más de grasa corporal que el hombre promedio. Muchos clubes de salud, nutriólogos y médicos tienen el equipamiento para medir su porcentaje de grasa corporal. Una vez tenga ese número inicial, apúntelo en su diario alimentario y compruébelo cada mes.

Sin embargo, no llegue a obsesionarse por su grasa corporal u otras medidas como su lectura de IMC. Enfóquese en una cosa, y solamente una: la medida de su cintura. Sí, es así de sencillo. En realidad no necesita una báscula o ninguna otra herramienta, tan sólo una cinta de medir. Al enfocarse en su cintura y lograr su meta de medida, también disminuirá su azúcar en la sangre y puede revertir la diabetes tipo 2.

Una cuestión de peso

Para algunos dietistas, la idea de no mirar la báscula cada día les resulta extraña. Otros consideran extraño no comprobarla al menos una vez por semana. Sin embargo, después de haber ayudado a miles de individuos a perder peso para su bien, he visto que a la mayoría de personas les va mejor cuando guardan su báscula o se libran de ella por completo. La razón es casi puramente psicológica. Cuando quienes hacen dieta pierden el tipo equivocado de peso, como peso en agua o peso muscular, su piel puede quedar flácida o arrugada, sus mejillas y sus ojos pueden parecer hundidos, y su masa muscular puede fundirse.

> **CINCO MANERAS "SIN DÍGITOS" DE MEDIR LA PÉRDIDA DE PESO**
>
> 1. Actitud general
> 2. Nivel de energía
> 3. Cómo sienta la ropa
> 4. Comentarios y elogios amigables
> 5. Sentimiento de ocupar menos espacio

Mientras tanto, su índice metabólico disminuye, su peso se estabiliza y terminan desalentados porque cada vez que se suben a la báscula, los números siguen siendo los mismos. Con mayor frecuencia, son las personas que abandonan y recuperan el peso perdido.

No me entienda mal; el peso es importante. Por eso yo siempre tomo un peso inicial a cada paciente. Aun así, debido a nuestra cultura obsesionada con el peso, las cifras en una báscula pueden convertirse fácilmente en la única medida de éxito. Aunque es tentador comprobar su progreso de este modo, no es un indicador confiable de pérdida de grasa. Y perder grasa abdominal debería ser su principal objetivo. Evite la potencial depresión, culpabilidad, vergüenza o desesperanza por apartar temporalmente su báscula. Confíe más en una cinta de medir, un par de viejos pantalones, un diario alimentario y una medida mensual de porcentaje de grasa corporal a la vez que se compromete a pesarse una vez al mes.

También, debe pesarse el mismo día de cada mes, y asegurarse de estar totalmente desvestido. Si es usted mujer, tenga en mente que su peso fluctuará, según las fluctuaciones hormonales y su ciclo menstrual. Por tanto, no se desaliente cuando eso suceda.

Cuando llegue a su peso meta, entonces le recomiendo que se pese diariamente. Esta es la única vez en que recomiendo esto, ya que es la mejor manera de mantener su pérdida de peso.

Día a día

Ahora que tiene el objetivo de la medida de su cintura y ha anotado sus medidas de cuerpo, peso, IMC y porcentaje de grasa corporal (si lo desea) en su diario alimentario, no tiene que pensar en esas cifras. Su enfoque debería estar en tomar las cosas día a día. Demasiadas personas prestan tanta atención al resultado final que se olvidan de enfocarse en lo que hacen día a día; como resultado, batallan contra el desaliento a lo largo del camino.

Si usted no se queda con ninguna otra cosa de este capítulo, entienda que perder peso toma tiempo. Además, cada persona es diferente y pierde peso a un ritmo diferente. Ya que normalmente tienen más músculo y un mayor ritmo metabólico, los hombres en general pierden peso con mucha más rapidez que las mujeres.

Esta es una razón para evitar pesarse cada semana; es demasiado fácil desalentarse si usted solamente pierde media libra en una semana o incluso aumenta una o más debido a las normales fluctuaciones del cuerpo.

Algunas personas aumentan de músculo en el proceso de perder grasa, lo cual con frecuencia hace que su pérdida de peso vaya con más lentitud. Y algunos individuos están muy gravemente desafiados metabólicamente debido a hacer dietas crónicas, la resistencia a la insulina, baja función tiroidea, desequilibrio hormonal u otros factores. Esto hace que la experiencia de pérdida de peso de cada persona sea única. Por tanto, no cometa el error de compararse con otra persona que también está intentando perder peso.

Puede que usted no sea capaz de controlar la rapidez con la que llega a su meta, pero puede controlar el modo en que sigue un programa particular diariamente. Cuando se enfoca en poner en práctica sabias decisiones en cuanto a dieta y estilo de vida día a día, finalmente se convertirán en hábitos. Muchos expertos dicen que son necesarios veintiún días para formar un hábito. Otros piensan que son necesarios cuarenta; y aún otros lo sitúan en noventa días. Tome el tiempo que tome, el punto es que cuando usted se enfoca en aplicar principios solamente para el día actual, sin preocuparse sobre cómo afrontará el día de mañana o la próxima semana, entonces, con el tiempo, eso se convierte en parte de su estilo de vida. Y cuando eso sucede, descubrirá que el piloto automático de su mente está fijo en perder peso. Al enfocarse día a día, usted toma las decisiones correctas regularmente. Obviamente, habrá algunos días excepcionales, como cumpleaños, fiestas o aniversarios. Usted puede "engañar" y comer una ración demasiado grande de pastel o demasiados alimentos de alto glicémico. No permita que un revés temporal le aparte del camino. Recuerde que está a una comida de distancia de volver al curso correcto y volver a tomar las decisiones adecuadas.

Historia de éxito

Los resultados que Tim vio muestran que es posible establecer metas y cumplirlas. Él alcanzó su medida inicial de cintura de 39 pulgadas (99 cm), una pérdida de 7 pulgadas (18 cm), solamente en seis meses. Debido a que alcanzó esa meta, eso le dio el impulso y la perseverancia para establecer otra meta. Este es con frecuencia el caso con las personas obesas que pueden perder peso, y por eso yo hago hincapié en establecer metas realistas y alcanzables. La segunda meta de Tim fue llegar a una medida de cintura de 35 pulgadas (89 cm), lo cual logró en sólo cuatro meses.

El peso de Tim descendió desde 275 libras hasta 210 libras (124 a 95 kilos) en menos de un año (e imagine lo bien que se sintió). Lo más importante es que perdió 11 pulgadas (28 cm) de contorno de cintura durante ese período, y sus niveles de azúcar en la sangre regresaron a la normalidad. Y su presión sanguínea y colesterol también se normalizaron sin tomar ninguna medicación. Él estaba más activo y tenía más energía que en cualquier otro momento desde que era joven. Él combinó una visión similar al láser con metas realistas. En el proceso, revirtió la diabetes y evitó otros graves problemas de salud que seguramente seguirían si él hubiese continuado por el camino de la obesidad.

CÓMO REVERTIR LA DIABETES TIPO 2 MEDIANTE LA DIETA

Capítulo 15

ANTES DE COMENZAR LA DIETA DE REDUCCIÓN RÁPIDA DE CINTURA

¿Se sigue preguntando si este libro cumplirá la promesa de revertir su diabetes tipo 2? Con el programa que ahora denomino mi Dieta rápida de reducción de cintura (DRRC), he ayudado a incontables pacientes a lo largo de los años a perder peso como el primer paso para manejar e incluso revertir su diabetes tipo 2. He visto funcionar este programa para ellos, y sé que también puede funcionar para usted.

Voy a bosquejar el programa para usted en los capítulos 18 y 19, pero antes quiero que entienda cómo llegué a desarrollar un programa de pérdida de peso que puede cumplir una promesa tan increíble y también compartir importante información que usted necesita saber antes de seguir adelante y embarcarse en el programa.

Cómo se desarrolló el programa DRRC

En realidad comenzó hace más de sesenta años cuando el Dr. A. T. W. Simeons desarrolló una dieta baja en calorías y trabajó en su protocolo aproximadamente durante veinte años. Su protocolo, *Pounds and Inches* [Libras y pulgadas] fue publicado en el año 1954. Cuando su dieta de 500 calorías diarias, muy baja en grasas y muy baja en carbohidratos se combinaba con pequeñas dosis diarias de la hormona del embarazo hCG (gonadotrofina coriónica humana), él afirmaba que hacía que el cuerpo liberase grupos anormales de grasa en las zonas problemáticas de caderas, muslos, trasero, cintura y abdomen.

En la época del Dr. Simeons, los pacientes eran hospitalizados para recibir un tratamiento durante las seis semanas de duración del programa. Muchos consideran el protocolo del Dr. Simeons el secreto médico mejor guardado al igual que el programa más eficaz de pérdida de peso de todos los tiempos.

Normalmente los pacientes en el protocolo dicen tener mayores niveles de energía, un sentimiento de bienestar y poca o nada de hambre. Según el Dr. Simeons, del 60 al 70 por ciento de los pacientes seguían sin subir de peso a largo plazo.

En el año 2007, el defensor del consumidor Kevin Trudeau dio a conocer el protocolo del Dr. Simeons al mundo en su libro *The Weight Loss Cure "They" Don't Want You to Know About* [La cura de la pérdida de peso que "ellos" no quieren que usted conozca]. Yo comencé a recomendar el protocolo Simeons y a monitorear a pacientes en el año 2008. En aquel entonces yo utilizaba inyecciones de hCG. Sin embargo, ahora recomiendo la píldora sublingual de hCG compuesta por un compuesto farmacológico o gotas para la pérdida de grasa Advanced* (vea el apéndice B). La FDA nos requiere que informemos a los pacientes de la siguiente declaración: "La hCG no ha demostrado ser una terapia adjuntiva eficaz en el tratamiento de la obesidad. No hay evidencia sustancial de que aumente la pérdida de peso más allá de la resultante de la restricción de calorías, que cause una distribución más atractiva o 'normal' de grasa o que disminuya el hambre y la incomodidad relacionada con las dietas con restricción de calorías". Para mujeres que aún siguen menstruando, yo recomiendo que comiencen con la tableta sublingual hCG cuando se detenga su periodo menstrual; si están en el protocolo durante seis semanas, necesitan dejar de tomar las tableta sublingual es hCG durante su período menstrual.

Los dos primeros días del protocolo, usted necesita tomar tabletas de hCG y comer tantas grasas y calorías buenas como sea posible, como ensaladas con mucho aceite de oliva extra virgen orgánico, mantequilla de cacahuate orgánica, mantequilla de almendras, aguacates, humus, guacamole, semillas, frutos secos, aceite de coco y otras grasas saludables. Durante esos dos días, coma tanta grasa como pueda cada tres horas.

Los resultados varían de persona a persona, pero varios de mis pacientes con diabetes tipo 2 han sido capaces de dejar todos sus medicamentos para la diabetes después de seguir la DRRC y perder grasa abdominal. Yo he modificado las 500 calorías en el protocolo Simeons hasta aproximadamente 1000 calorías en la DRRC, pero he mantenido parecida

---

* Al publicar este libro, la FDA no permite que las gotas de hCG sin receta sean catalogadas como homeopáticas y hagan afirmaciones sobre la pérdida de peso. Es muy difícil conseguir gotas homeopáticas de hCG debido a las nuevas regulaciones de la FDA. Las gotas que yo recomiendo han sido modificadas para cumplir con la FDA. La receta de cápsulas sublinguales de hCG que yo recomiendo también cumplen con las restricciones de la FDA, pues son recetadas y no se despachan sin receta, y esta nueva restricción no es pertinente a la receta de gotas sublinguales de hCG.

la proporción de Simeons de proteínas, grasas y carbohidratos. También he añadido más fibra soluble y suplementos para impulsar los niveles de serotonina, ya que las dietas bajas en carbohidratos normalmente están relacionadas con bajos niveles de serotonina. Añadir fibra soluble también ayuda con la saciedad, el control del azúcar en la sangre y un mejor movimiento intestinal. Este programa ha sido muy eficaz para mis pacientes con diabetes tipo 2, y lo denomino la primera fase de mi dieta rápida de reducción de cintura, la cual bosquejaré en el capítulo 16. La primera fase normalmente dura de cuatro a seis semanas, y está seguida por la segunda fase, la cual he bosquejado en el capítulo 17.

Asegúrese de poder participar

Ciertas personas no pueden participar en la DRRC. Por favor, lea lo siguiente con mucha atención y asegúrese de obtener el permiso de su principal profesional de la salud antes de intentar seguir este protocolo. Debe usted tener dieciocho años de edad o más, y ciertas condiciones médicas, medicamentos y suplementos pueden excluirle como candidato.

También quiero recordarle que si es usted prediabético o diabético, debe hablar con su profesional de la salud personal antes de realizar ningún cambio en su dieta, sus suplementos naturales o medicamentos. Los consejos contenidos en este libro se basan en principios generales de salud, pero su médico conoce su situación individual y tiene que participar para asegurar que los pasos que usted adopte para incorporar estos principios a su programa dietético se realicen de manera que funcione para sus necesidades de salud en particular.

También, aunque este es un protocolo temporal para ayudarle a perder grasa abdominal, es solamente el primer paso en un cambio de estilo de vida. La meta de tener más de una fase de la dieta es para ayudarle a estabilizar su peso y después regresar a las comidas normales que siguen pautas sanas de alimentación. Si quiere usted manejar o incluso revertir la diabetes tipo 2, tendrá que seguir un camino saludable de alimentación a largo plazo. Es la clave de mantener a raya esta enfermedad y capacitarle para vivir la vida sana y abundante para la cual fue usted diseñado.

Según mi opinión, al crear dos fases de este programa he combinado el mejor programa de pérdida de peso con el mejor programa de mantenimiento. Según el Dr. Simeons, su protocolo permite que el cuerpo mantenga su grasa estructural, lo cual ayuda a prevenir la flacidez en la piel y rostro con aspecto cansado. La piel puede realmente resplandecer y puede parecer más joven.

La dieta para poner fin a todas las dietas

Yo no soy un defensor de las dietas, sin embargo, debido a que los pacientes a los que he tratado con el programa DRRC normalmente experimentan una pérdida de peso regular y firme, lo cual les mantiene muy motivados a la vez que practican incorporar los componentes clave dietéticos y de estilo de vida que necesitarán para manejar y revertir su diabetes tipo 2, siento que esta dieta pone fin a todas las otras dietas. Mi meta es hacer que usted se comprometa a un programa de estilo de vida sano que le proporcionará la mejor calidad de vida posible, y creo que las dos fases de este programa darán como resultado que usted ya no se quede atrapado en el círculo vicioso de las dietas yoyó. Creo que la dieta rápida de reducción de cintura es la última dieta que usted necesitará.

Como su nombre indica, el enfoque de este programa es reducir su medida de cintura. Aunque he comprobado cosas como las calorías, los gramos de grasa y los valores de índice glicémico, usted *no* irá comprobando ninguna de esas cosas durante la primera o la segunda fase. En cambio,

CONDICIONES MÉDICAS QUE PUEDEN EXCLUIRLE DE ESTE PROGRAMA

- Estar embarazada o planear estarlo
- Estar dando el pecho actualmente
- Cirugía; debe dejar la DRRC un mínimo de dos semanas antes de que le realicen cirugía. Si recientemente ha pasado por una cirugía, debe esperar seis semanas completas antes de comenzar la DRRC, y debe informar a su cirujano en cuanto a realizar el programa antes de la cirugía
- Cánceres de cualquier tipo, a excepción de ciertos cánceres de piel
- Insuficiencia cardíaca
- Diabetes tipo 1; sin embargo, personas con diabetes tipo 2 pueden participar con el consentimiento de un médico, ya que este protocolo posiblemente puede revertir su condición médica
- Insuficiencia renal crónica
- Anemia grave
- Epilepsia o cualquier otro trastorno de apoplejía
- Enfermedad mental, incluyendo depresión moderada a grave, ansiedad moderada a grave, pensamientos suicidas, ya sean ideas o intentos, trastorno bipolar o psicosis

MEDICAMENTOS QUE PUEDEN EXCLUIRLE DE ESTE PROGRAMA

- Diuréticos
- Medicamentos antiinflamatorios
- Coumadina
- Insulina
- Anticonceptivos; las píldoras anticonceptivas no funcionarán con este programa
- Todos los demás medicamentos con receta, medicamentos sin receta y suplementos nutricionales deben ser consultados con su médico antes de comenzar la DRRC

durante la primera fase aprenderá a elegir el tipo y la cantidad correcta de carbohidratos de bajo glicémico y combinarlos con las cantidades adecuadas de proteínas saludables a la vez que evita la mayoría de las grasas. Esta combinación literalmente programará su cuerpo para quemar grasa, en particular la grasa tóxica en su abdomen, que es la clave para aquellos que sufren diabetes tipo 2. Durante la segunda fase, se añadirán sanas grasas antiinflamatorias en las proporciones correctas a los carbohidratos saludables de bajo glicémico y las proteínas saludables.

Hay algunos riesgos de los que usted debe ser consciente antes de comenzar.

ENTENDER LOS RIESGOS

En mi consulta hago que los pacientes lean los siguientes riesgos antes de firmar un formulario de consentimiento para comenzar este programa. Creo que esta información es importante que usted la sepa antes de estar de acuerdo en participar en la dieta rápida de reducción de cintura.

- Entiendo los efectos secundarios de la administración de hCG y que una dieta baja en calorías o sin grasa puede incluir vértigo, ligero mareo y menor presión sanguínea.

- Entiendo que mi presión sanguínea debe ser comprobada al menos dos veces por semana.

- Entiendo que debo estar bajo el cuidado de mi médico de cabecera durante todo el ciclo de la suplementación de hCG (de cuatro a seis semanas).

- Entiendo que tomar diuréticos, medicamentos antiinflamatorios o Coumadina requerirá monitoreo y análisis de sangre, tal como determine mi médico.

- Entiendo que hay un límite de 1000 calorías permitidas diariamente en esta dieta.

- Entiendo que aumentar mi ingesta calórica podría alterar los resultados y puede aumentar los riesgos médicos.

- Entiendo que engañar comiendo alimentos dulces o grasosos mientras estoy en la primera fase puede ser dañino y puede predisponerme a formar cálculos biliares.

- Consiento en tomar hCG sublingual. Estoy de acuerdo en ser monitoreado por profesionales médicos durante mi período de tratamiento de pérdida de peso. Mi profesional de la salud también comprobará cualquier condición médica no relacionada con la DRRC.

- Entiendo que la FDA *no* ha aprobado hCG para la pérdida de peso y que no hay datos médicos que apoyen el uso de hCG para propósitos de pérdida de peso.

- Entiendo que se requerirá de mí que tenga resultados actuales de análisis de laboratorio (dentro de un mes desde el comienzo del programa DRRC) en mi informe. Esos análisis se realizan para descartar cualquier enfermedad que pudiera ser agravada por la restricción calórica o la administración de hCG sublingual en el programa de DRRC.

- Estoy de acuerdo en informar de cualquier problema o efecto secundario que se produzcan durante el marco de tiempo del tratamiento a mis profesionales médicos.

- Entiendo que debo tener una relación establecida con un profesional de la salud antes de comenzar este programa.

- Entiendo que debo consultar con mi principal profesional de la salud para recibir más medicamentos que ellos recetaron. Hacerlo así ayudará a minimizar la confusión entre pacientes y proveedores de servicios de salud.

- Entiendo que las siguientes condiciones pueden prohibir la ingesta de una dieta baja en calorías:

  - Historial de reciente infarto de miocardio/ataque al corazón
  - Historial de CVA o TIA (derrame cerebral)
  - Ataques incontrolados
  - Angina inestable, trastornos de coágulos, o DVT/PE
  - Diabetes grave
  - Enfermedad renal grave (puede requerir una dieta baja proteínas)
  - Enfermedad hepática grave (puede requerir una dieta baja proteínas)
  - Úlcera péptica activa
  - Cánceres activos
  - Embarazo, intento activo de quedar embarazada, o dar el pecho actualmente
  - Trastornos alimentarios (como anorexia nerviosa o bulimia)
  - Grave trastorno psiquiátrico (como depresión grave o intentos de suicidio, trastorno bipolar o psicosis)
  - Terapia corticoesteroide mayor de 20 miligramos al día
  - Consumo ilícito crónico de drogas, adicciones, alcoholismo, abuso de sustancias

- Entiendo que no cumplir con los protocolos, incluyendo mantener informado de mi historial de salud a mi médico de cabecera, de este régimen y de cualquier cambio en mi condición, puede predisponerme a desarrollar cálculos biliares, a sabotear mis metas de pérdida de peso o causar otros daños.

Beneficios de la desintoxicación antes de la DRRC

Normalmente yo hago que los pacientes se desintoxiquen durante un mes antes de la primera fase para aumentar el éxito del programa de DRRC. Creo que preparar su cuerpo para la dieta muy baja en calorías y la fase hCG del programa es totalmente necesario.

Su cuerpo puede albergar muchas sustancias desagradables, incluyendo, pero sin estar limitado a ellos, pesticidas, herbicidas, parásitos, cándida y metales pesados. Las toxinas se almacenan en la densa grasa que será liberada durante la primera fase del programa DRRC. Si todas las toxinas del hígado, el colon y la grasa fuesen liberadas a la vez, los resultados podrían ser perjudiciales para su salud.

Además, la mayoría de personas con sobrepeso normalmente son deficientes nutricionalmente. He descubierto que al liberar al cuerpo de toxinas, parásitos, levadura y hongos, además de restaurarlo nutricionalmente, se asegura el éxito del programa DRRC. Creo que un mes entero (treinta días) es necesario a fin de que su cuerpo se prepare para la primera fase, y por eso recomiendo encarecidamente que participe en un programa de desintoxicación de treinta días antes de comenzar el programa DRRC. La dieta de desintoxicación de treinta días es sencillamente mi dieta de cándida y comer solamente alimentos orgánicos. Refiérase a mi libro *The Bible Cure for Candida and Yeast Infections* para más información.

Los resultados varían de un individuo a otro, pero mis pacientes que han realizado treinta días de desintoxicación antes de comenzar el programa DRRC, normalmente declaran los siguientes beneficios:

- Claridad mental mejorada
- Abdomen más plano
- Menor apetito y antojos
- Menos ánimo deprimido
- Nivel de energía mejorado
- Sentimiento de vitalidad general y mejor salud
- Pérdida de peso entre en la desintoxicación
- Aceleración del ritmo de pérdida de peso en la primera fase de DRRC

He determinado con atención que tomar los siguientes suplementos durante un mes antes de la primera fase ayudará a desintoxicar su cuerpo, a librarlo de parásitos y cándida, y a impulsar su estado nutricional:

- Beta TCP: dos pastillas tres veces al día. Ayudará a apoyar la función vesicular, que normalmente se vuelve perezosa con la edad. (Ver el apéndice B).
- Divine Health Living Multivitamin: una cucharada en la mañana. Este suplemento está cargado de vitaminas, minerales, antioxidantes y fitonutrientes, o Max N-Fuse. (Ver el apéndice B).
- Divine Health Probiotic: dos cápsulas en la mañana con el estómago vacío. Restaura las bacterias beneficiosas y sanas en su tracto gastrointestinal. (Ver el apéndice B).
- Divine Health Fiber Formula: una cucharadita colmada en 4 onzas de agua (11 cl) cada noche al irse a la cama. Ayuda a limpiar los intestinos de toxinas, y también ayuda en la regularidad de los movimientos intestinales. (Ver el apéndice B).
- Vitamina D_3: 2.000 IU al día ayuda al sistema inmunológico. (Ver el apéndice B).
- Living Omega: una cápsula dos veces al día. Este aceite de pescado de grado farmacéutico ayuda a apoyar la salud cardiovascular, cerebral, particular y ocular. (Ver el apéndice B).
- Cellgevity: dos cápsulas dos veces al día. Apoya la desintoxicación del hígado y tiene protección antioxidante y antiinflamatoria. (Ver el apéndice B).

Mientras realiza este programa de desintoxicación de un mes de duración, le aliento a que coma solamente alimentos orgánicos siempre que sea posible para evitar volver a contaminarse de toxinas en su cuerpo. Levantar pesas y ejercicio aeróbico dinámico son recomendables durante este programa de desintoxicación de treinta días, pero se recomienda caminar sólo suavemente durante la primera fase de la DRRC. Cuando haya completado con éxito treinta días de desintoxicación, está preparado para la primera fase, la cual se basa en una modificación del protocolo Simeons.

Capítulo 16

DIETA DE REDUCCIÓN RÁPIDA
DE CINTURA: FASE 1

A ntes de comenzar la primera fase de la dieta rápida de reducción de cintura, tome una fotografía y anote su peso, medida de cintura, presión sanguínea, IMC y porcentaje de grasa corporal (si lo tiene). Asegúrese de que su médico de cabecera compruebe su presión sanguínea si usted está tomando medicamentos para la hipertensión. *Su presión sanguínea normalmente disminuye significativamente durante el tratamiento.* A continuación hay algunas otras sugerencias que debería seguir:

- Solamente tome medicinas (incluyendo medicinas sin receta) indicadas por su profesional de la salud, que debería comprobar y ajustar las dosis tal como sea necesario.

- Los suplementos pueden ayudar con la salud general durante el programa, incluyendo fibra PGX, Divine Health Fiber Dormula, Serotonin Max, Living Multivitamin o Max N-Fuse, y Cellgevity. (Ver el apéndice B).

- Siga estrictamente la siguiente lista de alimentos aprobados. La primera fase de la dieta rápida de reducción de cintura es una dieta aproximadamente de 1000 calorías al día que comienza el tercer día al comenzar a tomar hCG, sublingual o en gotas homeopáticas. Hay que seguirlo exactamente.

- *No* pruebe esta dieta sin hCG. La más ligera variación puede evitar la pérdida de peso. Si descubre que las gotas de hCG no son suficientes para frenar su apetito, está bien tomar al mismo tiempo gotas y pastillas sublinguales. Esto debería ser muy eficaz para controlar su apetito a medida que se ciñe al plan alimentario.

Pautas alimentarias de la primera fase

El Dr. Simeons ponía a sus pacientes en una dieta de 500 calorías al día con inyecciones de hCG y hospitalizaba a sus pacientes durante las seis semanas de duración del programa. Yo he descubierto con los años que la mayoría de mis pacientes diabéticos no seguían una dieta de 500 calorías al día, ni tampoco cumplían con su compromiso de hacerse chequeos en mi consulta dos veces por semana. Entonces decidí modificar su programa para mis pacientes diabéticos y simplemente dupliqué la ingesta de calorías aproximadamente a 1000 calorías al día. Ya que la mayoría de mis pacientes diabéticos o bien se saltaban el desayuno o comían un desayuno ligero, añadí una opción para el desayuno o una comida consistente en carne y verduras o frutas o un tipo concreto de bebidas de proteína.

Hay muchos alimentos diferentes, especialmente frutas y verduras, que tienen las mismas calorías o incluso menos calorías que las frutas y verduras enumeradas, sin embargo, interfieren en la pérdida de peso en el programa hCG. Por eso es importante que se comprometa a comer solamente alimentos aprobados. Los siguientes son algunos consejos útiles a tener en mente:

- Al escoger carnes, siempre escoja los cortes más magros de carnes y formas orgánicas y elimine toda la grasa.

- Todos sus alimentos y bebidas tienen que ser orgánicos.

- Té, café y agua pura y mineral son las únicas bebidas permitidas.

- Beba café o té en cualquier cantidad (sin azúcar y solamente una cucharada de leche desnatada se permite cada veinticuatro horas). Para endulzar, se prefiere stevia, pero se permite la sacarina.

- Debería beber al menos dos litros de agua diariamente, sin embargo, puede beber más de esa cantidad. Las aguas buenas incluyen agua de manantial (como Mountain Valley Spring Water). Su cuerpo puede retener agua cuando su ingesta de agua sea menor que sus requisitos normales. Esto, a su vez, puede ralentizar su pérdida de peso.

- Si siente vértigo o ligeros mareos durante esta dieta, aumente su ingesta de agua y tome fibra PGX con cada comida.

- Puede tomar fruta o biscote entre comidas en lugar de con el almuerzo o la cena, pero no más de cuatro piezas enumeradas para el almuerzo y la cena pueden comerse en una sola comida. Tome fibra PGX, dos cápsulas con 8-16 onzas de agua (25-50 cl) si toma la fruta o el biscote entre comidas.

- Puede tomar un palito de pan Grissini y una manzana para el desayuno o una naranja antes de irse a la cama, pero deben ser reducidos de su almuerzo o su cena. (El Dr. Simeons prefería los palitos de pan italianos llamados Grissini, que pueden satisfacer más que el biscote).

- No coma su ración diaria de dos tostadas y dos frutas al mismo tiempo. Ingerir demasiados carbohidratos a la misma vez ralentiza la pérdida de peso. No puede guardar alimentos un día para consumirlos al siguiente.

- No hay restricción en el tamaño de la manzana.

- Variantes de la proteína de carnes: ocasionalmente puede comer 100 gramos o 3 ½ onzas de queso cottage sin grasa. (No está permitido ningún otro queso). Ocasionalmente puede comer un huevo entero con tres claras de huevo en lugar de una porción de carne.

- Toda la grasa debe ser eliminada de la carne cruda antes de pesarla. Sólo están permitidas las carnes enumeradas.

- Si no está en la lista, *no lo coma en ninguna cantidad*. El Dr. Simeons pasó muchos años desarrollando este programa y descubrió que incluso sustituir quingombó, alcachofas y otros, aunque tienen un valor calórico equivalente, no producía resultados equivalentes. No hay necesidad de volver a inventar la rueda. Habrá mucho tiempo para la creatividad cuando usted llegue a la segunda fase.

- Todas las carnes deben ser asadas o hervidas.

- Las verduras deben ser crudas o al vapor.

- El jugo de un limón se permite para todos los propósitos.

- Una pequeña cantidad de sal, pimienta, vinagre, polvo de mostaza, ajo, albahaca, perejil, tomillo, mejorana, etc. pueden utilizarse como se desee para dar sabor, pero nada de aceite, mantequilla o aderezos.

- Todo el pescado blanco fresco debe ser bajo en mercurio (bagre, bacalao, abadejo, arenque, salmonete, sardina, tilapia, atún tongol, pescadilla).

- Un grill/vaporera George Foreman sería muy útil.

- Puede utilizar rociadores para ensalada, como rociadores Wishbone, que contienen 1 caloría por rociado. Utilice hasta cinco rociados por ensalada.

- Las ensaladas pueden ser de espinacas, mezcla de hojas verdes, lechuga romana, col o rúgula.

Otras consideraciones

- *Ninguna crema, aceites o lociones* deberían utilizarse sobre su rostro, piel o cuerpo durante este programa. Las hormonas aplicadas tópicamente deberían ser en forma de gel (no cremas o aceites).

- No debería utilizarse *ningún cosmético* aparte de lápiz labial, lápiz de cejas, máscara y polvos compactos. Debería utilizar uno de los muchos cosméticos en polvo minerales durante este período, como Bare Minerals, como base de maquillaje.

- *Ningún masaje*: se prefiere en cambio el uso de unas sauna de infrarrojo lejano.

- *Sol*: intente estar al menos de cinco a diez minutos bajo el sol cada día.

- *Ciclos femeninos*: si es usted mujer que está menstruando, no puede utilizar las pastillas sublinguales hCG durante su período menstrual. Yo hago que mis pacientes dejen de tomar pastillas sublinguales hCG durante su período menstrual, sin embargo, las pacientes normalmente no tienen que hacer esto si toman gotas homeopáticas.

- *Podómetro*: asegúrese de hacer ejercicio ligero cada día. Llevar un podómetro ayudará a asegurarse de que realiza mil pasos al día.

- *Estreñimiento*: si experimenta estreñimiento durante la dieta, utilice Divine Health Fiber Formula, 1 cucharadita colmada al irse a la cama con 4 onzas (11 cl) de agua. (Ver el apéndice B).

Ciclos repetidos si tiene más peso que perder

Primer ciclo: primera ronda de hCG

- Si tiene una pequeña cantidad de grasa abdominal que perder, entonces haga la segunda fase durante cuatro semanas. En cuanto la tóxica grasa abdominal se haya eliminado, normalmente comenzará a sentir hambre de nuevo. Después de perder la grasa tóxica, necesita ir a la segunda fase del programa.

- Si tiene más grasa abdominal que perder, entonces puede seguir la primera fase durante unas seis semanas.

- Si deja de perder peso durante la primera fase, entonces coma una manzana al día, lo cual significa comer seis manzanas Granny Smith (ningún otro alimento) a lo largo del día durante un día con tanta agua, té o café como quiera. No coma ninguno de los "alimentos de la lista". Al día siguiente, sencillamente siga con la dieta de 1000 calorías. No se salte sus pastillas o gotas hCG.

Segundo ciclo: otra ronda de hCG si es necesario

- Si necesita otro ciclo de hCG, entonces debería comenzar otra vez después de seis semanas de estar en la segunda fase del programa.

Ciclos repetidos de hCG

- Si necesita repetir varios ciclos de hCG debido a que sigue teniendo que peso que perder, necesita esperar ocho semanas antes del tercer ciclo. Si tiene más peso que perder, espere doce semanas antes del cuarto ciclo.

Si necesita un ciclo más, espere veinte semanas antes del quinto ciclo, y espere seis meses antes del sexto ciclo.

Alimentos aprobados para la primera fase

Comience la siguiente dieta y continúe durante las siguientes cuatro a seis semanas, dependiendo de la cantidad de peso que necesite perder. Escoja solamente de entre los siguientes alimentos aprobados para cada comida. Debería escoger diferentes alimentos para cada comida y de un día al otro. Un plan de comidas de siete días sigue esta lista de alimentos aprobados. El plan de comidas es un ejemplo que usted puede utilizar para planificar lo que comerá cada semana.

Para el desayuno, puede sustituir un batido de proteína que contenga 18 a 25 gramos de proteína, menos de 3 gramos de azúcar, y menos de 2 gramos de grasa (ver el apéndice). Puede mezclar la proteína con 8 onzas de agua (25 cl), 8 onzas de leche de almendra sin endulzar (se encuentra en la mayoría de tiendas de salud), 4 onzas (12 cl) de So Delicious sin endulzar, leche de coco desnatada, y 4 onzas de agua, o 8 onzas de agua con 1 cucharada de leche desnatada. También puede mezclar ½ taza de fresas congeladas. Otra opción para el desayuno, sólo una vez por semana, es un huevo (omega-3 o pasteurizado) con dos claras de huevo adicionales cocinados con una pequeña cantidad de rociador para cocinar Pam o escalfado (lo cual se prefiere). Puede acompañar el huevo y las claras de huevo con un biscote y fruta.

NOTA: Debería escoger una carne y verdura diferentes para el almuerzo y la cena el mismo día. Puede escoger comerse la fruta como refrigerio de media mañana o media tarde.

ALIMENTOS APROBADOS PARA LA PRIMERA FASE				
Bebidas	**Carne magra/ proteína** (al grill o hervida, 3,5 oz, o 100 g; escoja una por comida)	**Verduras** (crudas o al vapor; escoja una por comida)	**Frutas** (escoja una por comida)	**Panes**
• Agua • Té • Café (Ver pautas para leche y edulcorante permitidos)	• Langosta • Ternera • Res • Pechuga de pollo • Cangrejo • Pescado blanco fresco • Camarón • Bisonte (búfalo) • Alce • Ciervo • Huevo (puede uno ocasionalmente, o hervido o revuelto con una pequeña cantidad de rociador para cocinar).	• Espinacas • Acelgas • Achicoria • Hojas de remolachade • Ensalada verde • Tomate • Apio • Hinojo • Cebollas • Rábano rojo • Pepino • Espárragos • Col	• Manzana • Manzana Granny • 1/2 pomelo • 1/2 taza de fresas (Puede escoger comer la fruta por una comida o como refrigerio).	• 2 Grissini, palitos de pan (ver apéndice) • 2 rebanadas de biscotes

Plan de comidas de siete días para la primera fase

Recuerde: en los dos primeros días del protocolo de la primera fase necesita tomar hCG y comer tantas grasas buenas y calorías como sea posible, como ensaladas con mucho aceite de oliva extra virgen orgánico, mantequilla de cacahuate orgánica, mantequilla de almendra, aguacates, humus, guacamole, semillas, frutos secos, aceite de coco y otras grasas sanas. Durante estos dos días, coma tanta grasa como pueda cada tres horas. Lo siguiente es un plan de comidas de siete días que comienza en el día 3. Recuerde tomar fibra PGX antes de cada comida. También, la mayoría de mujeres sólo necesitan las 3,5 onzas de proteína, pero algunas mujeres puede que quieran más. Pueden aumentar sus raciones de proteína hasta las raciones de los hombres.

Día 3

Desayuno
- Pescado blanco fresco (3,5 oz o 100 g para mujeres o 6 oz o 170 g para hombres) O un huevo cocido o escalfado. Puede hacer una tortilla utilizando rociador de cocinar Pam, añadiendo cebolla, tomate, espinacas, achicoria y

apio, con sal y pimienta al gusto. NO incluya queso ni champiñones.

- 1 manzana
- O batido de proteína con fruta

Almuerzo

- Pechuga de pollo (3,5 oz o 100 g para mujeres o 6 oz o 170 g para hombres)
- 1 taza de espinacas o ensalada verde
- 2 palitos de pan Grissini o dos rebanadas de biscotes
- ½ taza de fresas o 1/2 pomelo

Cena

- Res magra, alce o búfalo, ternera o filet mignon (3,5 oz o 100 g para mujeres o 6 oz o 170 g para hombres)
- 1 taza de ensalada verde o espárragos
- 2 palitos de pan Grissini o dos rebanadas de biscotes

Día 4

Desayuno

- 1 huevo y 2 claras de huevo extra
- ½ pomelo
- O batido de proteína con fruta

Almuerzo

- Pescado blanco fresco (3,5 oz o 100 g para mujeres o 6 oz o 170 g para hombres)
- 1 taza de col o ensalada verde
- 2 palitos de pan Grissini o dos rebanadas de biscotes
- ½ taza de fresas

Cena

- Cangrejo o gambas (3,5 oz o 100 g para mujeres o 6 oz o 170 g para hombres)
- 1 taza de espárragos o ensalada verde
- 2 palitos de pan Grissini o dos rebanadas de biscotes

Día 5

Desayuno

- Pescado blanco fresco (3,5 oz o 100 g para mujeres o 6 oz o 170 g para hombres), O un huevo cocido o escalfado.

Puede hacer una tortilla utilizando rociador de cocinar Pam, añadiendo cebolla, tomate, espinacas, achicoria y apio, con sal y pimienta al gusto. NO incluya queso ni champiñones.

- 1 manzana Granny Smith
- O batido de proteína con fruta

Almuerzo

- Pechuga de pollo (3,5 oz o 100 g para mujeres o 6 oz o 170 g para hombres)
- 1 taza de tomates o ensalada verde
- 2 palitos de pan Grissini o dos rebanadas de biscotes
- ½ taza de fresas

Cena

- Ciervo o alce, ternera o filet mignon (3,5 oz o 100 g para mujeres o 6 oz o 170 g para hombres)
- 1 taza de espinacas o ensalada verde
- 2 palitos de pan Grissini o dos rebanadas de biscotes

Día 6

Desayuno

- Pescado blanco fresco (3,5 oz o 100 g para mujeres o 6 oz o 170 g para hombres), O un huevo cocido o escalfado. Puede hacer una tortilla utilizando rociador de cocinar Pam, añadiendo cebolla, tomate, espinacas, achicoria y apio, con sal y pimienta al gusto. NO incluya queso ni champiñones.
- ½ pomelo
- O batido de proteína con fruta

Almuerzo

- Pechuga de pollo (3,5 oz o 100 g para mujeres o 6 oz o 170 g para hombres)
- 1 taza de ensalada romana con hasta 5 rociados de rociador para ensaladas Wishbone
- 2 palitos de pan Grissini o dos rebanadas de biscotes
- ½ taza de fresas

Cena

- Filet mignon (3,5 oz o 100 g para mujeres o 6 oz o 170 g para hombres)
- 1 taza de espinacas o ensalada verde
- 2 palitos de pan Grissini o dos rebanadas de biscotes

Día 7

Desayuno

- Gambas (3,5 oz o 100 g para mujeres o 6 oz o 170 g para hombres), O un huevo cocido o escalfado. Puede hacer una tortilla utilizando rociador de cocinar Pam, añadiendo cebolla, tomate, espinacas, achicoria y apio, con sal y pimienta al gusto. NO incluya queso ni champiñones.
- 1 manzana
- O batido de proteína con fruta

Almuerzo

- Pescado blanco fresco (3,5 oz o 100 g para mujeres o 6 oz o 170 g para hombres)
- 1 taza de pepinos o ensalada verde
- 2 palitos de pan Grissini o dos rebanadas de biscotes
- ½ pomelo

Cena

- Ternera, filet mignon o carne extra magra para hamburguesa (3,5 oz o 100 g para mujeres o 6 oz o 170 g para hombres)
- 1 taza de mezcla de hojas verdes o espárragos
- 2 palitos de pan Grissini o dos rebanadas de biscotes

Día 8

Desayuno

- Pescado blanco fresco (3,5 oz o 100 g para mujeres o 6 oz o 170 g para hombres), O un huevo cocido o escalfado. Puede hacer una tortilla utilizando rociador de cocinar Pam, añadiendo cebolla, tomate, espinacas, achicoria y apio, con sal y pimienta al gusto. NO incluya queso ni champiñones.

- ½ taza de fresas
- O batido de proteína con fruta

Almuerzo

- Pechuga de pollo (3,5 oz o 100 g para mujeres o 6 oz o 170 g para hombres)
- 1 taza de ensalada verde
- 2 palitos de pan Grissini o dos rebanadas de biscotes
- ½ pomelo

Cena

- Cangrejo (3,5 oz o 100 g para mujeres o 6 oz o 170 g para hombres)
- 1 taza de espinacas
- 2 palitos de pan Grissini o dos rebanadas de biscotes

Día 9

Desayuno

- 1 huevo hervido
- ½ taza de fresas

Almuerzo

- Pechuga de pollo (3,5 oz o 100 g para mujeres o 6 oz o 170 g para hombres)
- 1 taza de ensalada verde
- 2 palitos de pan Grissini o dos rebanadas de biscotes
- 1 manzana Granny Smith

Cena

- Res magra (3,5 oz o 100 g para mujeres o 6 oz o 170 g para hombres)
- 1 taza de rábanos rojos o ensalada
- 2 palitos de pan Grissini o dos rebanadas de biscotes
- Aunque esta dieta parece restringida, será usted alentado a medida que desaparezcan los centímetros, la grasa abdominal se funda y su azúcar en la sangre mejore. ¡Adhiérase a ella! Más selecciones de alimentos llegarán (en la fase siguiente).

Capítulo 17

DIETA DE REDUCCIÓN RÁPIDA DE CINTURA: FASE 2

¡Felicidades! Ha terminado la fase más difícil. Ahora es el momento de que usted sea creativo con sus elecciones de alimentos. Puede comer todos los alimentos de corral y orgánicos que le gusten a excepción de azúcares y féculas. Las féculas incluyen: patatas, maíz, granos (incluyendo panes y pasta) o cualquier alimento que incluya esas materias. Los azúcares incluyen: miel, melaza, sirope de maple, sirope de maíz, lactosa (leche) y, desde luego, el azúcar.

Estará usted en esta fase durante al menos seis semanas. Al final de estas seis semanas, si tiene usted más grasa abdominal que perder, entonces necesitará repetir otro ciclo hCG (primera fase). Sin embargo, si ha perdido la mayor parte de su grasa abdominal y el azúcar de su sangre es normal, puede sencillamente comenzar a seguir los principios de la dieta antiinflamatoria que bosquejé en el capítulo 6 o siga el programa de mi libro *La dieta "Yo sí puedo" de Dr. Colbert*.

> ## QUÉ HACER SI NO ESTÁ PERDIENDO PESO
>
> Si por alguna razón no están logrando resultados óptimos con el programa de DRRC, puede que necesite uno de los siguientes análisis. Refiérase a los anteriores capítulos de este libro en los que hablé de las razones ocultas detrás de la incapacidad de algunas personas para perder peso. Hable con su médico o refiérase al apéndice para encontrar información sobre estos análisis.
>
> - NeuroScience Adrenal para analizar sus neurotransmisores y función suprarrenal.
> - Análisis hormonal
> - ALCAT o análisis Sage de sensibilidad alimentaria
> - Análisis de ansiedad/depresión
> - Análisis de hormona tiroidea
> - Análisis metabólico
> - Análisis de levadura/cándida

Cuando avance a la dieta antiinflamatoria o la dieta "Yo sí puedo", asegúrese de pesarse diariamente. Si su peso comienza a ascender, necesitará repetir este programa de seis semanas de la segunda fase. Si comienza a acumularse grasa abdominal, entonces tendrá que regresar a la primera fase.

He dividido la segunda fase en dos subfases. ¿Por qué? Son necesarias tres semanas para que su peso nuevo y más bajo se estabilice. Sería una lástima arruinar su duro trabajo volviendo a introducir azúcares y féculas con demasiada rapidez.

Por tanto, la segunda fase tiene una etapa sin carbohidratos durante tres semanas. Comenzando en la cuarta semana, se permiten algunos carbohidratos sanos como frijoles, guisantes, lentejas, avena y cereales de mucha fibra. Puede comenzar a utilizar leche de almendras sin endulzar o leche de coco desnatada sin endulzar (en lugar de leche de vaca). *No* tiene que añadir estas féculas otra vez a su dieta en la cuarta semana; podría descubrir que ya no las desea, lo cual está muy bien.

Cuando llegue a un tamaño de cintura saludable y los niveles de azúcar estén controlados, entonces puede seguir una dieta antiinflamatoria o la dieta "Yo sí puedo", pero siempre necesitará evitar el azúcar y los postres. También necesitará pesarse diariamente y regresar a la primera o la segunda fase si comienza a subir de peso otra vez.

Pautas alimentarias para la segunda fase

Desayuno

No puedo exagerar en exceso que el desayuno es la comida más importante del día y una clave para perder peso y revertir la diabetes. Ya he mencionado la importancia de la fibra y su papel para controlar el apetito. Comer suficiente fibra en el desayuno es también fundamental para estabilizar su azúcar en su sangre durante horas, impulsar la energía y mantener su mente aguda y su sistema digestivo trabajando óptimamente. Con frecuencia denomino a la fibra la escoba natural para su tracto gastrointestinal.

Para controlar el hambre y mantener tracto gastrointestinal funcionando óptimamente durante la segunda fase, debería comer de 5 a 10 gramos de fibra por comida y de 3 a 6 gramos como refrigerio, con una mezcla de fibra soluble e insoluble. Ya que la mayoría de personas consumen muy poca fibra, permítanme ofrecer unas palabras de advertencia. Comenzar con 10 gramos de fibra en una comida puede causar exceso de gases y molestia abdominal. No se preocupe, pues su cuerpo se ajustará. Sin embargo, puede que necesite aumentar gradualmente la ingesta comenzando con 5 gramos y posiblemente subiendo hasta 10. Yo uso suplementos de fibra con las comidas y los refrigerios para asegurar estar obteniendo la fibra adecuada, y al tomarla antes de las comidas, muchas veces ayuda a controlar el apetito. Después de evitar las fécula se durante las tres primeras semanas de la segunda fase, puede comenzar a comer avena sin endulzar con stevia, Just Like Sugar o xilitol, que son edulcorantes naturales.

Almuerzo y cena

He agrupado el almuerzo y la cena porque quiero fomentar una mentalidad diferente, que entienda que estas comidas son secundarias con respecto al desayuno. Aunque puede haber una variedad más amplia de productos entre los cuales escoger para el almuerzo y la cena que para el desayuno, eso se debe sencillamente a que la mayoría de nuestras "papilas gustativas" están un poco más extendidas más adelante en el día. Normalmente no nos despertamos con deseos de comer espárragos o batatas. No confunda tener más opciones con creer que necesita comer más en el almuerzo y la cena.

Carbohidratos

Recuerde: ningún carbohidrato como pasta, arroz, pan o verduras con fécula durante las tres primeras semanas de la segunda fase. Este período está libre de carbohidratos. Comenzando en la cuarta semana, puede usted comer frijoles, guisantes y legumbres con sus comidas. Sin embargo, durante las seis semanas completas de la segunda fase puede comer tantas verduras sin fécula como desee. También puede rociar sobre ellas Butter Buds o Molly McButter, o utilizar el rociador Smart Balance Butter Burst para mejorar el gusto y el sabor de sus verduras. O puede sazonarlas con especias.

Proteínas

Generalmente, la mayoría de carnes y pescado contienen aproximadamente 7 gramos de proteínas por onza. Yo recomiendo de dos a ocho onzas de proteína por ración: de dos a seis para las mujeres y de tres a ocho para los hombres, dependiendo de la masa corporal magra y del nivel de actividad.

Algunas especies de pescado contienen más mercurio, PBC (bifeniles policlorados) y otros contaminantes. Los pescados que son altos en mercurio incluyen: tiburón, pez espada, caballa (sierra o king mackerel) y blanquillo. El atún blanco y el atún claro contienen cantidades moderadas. Pescados bajos en mercurio incluyen: abadejo, arenque, caballa del Atlántico, perca de océano, salmón (tanto fresco como enlatado), sardinas, tilapia, trucha y atún tongol.

Niños pequeños, mujeres embarazadas, mujeres que podrían quedarse embarazadas o mujeres que están criando deberían evitar comer pescados altos en mercurio. El Colegio Americano de Obstetras y Ginecólogos recomienda un máximo de dos raciones de 6 onzas (170 g) cada semana para mujeres embarazadas.[1] La Academia Americana de Pediatría recomienda que los niños y las mujeres que estén criando no consuman más de 7 onzas (200 g) de pescado con alto nivel de mercurio por semana.[2] Entienda que todo el pescado cada vez contiene más mercurio, que es tóxico para el feto y para el cerebro de los niños. Además, el pescado criado en piscifactoría generalmente es propenso a contener más PBC que el pescado salvaje.

Grasas

Es mejor escoger vinagres para ensalada que sean muy, muy bajos en grasa. Durante la fase de reducción rápida de cintura debemos restringir la grasa, al igual que los granos y la mayoría de otros carbohidratos complejos, al mínimo a fin de quemar grasa abdominal. Yo también recomiendo los nuevos vinagres para ensalada que se venden en supermercados, incluyendo las marcas Wishbone y Ken's Lite Accents. Tienen solamente 1 caloría por rociado; según mi opinión, son superiores a otras opciones de aderezos de ensalada. Los aderezos sin grasa son una opción, pero a la mayoría de las personas no les gusta mucho su sabor, y disfrutar de lo que usted come es crucial para su éxito. La mayoría de pacientes disfrutan de los nuevos vinagres para ensaladas con solamente una caloría por rociado.

Preparar una comida

Como ejemplo, preparemos un almuerzo o una cena utilizando algunos de los productos que acabamos de enumerar. Para comenzar con una bebida, puede beber un vaso de agua de manantial, filtrada o con gas con un chorro de limón o lima. También puede beber té endulzado con stevia o Just Like Sugar y un chorro de limón o lima.

Mantenga las ensaladas saludables

Al comer fuera, pase por alto el pan y comience su comida con una ensalada hecha con grandes hojas de color verde oscuro y mucho pepino, tomates, zanahorias crudas y cebollas. Puede añadir brotes de Bruselas o tallos de brócoli. Después añada diez rociados de vinagre para ensalada. Yo creo que la manera más fácil de recortar grasa es utilizar un vinagre para ensalada que tenga una cantidad mínima de grasa por rociado.

Asegúrese de utilizar solamente vinagres para ensalada, ya que eso minimiza su ingesta de grasa. Deje fuera el queso y el pan tostado.

La mayoría de personas olvidan que 10 tazas de lechuga romana tienen solamente unas 100 calorías, mientras que solamente una cucharada y media de la mayoría de aderezos para ensalada contiene una cantidad equivalente de calorías. Las personas que esperan perder peso con frecuencia se meten en problemas al comer ensaladas rociadas de aderezos para ensalada con muchas calorías. Una ensalada césar grande puede que tenga solamente 10 calorías en las hojas de ensalada, pero tiene más de 1000 calorías en su aderezo.

La sopa no es una opción

Lo siguiente en su comida es una sopa. Elija un tipo de sopa baja en sodio y con base de agua, como sopa de verduras o frijoles. Esta sopa satisface mucho y normalmente evitarán que coma usted en exceso. Evite las sopas con base de crema, como la crema de almejas o de brócoli y queso cheddar, que tienen muchas calorías. Asegúrese de que su sopa sea baja en sodio (preferiblemente menos de 500 miligramos) y baja en grasa (menos de 10 gramos). Uno de los ingredientes clave para una sopa sana es la fibra, así que busque las que tengan al menos 3 gramos. Cuando se trata de fibra, cuanto más mejor. Finalmente, no se sobrepase en el contenido en carbohidratos. Muchas sopas están cargadas de carbohidratos de alto glicémico, como arroz blanco y pasta. Escoja sopas de verduras, como minestrone o frijoles negros. Asegúrese de escoger para la cena sopas vegetales sin base de crema.

Si resulta que sigue teniendo mucha hambre después de haber comido ensalada y sopa, puede tomar algunas pastillas de fibra. Tome de dos a cuatro cápsulas de fibra PGX, con 8 a 16 onzas (22 a 45 cl) de agua. Cuando haga esto antes de comer el entrante, llenará su estómago con más rapidez y es menos probable que coma en exceso el tipo de alimentos equivocados.

Pautas para los entrantes

Cíñase a la pauta mencionada anteriormente de una ración de 2 a 6 onzas de proteínas para mujeres y una ración de 3 a 8 onzas para los hombres. No fría mucho su carne, sino en cambio sofría, ase, haga al grill o al vapor, o cueza. En realidad es más sano cocinar las carnes a temperaturas más bajas; por tanto, hacer al vapor, hervir y sofreír son métodos más sanos de cocinar. Por ejemplo, pruebe una pechuga de pollo al grill con sazonadores bajos en sodio (cuidado con los adobos altos en carbohidratos y altos en calorías). Junto con su fuente principal de proteína, añada una ración de verduras, como brócoli, que deberían ocupar aproximadamente la mitad de su plato.

A continuación, elija una fécula de bajo glicémico, como ½ taza para mujeres y 1 taza para hombres de frijoles, guisantes, lentejas, legumbres o batatas. Mientras que las mujeres pueden consumir una ración y los hombres de una ración y media a dos de féculas para el desayuno y el almuerzo, deberían evitar las féculas o la fruta en la cena a excepción de frijoles, guisantes y lentejas.

Si está comiendo fuera, recuerde que la mayoría de raciones de entrantes tienen un tamaño doble o triple del recomendado. Sencillamente cómase la mitad de las proteínas y las fécula de bajo glicémico y guarde el resto para otra comida o aperitivo. O pregunte si puede compartir el plato con otra persona en la mesa.

Guarde los postres para ocasiones especiales

Después de haber alcanzado su medida de cintura deseada y dado que su azúcar en la sangre sea normal, en muy raras ocasiones puede darse un capricho, como chocolate negro u otro postre muy pequeño. Antes de disfrutar de un postre, recomiendo que tome de dos a cuatro cápsulas de fibra PGX con 8 a 16 onzas de agua. Esto no sólo disminuye el valor de índice glicémico del postre, sino que también ayuda a que se sienta más lleno. Con los postres es especialmente importante practicar la sensatez y saborear cada bocado a fin de no comer en exceso y sabotear sus esfuerzos de pérdida de peso o causar que los niveles de su azúcar en la sangre suban. Si come un postre, es mejor comerlo en el almuerzo o si cena temprano (antes de las cuatro) y disminuir su ingesta de féculas en esa comida. También, tome fibra PGX o Divine Health Fiber Formula después (véase el apéndice B).

ALIMENTOS APROBADOS PARA LA SEGUNDA FASE

Carbohidratos de bajo glicémico, que no sean granos (de tres a cuatro raciones al día: desayuno, almuerzo y aperitivos; ningún carbohidrato después de las 6:00 de la tarde, a excepción de verduras sin fécula o "carbohidratos verdes", que no tienen límite).

Legumbres y frijoles y féculas Ración: 1/2 taza (mujeres) y 1/2 - 1 taza (hombres) (No permitidos en las tres primeras semanas de la segunda fase)	• Frijoles: judías, pinto, rojos, negros • Frijol de ojo negro • Guisantes • Judías blancas • Garbanzos • Judías verdes • Lentejas • Ñame • Batatas
Cereales (No permitidos en las tres primeras semanas de la segunda fase; los cereales deben combinarse con leche de almendras sin endulzar o leche de coco desnatada sin endulzar).	• Avena a la antigua o avena cortada (1 ración para mujeres; 1-2 raciones para hombres) • Avena instantánea alta en fibra Quaker Oats High-Fiber (normal o con canela), 1 paquete • Quaker Oat Bran Cereal
Verduras Ración = al menos 1/2 taza o más (mujeres) y 1 taza o más (hombres). Si lo desea, puede añadir Butter Buds, Molly McButter, rociador Smart Balance Butter Burst o especias a sus verduras.	• Espárragos • Pimientos • Brócoli • Brotes de Bruselas • Calabaza • Col o sauerkraut • Zanahorias (limitar a 1/2 taza y comer crudas) • Coliflor • Apio • Col rizada • Pepino • Berenjena • Lechuga • Okra • Cebollas • Espinacas • Calabacín • Judías verdes • Malanga • Tomates • Nabo • Berro

ALIMENTOS APROBADOS PARA LA SEGUNDA FASE (continúa)

Frutas de bajo glicémico 1/2 taza (La fruta solo se permite en la mañana)	• Moras • Arándanos • Frambuesas • 1/2 pomelo • Manzana Granny Smith • Kiwi • Fresas

Proteínas magas (limitar cada tres o cuatro días, en cada comida y refrigerio)

Lácteos Es mejor evitar los lácteos, pero si debe comerlos, escoja queso cottage sin grasa o queso crema, o ciertos yogures griegos.	• Queso cottage, sin grasa: 1/2 taza • Queso crema, sin grasa (Philadelphia): 4 cucharadas • Yogur griego bajo en grasa, natural o de vainilla (debe ser sin fruta, jarabe de fruta ni miel)
Huevos	• Huevos (pasteurizados u orgánicos): dos a tres huevos grandes o una yema de huevo con tres claras
Carnes Ración: 2 a 6 onzas (57 a 170 g) para mujeres y 3 a 8 onzas (85 a 227 g) para hombres, dependiendo de la masa muscular magra y el nivel de actividad (no freír mucho las carnes).	• Res, extra magra (preferiblemente orgánica o de corral; quitar toda la grasa visible): limitar el total de consumo de carne roja a menos de 18 onzas (500 g) por semana. • Búfalo, bisonte, alce, caribú, venado, cabra, avestruz • Beicon de pavo • Salchichas de pavo • Pescado (bacalao, platija, abadejo, arenque, halibut, mahi-mahi, róbalo de mar, tilapia, perca, pargo, atún tongol, emperador, salmón, trucha, sardinas, caballa) • (escoger salvaje en lugar de criadero) • Cerdo* (jamón magro, costillas magras, solomillo, beicon canadiense): limitar el cerdo a una o dos raciones por semana • Marisco* (gambas, cangrejo, langosta, vieira, ostras, • mejillones)

ALIMENTOS APROBADOS PARA LA SEGUNDA FASE (continúa)	
Grasas y aceites sanos (dos raciones por día: una ración para el desayuno y 1 ración para el almuerzo y 1/3 de ración con cada refrigerio, pero nada para la cena o refrigerio en la tarde)	
Grasas (Puede utilizar una pequeña cantidad de Pam Spray)	• Mantequilla de almendra: 2 cucharadas • Almendras: unas 18 almendras • Mantequilla de cacahuate orgánica: 2 cucharadas • Cacahuates: 1 onza (28 g) • Pacanas: 1 onza (28 g) • Anacardos: 1 onza (28 g) • Aguacate, fresco: 1/2 taza, hecho puré • Guacamole: 1/3 de taza • Humus: 8 cucharadas o 1/2 taza • Smart Balance Butter Spray: 5 rociados • Aceite de oliva extra virgen: 1 cucharada • Aceite de cacahuate prensado en frío: 1 cucharada • Aceite de girasol alto oleico: 1 cucharada • Aceite de sésamo prensado en frío: 1 cucharada • Aceite de aguacate prensado en frío: 1 cucharada • Aceite de cártamo alto oleico: 1 cucharada • Semillas de calabaza: 2 cucharadas o 1 onza (28 g) • Semillas de girasol: 2 cucharadas o 1 onza (28 g) • Semillas de lino: 3 cucharadas o 1 onza (28 g)
Aderezos para ensalada Ración = 10 rociados Usar sólo rociadores con 1 caloría por rociado; limitar a 10 rociados	• Vinagreta balsámica (Wishbone Salad Spritzers Balsamic Breeze) • Ken´s Steakhouse Salad Spritzers
Fibra PGX	• Recomiendo de dos a cuatro cápsulas de fibra PGX con 8 a 16 onzas (25 a 50 cl) de agua antes de cada comida.

Es mi misión ayudarle a mantener su peso y disfrutar de un estilo de vida y métodos de comer más sanos. Cuando logre su contorno de cintura o peso deseados, se pesará en cuanto se levante de la cama y vacíe su vejiga. Pésese sin ropa. Es muy importante que se lleve su báscula cuando viaje.

Cualquier subida de peso mayor de 2 libras (907 g) en su peso en segunda fase final es significativa. Si eso sucede, necesita primero seguir la fase dos muy estrictamente, y si su peso no baja, repetir un ciclo hCG (primera fase) como se bosqueja en el capítulo 18. Algunos diabéticos necesitarán quedarse en la segunda fase permanentemente para controlar su azúcar en la sangre.

El siguiente cambio en el estilo de vida que revierte la diabetes tipo 2 implica los increíbles beneficios de comer refrigerios sanos. Cuando haya pasado a la dieta antiinflamatoria o la dieta "Yo sí puedo", los refrigerios sanos serán un importante componente de su vida. Vaya al capítulo 18 para aprender cómo los refrigerios adecuados pueden ayudar a evitar el hambre, estabilizar sus niveles de glucosa en la sangre y mantener a raya la diabetes tipo 2.

Capítulo 18

CAPRICHOS Y ENGAÑOS

Aunque han pasado muchos años, sigo recordando aquellos días desenfadados de mi juventud, sentado alrededor de una fogata de campamento que iluminaba el cielo oscuro durante millas. En esas salidas mensuales con nuestra tropa de Scouts, a todos les encantaba juntarse alrededor del fuego y mirar su resplandor mientras hablábamos y disfrutábamos de su calor en el frío aire nocturno. Su resplandor tenía un mandato no expresado: si queríamos seguir disfrutando del calor, alguien tenía que atizar el fuego durante la noche. Puedo recordar despertarme con frecuencia, temblando, y acercándome a la fogata para poner más leña. Todo Boy Scout entendía que cuanta más leña se ponga en el fuego, con más calor y más tiempo arderá. Si hacíamos eso durante toda la noche, podíamos despertarnos calientes.

Los refrigerios ayudan a alimentar su cuerpo de modo similar. Al consumir "minicomidas" entre las tres comidas principales, usted aviva las fogatas metabólicas de su cuerpo, lo cual le permite quemar más calorías a lo largo del día. Si sólo fuese cuestión de mantener ardiendo sus fogatas dietéticas, sin embargo, muchas personas no tendrían problemas de peso. El problema comienza con los antojos.

Librar guerra con un refrigerio

Si es usted como muchas personas, en algún punto durante el día probablemente experimentará un abrumador deseo de comer un alimento en particular, normalmente algo que usted sabe que debería evitar. Los días en que no tiene ganas de pelear la batalla, el antojo rápidamente pasa de ser un pensamiento a ser un bocado y después toda una sesión de comida. Si es usted como la mayoría de personas que batallan con su peso, después se siente culpable, avergonzado y quizá incluso desesperanzado por la idea de que está usted atrapado en una incesante y difícil lucha contra su apetito.

¿Le resulta familiar? Yo me encuentro con ello cada día con mis pacientes.

Puede que ellos estén comiendo tres comidas sanas al día, haciendo actividad regular, practicando control de la ración y evitando refrescos y dulces; sin embargo, sin excepción, en mitad de la tarde o las horas después de la cena, es como si alguien encendiese un interruptor del apetito, y lo único en que pueden pensar es en comida, normalmente los alimentos equivocados.

Lo cierto es que independientemente de cuántas zanahorias o tallos de apio se coma, no es probable que sus antojos desaparezcan. Pero antes de dejar a un lado este libro y pensar que no vale la pena luchar, entienda lo siguiente: aunque puede que no elimine los antojos, puede finalmente sobreponerse a ellos. La clave es controlarlos. Y una de las maneras más importante y eficaz es mediante los refrigerios.

Tomar refrigerios correctamente

Muchas personas no entienden que un buen refrigerio puede apagar su apetito y puede detener los desencadenantes que lo provocan en un principio. Y aunque a algunos les parece que va contra la intuición, los refrigerios pueden ayudarle a quemar más calorías en el proceso. Los estudios han determinado que tomar refrigerios en la correcta cantidad de alimentos sanos, además de comer tres comidas al día, impulsa el ritmo metabólico más que si sólo se comen tres comidas cada día.[1] Tomar refrigerios estimula al cuerpo a quemar más energía. Comer una comida o un refrigerio cada tres o cuatro horas mantendrá a raya el hambre y también impulsará el ritmo metabólico.

A estas alturas espero que haya captado mi énfasis en *cantidad* y *calidad* cuando se trata de alimentos, incluyendo los refrigerios. No le hace ningún bien comer refrigerios sanos si consume demasiados o demasiada cantidad. Según una encuesta dirigida por el Consejo de Control de Calorías, una tercera parte de todos los adultos indican "tomar demasiados refrigerios" como una razón principal de que sus esfuerzos para perder peso hayan fracasado.[2] Yo he tenido que corregir a muchos pacientes que utilizaban el poder del refrigerio como excusa para añadir una cuarta o quinta comida a su ingesta diaria. Incluso cuando escogían alimentos sanos como refrigerio, terminaban comiendo raciones muy grandes, y con la mezcla equivocada. Esto obviamente derrota el propósito de un plan para perder peso. No se necesita pensar mucho para evitar comer refrigerios de tamaños montañosos.

De igual modo, porque lance la cantidad correcta de algo al fuego para evitar que se apague no significa que necesariamente arderá por más tiempo. Tiene que poner el tipo correcto de combustible en el fuego, o el tipo correcto de refrigerio. Twinkies, rosquillas, palomitas de maíz con azúcar y barritas de cereales altas en azúcar no cuentan. Cada uno de ellos es similar a poner heno en un fuego; se quema rápidamente. Comer el tipo equivocado de refrigerios normalmente hará que usted desee más refrigerios procesados y altos en azúcar. En otras palabras, cuando usted se come habitualmente un paquete entero de galletas Oreo como "refrigerio", se llena del combustible equivocado y hace probable volver a desearlas. Por eso las personas con sobrepeso y obesas con frecuencia pueden comer sus alimentos favoritos y nunca sentirse satisfechos.

Refrigerios sanos

Entonces, ¿qué hace que un refrigerio sano detenga esos antojos? La palabra *dieta* hace pensar en imágenes de cosas como zanahorias, tallos de apio y brócoli. Aunque esos son alimentos sanos, definitivamente no saciarán su apetito o su hambre. Intentar restringirse a este tipo de régimen significa que usted finalmente puede darse un atracón de alimentos dulces y carbohidratos. El mejor tipo de refrigerio es una mini comida consistente en proteínas sanas, un carbohidrato o fécula alta en fibra y de bajo glicémico, y alguna

CINCO REFRIGERIOS FALSOS

1. Galletas (incluso si son sin grasa, vigile las calorías y el azúcar)
2. Barritas de cereales (algunas pasan la prueba, pero la mayoría están cargadas de azúcar)
3. Patatas fritas y nachos (grasa, grasa, grasa…del tipo malo)
4. Pasteles (toneladas de calorías, tienen mucha azúcar, grasa, y nada de nutrición)
5. Galletas saladas (aunque pocas están bien, muchas están cargadas de mantequilla o aceite)

grasa buena. Cuando se mezclan, este combustible alimenticio con mezcla de combustible se digiere lentamente, haciendo que la glucosa pase a su flujo sanguíneo, la cual controla su hambre durante horas.

El control de la ración es una clave para tomar refrigerios sabiamente. Elija la mitad de una ración de una fécula de bajo glicémico o el tamaño de una ración de fruta. Después añada de 1 a 2 onzas (28 a 35 g) de una proteína y una tercera parte de una ración de grasa. Normalmente, esta mini comida debería tener 100 o 150 calorías para mujeres y 150 a 250 calorías para hombres. A continuación hay algunos ejemplos de refrigerios bien equilibrados.

Refrigerio de mañana, tarde

- Una pieza de fruta (la fruta puede comerse sola o mezclada con kéfir); 6 onzas (200 g) de kéfir de coco bajo en grasa, o yogur griego; de 5 a 10 frutos secos; y una cucharada de proteína en polvo de vainilla o chocolate

- 2 cucharadas de guacamole con zanahorias crudas o apio y 1 a 2 onzas (28 a 36 g) de pavo, pollo o res asada (carne opcional)

- Dos cucharadas de humus con zanahorias crudas o apio (4 pulgadas de diámetro) y 1 a 2 onzas (28 a 36 g) pollo o pavo en lanchas (carne opcional)

- 1 a 2 cuñas de queso Laughing Cow Light y 1 a 2 onzas (28 a 36 g) (para hombres) y 1 onza para mujeres de salmón ahumado o atún tongol (carne opcional)

- Media taza de queso cottage sin grasa, una pieza de fruta de bajo glicémico (como una manzana Granny Smith) y de 5 a 10 frutos secos

- Una pequeña ensalada con 1 a 2 onzas (28 a 36 g) de lonchas de pavo y 2 cucharadas de aguacate; utilice un rociador de ensaladas (carne opcional)

- Un bol de sopa de verduras o frijoles con 1 a 2 onzas (28 a 36 g) de pollo hervido

- Zanahorias o apio, 1 cucharadita de mantequilla de almendra o mantequilla de cacahuate, y ¼ de taza de queso cottage sin grasa

- Un batido de proteína hecho de proteína en polvo (1-2 cucharadas) mezclado con 8 onzas de leche de coco baja en grasa, o kéfir de coco bajo en grasa o leche de almendras (opción: diluir leche de coco, kéfir o leche de almendras reduciéndolo a 4 onzas y combinarlo con 4 onzas de agua filtrada o agua de manantial)

NADA DE BARRITAS

Incontables dietistas están equivocados suponiendo que una barrita es sana sólo porque las palabras de salud, proteína o baja en carbohidratos aparecen en el envoltorio. De hecho, encontrar una barrita con sabor, sana y equilibrada es un desafío. La mayoría están cargadas de azúcares y carbohidratos o de grasas, y deberían clasificarse como galletas. Otras están cargadas de proteínas de baja calidad, pero no tienen ninguna sana proporción de carbohidratos complejos, grasas buenas y fibra. Además, muchas utilizan como proteína la soja, que no es lo mejor para perder peso. Muy pocas tienen adecuada fibra, y la mayoría dejan con más deseo. Por tanto, usted termina comiéndose dos, tres o toda la caja para satisfacer su antojo.

Desgraciadamente, no existe ninguna barrita perfecta. Las tres que yo recomiendo, sólo en ocasiones pero no cada día, son Jay Robb JayBar, cualquier barrita FitSmart y Nutiva Hemp Chocolate Bar (www.drcolbert.com). La mejor opción sigue siendo una minicomida utilizando comida verdadera en lugar de un sustituto fabricado por el hombre, sin embargo, lleve una barrita sana en su bolso o cartera para emergencias. La mayoría de estas barritas pueden encontrarse en tiendas de salud en lugar de en supermercados. Evite la mayoría de barritas que se venden en casi todos los supermercados, pues son altas en azúcar y carbohidratos refinados. Recuerde, al igual que en cada comida, una buena proporción de combustible para una barrita es del 40 por ciento de carbohidratos de bajo glicémico, el 30 por ciento de grasas sanas, y el 30 por ciento de proteínas de calidad, junto con 3 a 5 gramos de fibra por barrita.

Asegúrese de tomar dos cápsulas de fibra PGX con un vaso de 8 a 16 onzas de agua con su refrigerio. Y recuerde que puede añadir todas las verduras sin fécula que quiera. Además de todo, recomiendo una taza de té verde o negro, utilizando stevia natural como edulcorante.

Refrigerios para la noche

- Bebida de proteína
- Tiras de lechuga
- Ensalada con carne magra
- Sopa de verduras con carne magra

Muchos refrigerios sanos

Ya le he instado a eliminar toda la comida basura, patatas fritas, galletas saladas, caramelos, galletas, helado, refrescos y bebidas altas en azúcar de su refrigerador, despensa y armarios. La segunda parte de esa ecuación es mantener esos lugares llenos de refrigerios sanos, incluyendo muchas frutas de bajo glicémico, semillas, frutos secos, humus, queso bajo en grasa, aguacates, zanahorias baby, apio y similares. Agarre un bol grande y llénelo de frutas, especialmente frutas altas en fibra como manzanas Granny Smith, kiwi, pomelo y todo tipo de bayas. Tenga en el refrigerador diferentes tipos de carne, como pavo y pollo sin nitritos y de corral, jamón magro y cecina sin nitritos. También recomiendo tener siempre leche de almendras o leche de coco baja en grasa; queso sin grasa, bajo en grasa o semidesnatado, como Laughing Cow Light, queso cottage sin grasa o crema de queso sin grasa; yogur natural sin grasa o bajo en grasa o yogur griego de vainilla, y kéfir y kéfir de coco. Todo ellos son productos sencillos que puede usted agarrar de pasada.

Además, compre diferentes mantequillas de frutos secos, incluyendo mantequilla de almendras y mantequilla de cacahuate orgánica. Tenga provisión de humus, aguacates, guacamole, semillas y frutos secos, tomates y pepinos disponibles de modo que pueda mezclarlos con diferentes ensaladas y rociadores para ensaladas (la mayoría de ensaladas ahora vienen en bolsas listas para servir). Para quienes con frecuencia se enfrentan a restricciones de tiempo, también puede tener provisión de las barritas sanas que mencionamos anteriormente en este capítulo. Tenga té verde, negro o blanco; stevia y también limones y limas.

> ### FRUTAS BUENAS
>
> Un estudio brasileño descubrió que las mujeres que comían tres manzanas o peras pequeñas al día perdían más peso en una dieta baja en calorías que quienes no añadían fruta a su dieta. Debido a la alta fibra que hay en esas frutas, las mujeres que las comían también comían menos calorías.[3]

Junto con asegurarse de proveer su casa con estos fáciles productos para refrigerios, esté preparado en el trabajo y en otros lugares. Yo les digo a mis pacientes femeninas que lleven siempre una barrita sana en sus bolsos, como Hemp Chocolate Bar, una pequeña bolsa de frutos secos, una manzana Granny Smith, zanahorias baby en una bolsa de plástico y cápsulas de fibra PGX. Tenga en su cajón del escritorio en el trabajo de productos no perecederos. Esté siempre preparado teniendo muchos refrigerios sanos en casa, en la oficina y cuando viaja. No olvide: es importante comer refrigerios que de verdad le gusten. De otro modo, no se molestará en comerlos.

Controlar los graves antojos de carbohidratos y azúcar

Ya he hablado de cómo nuestro sistema digestivo usa los alimentos dulces y los carbohidratos procesados en un par de horas. Esta rápida digestión hace que los desencadenantes de apetito se enciendan repetidamente, elevando su azúcar en la sangre y los niveles de insulina, y finalmente causando que almacene grasa y suba de peso. Incluso las personas obesas tienen un sentimiento natural por este proceso; saben de primera mano lo rápidamente que un azúcar se desvanece, sólo para encontrarse con otro irresistible anhelo de comer otro.

Sin embargo, ¿qué hace si sus deseos de esos productos altos en azúcar y féculas continúan? ¿Qué sucede cuando los diferentes refrigerios que enumeré anteriormente no apagan sus tremendos deseos de esos alimentos? Este es normalmente el caso para quienes bajos niveles de serotonina en el cerebro. La serotonina es un importante neurotransmisor que nos calma, nos ayuda a controlar el apetito y nos da un sentimiento general de bienestar. Tener un bajo nivel de serotonina hace que deseemos alimentos dulces, chocolates, carbohidratos y féculas.

Para muchos individuos este es un asunto grave, no sólo un deseo ocasional de comer una barrita de chocolate. Estas personas normalmente han estado bajo estrés crónico por mucho tiempo y probablemente hayan tenido altos niveles de cortisol durante años. Puede que hayan hecho dietas crónicas bajas en carbohidratos, o batallen con el insomnio, la depresión o el SPM. Algunos pueden ser también comedores compulsivos. Normalmente piensan en la comida constantemente y comen emocionalmente, utilizando la comida como consuelo siempre que se sienten solos, aburridos, tristes, ansiosos o enojados. Las mujeres son más propensas a encajar en esta categoría que los hombres porque el cerebro femenino produce un 50 por ciento menos de serotonina que el cerebro masculino.[4] Esta es también la razón de que las mujeres con frecuencia atraviesen "retirada de carbohidratos" con mayor frecuencia. Un dúo de científicos investigaron esta necesidad fisiológica de serotonina en algunas personas e identificaron el problema. Judy Wurtman, PhD, y su esposo, el Dr. Richard Wurtman, ambos neurocientíficos en el Instituto de Tecnología de Massachusetts, descubrieron que, entre otras cosas, había refrigerios de carbohidratos que podían impulsar los niveles de serotonina en el cerebro.[5] Podían finalmente disminuir los deseos y ayudar a controlar el apetito. Sin embargo, los diabéticos deberían evitar los carbohidratos de alto glicémico, ya que normalmente elevan el azúcar en la sangre y evitan la pérdida de peso. Yo recomienzo 5-hidroxitriptofano (5-HTP) o Serotonin Max para pacientes con antojos de azúcar y féculas si tienen algunos de los síntomas de bajos niveles de serotonina mencionados anteriormente. Normalmente recomiendo 50 miligramos de 5-HTP de una a tres veces por día o al irse a la cama. Si está tomando antidepresivos, consulte con su doctor antes de tomar 5-HTP o Serotonin Max (vea el apéndice B).

Refrigerios que impulsan la serotonina

Cuando encuentre el refrigerio que mejor funcione para usted, recomiendo que lo meta en una bolsa de plástico con cierre. Lleve la bolsa en su auto, bolso o cartera. Al comer este refrigerio en horas específicas, ayudará a controlar su apetito e impulsará su ritmo metabólico. También recomiendo beber de 8 a 16 onzas de agua y dos cápsulas de fibra PGX antes de comer un refrigerio. Trate usted o no con bajos niveles de serotonina, los refrigerios son poderosos para cualquier programa exitoso de pérdida de peso. Ayudan a controlar el apetito, lo cual es uno de sus puntos más fuertes contra sus esfuerzos por perder kilos y no recuperarlos. En casos de bajos niveles de serotonina en el cerebro, esta fuerza puede parecer abrumadora. Deje que le asegure que no lo es. Con una sencilla preparación, pronto aprenderá que puede manejarse con facilidad, incluso hasta el punto de volverse rutina.

Capítulo 19

CONSEJOS PARA COMER FUERA
Y COMPRAR ALIMENTOS

La Asociación Nacional de Restaurantes calcula que los estadounidenses gastan el 49 por ciento de su presupuesto alimentario en restaurantes. No es sorprendente que para el año 2011 la Asociación previese que la industria alcanzaría un récord de 604 mil millones de dólares en ventas y lograse un crecimiento positivo después de un descenso de tres años de duración.[1] Claramente, comer fuera es un modo de vida para millones de familias estadounidenses. Fotografías de familias disfrutando de comidas caseras en la mesa en los años cincuenta y sesenta se han desvanecido en la historia. Actualmente se producen en lugares como Burger King, Subway o McDonald´s. Las que se toman en casa son con mayor probabilidad las de todos reunidos en torno a comida para llevar.

Con el estilo de vida tan rápido de EE. UU., muchos padres sienten que no tienen tiempo para preparar comidas familiares, lo cual conduce a una confianza poco sana en los restaurantes de comida rápida. Mientras tanto, los solteros o las parejas sin hijos en casa han descubierto que comer fuera regularmente es más fácil y puede ser más económico. Aún así, hay maneras de evitar caer en una rutina de alimentos preparados. Todos nosotros comeremos fuera de vez en cuando, pues es parte de la vida moderna, sin embargo, si espera usted controlar su peso, hay principios básicos que debe entender cuando decide qué alimentos pedir en restaurantes y qué alimentos cocinar en su casa. La clave, en ambos casos, es saber cómo tomar decisiones sabias y sanas.

Los gemelos culpables

Hay dos razones principales para que comer fuera sabotee los esfuerzos para perder peso. La primera es sencilla: la mayoría de restaurantes sirven alimentos poco sanos. Los dueños de los restaurantes saben que el sabor vende. Para hacer que los clientes repitan y generar buenos comentarios, acentúan el sabor mediante un modo de cocinar poco sano. Es el principio de la oferta y la demanda: el público demanda comidas sabrosas, altas en calorías, altas en grasas y altas en sodio, y eso es lo que obtiene. Para añadir insulto al daño, esas comidas normalmente están cargadas de inflamatorios azúcares, sal y carbohidratos de alto glicémico. Y son bajas en fibra, fruta, verduras y valor nutricional. Los individuos que comen regularmente en tales restaurantes batallan para perder cualquier cantidad de peso.

Tampoco se crea la publicidad exagerada. Como reacción a los defensores de la salud y los titulares sobre los problemas de obesidad, en el verano del año 2011 la Asociación de Restaurantes anunció su iniciativa "Kids LiveWell" [Niños, vivan bien]. Introducida en diecinueve cadenas, entre sus criterios están el de ofrecer una comida para niños de 600 calorías o menos y otros productos con limitadas calorías, grasas, azúcares y sodio, y una ración de fruta, verduras u otras opciones sensatas.[2] Aunque es admirable que algunos restaurantes estén respondiendo a la crisis de obesidad, no crea que eso significa que puede usted comer cualquier cosa que haya en sus menús.

Además, reconozca que puede usted recortar calorías durante todo el día en otras comidas, pero si continúa cenando fuera regularmente sin aprender hábitos saludables, sus esfuerzos en la pérdida de peso *fracasarán*. Será como entrenarse para competir en los Juegos Olímpicos, pero aparecer en los entrenamientos sin tener idea alguna de cómo correr en un evento concreto. A menos que usted se prepare cada vez que pone su pie en un restaurante, repetidamente arruinará sus oportunidades.

La segunda razón por la cual comer fuera puede sabotear la pérdida de peso es el inmenso tamaño de la ración. En el capítulo 14 repasé las raciones cada vez mayores en los restaurantes. Dicho con sencillez, alimentos altos en calorías sumados a tamaños de raciones fuera de control equivalen a un aumento de peso y obesidad: la ecuación que nuestra cultura sigue generalmente.

Usted puede ser diferente aprendiendo a cenar fuera pero sin sucumbir a los festines que le tientan. Esto comienza con entender el tamaño de las raciones. Ya que la mayoría de raciones son lo bastante grandes para satisfacer a dos personas, mi esposa y yo normalmente compartimos los entrantes y pedimos una ensalada y un extra de verduras. La mayoría de restaurantes están dispuestos a servirnos la comida en platos separados. Si usted y su compañero no pueden ponerse de acuerdo en un entrante, pidan por separado y pidan que les pongan la mitad de la ración en una caja para llevarse a casa antes de que les lleven la comida a la mesa.

El entrante es su decisión dietética más importante. La carne, el pescado o las aves deberían ser asados, a la parrilla o poco fritos con una mínima cantidad de aceite. Evite cualquier cosa demasiado frita o frita en sartén. Pregunte siempre si su selección de carne estará frita; si es así, pregunte si pueden cocinarla de otro modo. Si el menú no enumera una lista con el peso de las raciones, pregunte a su camarero. Si es más de seis onzas (para mujeres) y 8 onzas (para hombres), pida al camarero que le ponga al menos la mitad en una caja para llevar. Naturalmente, debería evitar o limitar de modo significativo las salsas, quesos o cremas. Si es necesario que las coma, pida al chef que las ponga aparte en un pequeño plato. Pida también que las verduras sean al vapor (a menos que las prefiera crudas) *sin* nada de mantequilla o aceites.

Normalmente hay una amplia provisión de féculas, razón por la cual la mayoría de conteos de calorías de las comidas son muy altos. Tenga en mente la regla del bajo glicémico, y no arruine una comida equilibrada permitiendo mantequillas o aceites grasosos. Si es usted fan de las patatas, recuerde que las patatas asadas son de alto glicémico. En cambio, escoja si es posible una batata, y que sea del tamaño de una pelota de tenis. Cuando se enfrente a opciones limitadas, tome de dos a cuatro cápsulas de fibra PGX o beba un vaso de agua mezclada con fibra para disminuir el valor glicémico de la fécula.

La tentación final (y mayor) es el postre. Esté preparado; los camareros no están haciendo su trabajo a menos que intenten convencerle con una bandeja rellena de caprichos que hacen la boca agua. Cuantos más postres vendan, más elevada es la cuenta y mayor es la propina. ¿Cómo evitarlo? Antes de que termine la comida, pida al camarero que no le lleve la bandeja de postres. Si no lo hace, se enfrentará a una presentación de ventas intentando persuadirle de que el helado de chocolate con crema batida *sencillamente no puede ser* tan malo.

Si aun así escoge usted un postre, evite comerse el plato solo. Compártalo, y coma solamente varios bocados. Saboree esos bocados. Después de todo, sus papilas gustativas no están pidiendo una montaña de postre; tan sólo quieren algo de sabor.

Cuidadosa planificación

Una de las maneras más fáciles de evitar el desastre es la preparación, que ayuda a evitar alimentos poco sanos y comer en exceso. La primera regla general: no salir nunca a comer fuera cuando sienta mucha hambre.

Le garantizo que comerá demasiado de los alimentos equivocados. Antes de salir de casa, cómase una manzana Granny Smith o un refrigerio sano, como una barrita Nutiva Hemp. Esto llenará su estómago y evitará que coma en exceso. También puede beber 16 onzas de agua o de té sin endulzar y tomar de dos a cuatro cápsulas de fibra PGX.

Además, planee qué y dónde comerá *antes de* salir. Cuando las personas no saben dónde van y llegan a cualquier restaurante con el que se cruzan, normalmente no tienen idea alguna de lo que pedirán. Si espera usted perder peso, esos son malos movimientos. Yo sugiero a los pacientes que también planeen una cena temprano, normalmente entre las cinco y las seis. Al hacerlo, en general no tendrán que esperar mesa (ayudando a evitar un estómago rugiente) y terminarán lo bastante temprano para quemar algunas de las calorías antes de irse a la cama.

Si usted sabe que pasará tiempo con amigos o familiares en un restaurante, planee practicar comer con sabiduría. Comparta un entrante con su cónyuge. Relájese mientras come, y mastique bien cada bocado, dejando su tenedor en la mesa entre bocados. Todas estas "pequeñas" cosas contribuyen a controlar el hambre y el peso. Su cerebro no solamente recibirá antes el mensaje de que usted está satisfecho, sino que también podrá relajarse y disfrutar de la conversación con seres queridos.

Elección de restaurantes

Todos tenemos nuestros tipos de restaurantes favoritos. Desgraciadamente, la mayoría de nosotros desarrollamos esas preferencias mucho antes de pensar en comer sano. Para algunos eso no es problema, ya que su favorito sirve platos sanos. Para otros, puede presentar un reto. Independientemente de la preferencia, es importante saber cómo elegir menús sanos. A continuación está como hacerlo.

Restaurantes de comida rápida

Yo vinculo el aumento de la obesidad en nuestro país con la emergencia de los restaurantes de comida rápida. Sus opciones más populares son altas en grasas, sales, carbohidratos de alto glicémico y calorías, y los refrescos están cargados de azúcar. Las raciones "tamaño gigante" de los restaurantes de comida rápida no solamente desencadenan la subida de peso, sino que sus ingredientes procesados aseguran que las personas queden atrapadas en un círculo de deseos de comida basura. ¿Se ha preguntado alguna vez por qué la mayoría de restaurantes de comida rápida tienen asientos de plástico duro? Los asientos, colores, iluminación, aire y otros factores están pensados para que usted coma apresuradamente, se vaya, y deje lugar a otros clientes. Entonces, cuando usted sienta hambre otra vez unas horas después, ellos esperan que regrese.

En caso de que usted no pueda evitarlos, intente lo siguiente en una típica cadena orientada a las hamburguesas: en lugar de pedir una doble hamburguesa con queso (alrededor de 500 calorías), patatas fritas grandes (500 calorías) y un refresco grande (unas 300 calorías), pruebe un sándwich de pollo a la parrilla o una hamburguesa pequeña. Elimine el pan y apriete su hamburguesa entre dos servilletas para eliminar el exceso de grasa. Corte la hamburguesa por la mitad y ponga ambas mitades de la carne entre dos hojas de lechuga. En lugar de mayonesa y kétchup, escoja mostaza, tomate, cebollas y pepinillos. Ahora tiene una hamburguesa mucho más sana sin excesivos carbohidratos de alto glicémico y excesivas grasas.

También puede pedir una ensalada pequeña y pedir el aderezo sin grasa (o utilizar sólo una pequeña parte del paquete regular). Como bebida, pida té frío sin endulzar o una botella de agua. En lugar de patatas fritas, pida una patata asada cuando la haya, utilizando solamente un poco de mantequilla o dos cucharaditas de crema agria.

Si come en una tienda sub, imite a Jared Fogle, el muchacho de Subway que perdió más de 240 libras (108 kilos) tomando las decisiones correctas. Escoja pavo, res magra y pollo en lugar de bologna, pastrami, salami u otras opciones con grasa. Escoja una sub de 6 pulgadas en la parte más pequeña del pan y no ponga la parte de arriba. Utilice muchas verduras, y rócielas con vinagre; evite el aceite o utilice poco. Es mejor para recortar más calorías pedirlo en lechuga o pan de pita.

En los restaurantes de comida rápida, en lugar de pollo frito escoja pollo asado o rostizado. Quite la piel y déjelo seco con una servilleta. Quite el líquido de la ensalada de Kohl, y no se coma el biscote o las patatas.

Si desea comer pizza, tómelo con calma, pues es uno de los peores saboteadores para perder peso. Antes de comerse una porción, cómase una ensalada grande. Después, solamente una porción de pizza, con una base delgada o de pita. Escoja grandes tomates y otras verduras por encima. Evite el chorizo y otras carnes muy procesadas, y pida la mitad del queso (del mismo modo en que otros piden doble queso). Finalmente, utilice una servilleta para quitar el exceso de aceites del queso.

Restaurantes de estilo buffet

Si espera perder peso, es sabio evitar los restaurantes de estilo buffet. La mayoría están cargados de alimentos fritos, féculas poco sanas y una variedad de postres que engordan. Ofrecen demasiada comida y muy pocas elecciones sabias, a excepción de algunas ensaladas y verduras.

Hay algunas alternativas para la variedad del "coma todo lo que pueda", como un sano buffet el domingo en un restaurante formal. Muchos ofrecen hermosas ensaladas, frutas, verduras, salmón ahumado, carnes magras, pescado y pollo a la parrilla o al horno. Solamente vigile los alimentos altos en calorías, incluyendo los postres. Aun así, ellos normalmente tienen bastantes opciones sanas. Comience con una ensalada grande (pero no se exceda en el aderezo, o utilice un rociador) y fruta, seguidos por un entrante con muchas verduras. Si come postre, limítese a un par de bocados o no se coma la nata batida.

Churrasquerías

Son opciones comunes para ocasiones especiales. El tamaño de las raciones es tan grande (incluyendo patatas asadas del tamaño de una pelota de fútbol) que dos personas pueden compartir un entrante. Recuerde evitar comer el pan de antemano, y escoja un filete magro, a la parrilla o asado, pescado a la parrilla o marisco. Escoja verduras al vapor y una ensalada grande (repito: con aderezo aparte o en un rociador). Aunque un cóctel de gambas en ocasiones está bien, tenga cuidado con las salsas y cremas, verduras con crema, salsa de queso y platos gratinados. Todos están cargados de grasa.

Restaurantes italianos

Incluso en mis restaurantes favoritos, yo tengo que vigilar para no comer demasiada pasta ni salsas cremosas altas en grasa. Aconsejo comenzar con una sopa (minestrone, pasta fagioli o de tomate) y una ensalada grande. Limite el pan y el aceite de oliva, que tiene 120 calorías por cucharada. Buenas opciones para entrantes incluyen pollo a la parrilla, pescado, mariscos, ternera y filete. Evite los platos fritos o con Parmesano, como pollo o ternera a la parmesana. Pida que sus verduras sean al vapor, y evite la pasta o hasta que esté cocinada al dente. No coma demasiada pasta; la cantidad debería tener aproximadamente el tamaño de una pelota de tenis. Evite las salsas cremosas llenas de grasa, el queso y la salsa pesto.

Restaurantes mexicanos

La comida mexicana normalmente está cargada de grasa y féculas, comenzando con las tortillas. Ya que estos caprichos muy fritos están llenos de calorías, pida a su camarero que las quite de la mesa. En cambio, la sopa de tortilla sin los pedazos y la sopa de frijoles negros son buenos entrantes. Además, tenga cuidado con los entrantes mojados en queso fundido, que automáticamente aumenta en el conteo de grasas.

A pesar de los peligros, a mí me gusta la comida mexicana, y normalmente escojo fajitas con pollo. También puede pedir res o gambas, y la carne normalmente está poco frita o a la parrilla, lo cual significa que es más sana. Añada ingredientes como salsa, cebollas, lechuga, frijoles y guacamole. Tenga cuidado de comer demasiado queso y crema agria; evítelos si es posible, ya que los restaurantes rara vez sirven variedades sin grasa.

En cuanto a los frijoles, escoja rojos o negros pero no refritos, ya que son altos en grasa. Evite el arroz. Si hay ensalada, disfrute de una grande antes de su entrante. Evite la tortilla, y haga su fajita con hojas de lechuga.

Restaurantes chinos, tailandeses o vietnamitas

Normalmente son buenas opciones, dado que su carne o marisco están horneados, al vapor o poco fritos. El vapor es normalmente el método más sano. Algunos restaurantes chinos sofríen su carne en excesivo aceite, utilizando tanto como media taza. En lugar de arroz frito o fideos fritos, escoja arroz integral. Recuerde que comer arroz blanco es parecido a comer azúcar. A veces los restaurantes le permitirán sustituir una ración de arroz por verduras. Si eso no es posible, tome de dos a cuatro cápsulas de fibra y no coma más de una ración de arroz del tamaño de una pelota de tenis. Evite la salsa agridulce, o los alimentos muy fritos o doblemente cocinados (que son altos en grasas y calorías) y las salsas aceitosas (como de pato). Como entrante, puede escoger wonton o sopa de huevo en lugar de rollitos de huevo muy fritos.

La desventaja de muchos restaurantes chinos es que muchos utilizan glutamato monosódico (MSG) para potenciar los sabores de los platos principales. Yo recomiendo encontrar uno que no utilice MSG o esté dispuesto a no utilizarlo en los platos que usted pida. El MSG tiene numerosas reacciones potenciales. La más común es estimular el apetito, haciendo que usted vuelva a sentir hambre en un par de horas. Lo más importante, el MSG puede conducir a graves dolores de cabeza, palpitaciones y dificultad para respirar. (Para más información sobre el MSG, refiérase a mi libro *Los siete pilares de la salud*).

Restaurantes japoneses

La comida japonesa es normalmente baja en grasas y presenta muchas verduras. Desgraciadamente, también es alta en sodio, primordialmente debido a la uso abundante de la salsa de soja. Como solución fácil para esto es añadir solamente una pequeña cantidad de salsa de soja adicional a su comida. El sushi está bien; algunos restaurantes lo preparan con arroz integral. Verduras al vapor, sopas de verduras y ensaladas con aderezos aparte son también buenas elecciones. Marisco, pollo y res pueden cocinarse al estilo teriyaki. El pescado puede hacerse al vapor o sofrito. Tenga cuidado con comer demasiado arroz, y evite los alimentos fritos.

Restaurantes indios

Muchos restaurantes indios contienen grandes raciones de ghee (mantequilla aclarada) o aceite, y por eso es mejor encontrar un restaurante que esté dispuesto a limitar la cantidad que utilicen en los platos que usted pida. El pescado cocinado al estilo tandoori (rostizado) o a la parrilla, pollo, res y gambas son buenas elecciones. Evite los alimentos muy fritos y limite las salsas, como la salsa marsala y la salsa de curry, que son altas en grasas. Si tiene que comerlas, haga que se las traigan aparte. También, es mejor evitar los panes: un elemento importante de la comida india. Si come alguno, sin embargo, escoja pan horneado *nan* en lugar del pan frito *chapatis*.

Restaurantes franceses

Aunque la cocina francesa normalmente es alta en grasas, la mayoría de restaurantes franceses sirven raciones más pequeñas que los restaurantes normales. En años recientes ha surgido un nuevo tipo de cocina francesa, llamada la nueva cocina, que generalmente es más baja en grasas. Sea cual sea el estilo que usted escoja, seleccione carnes o pescado a la parrilla o al vapor. Evite los alimentos horneados en salsas de queso o cremosas, o haga que las salsas las sirvan aparte y no consuma demasiada. La mayoría de restaurantes franceses sirven abundantes verduras y frutas; haga que constituyan la mayoría de su comida. Debido a que estos restaurantes son conocidos por sus pasteles y postres, es mejor evitarlos o pensar sabiamente si pide un postre. Saboree unos cuantos bocados y comparta el resto.

Restaurantes estilo casero

Los alimentos en estos restaurantes son normalmente altos en grasas; los platos principales normalmente son fritos. Las verduras normalmente están cargadas de salsa, mantequilla o aceite. Buenas opciones incluyen

Recorrido por una comida en un restaurante

Muchos pacientes que quieren perder peso piden consejo sobre pedir los platos adecuados. Cuando les pregunto lo que comen normalmente, con frecuencia descubro que están tomando decisiones sabias. La mayoría entienden que necesitan aplicar los principios que mencioné previamente: dividir su plato como hacen en casa y tener en mente comer una mezcla adecuada de alimentos.

Sin embargo, lo que también veo es que se olvidan de las raciones más pequeñas o pasan por alto todos los extras que consumen. Por causa de la simplicidad, recordamos una cena típica de modo que pueda hacerse una idea de cómo aplicar principios sabios a las comidas en los restaurantes.

La primera pregunta que el camarero hace es: "¿Qué quiere para beber?". No responda automáticamente Pepsi, Coca-Cola o té dulce. Puede ahorrarse cientos de calorías evitando refrescos cargados de azúcar o té dulce, que son caramelos líquidos. El alcohol es otra opción cuestionable. Cuando se consume antes o poco antes de comer, entra rápidamente a su flujo sanguíneo y puede afectar el juicio y la selección de alimentos. Es más probable que usted coma en exceso o se relaje en cuanto a comer alimentos poco sanos.

Esto no es lo mismo que decir que no puede disfrutar nunca de un vaso de vino (no de postre). Tan sólo asegúrese de beberlo con los entrantes y limitarlo a un solo vaso. Si bebe usted té, pida té sin endulzar con una raja de limón o lima, y lleve stevia en su bolso. Agua con gas o agua embotellada es otra opción excelente. Tome de dos a cuatro cápsulas de fibra PGX con 16 onzas (475 cl) de té sin endulzar o agua.

Después de pedir una bebida, pida a su camarero que le lleve el pan con los entrantes, o mejor aún, pase por alto el pan por completo. Su primera tentación es normalmente pan y mantequilla. ¿Quién entre nosotros no ha intentado aliviar el hambre comiéndose tres pequeñas rebanadas de pan con mantequilla mojadas en aceite de oliva antes ni siquiera de que la ensalada llegue a la mesa? También, si quiere un entrante, escoja o uno que lleve verduras y carnes, como el cóctel de gambas. Evite cualquiera que esté muy frito, sea alto en fécula y grasas (como quesadillas con pan de maíz) o con la base de pan. Repito: es mejor evitar la mayoría de entrantes.

Recuerde pedir su ensalada con el aderezo aparte y sin pan tostado, que son productos con grasa. Es mejor que lleve su propio rociador para ensaladas. Añada un bol de sopa de verduras o de frijoles para llenarse antes del entrante.

pollo, pavo o res a la parrilla con verduras al vapor. La sopa de verduras o una ensalada (con el aderezo aparte) también son buenas elecciones. Evite los panecillos grandes y la mantequilla y los fritos. Escoja frijoles como judías lima o pintas. Si tiene que comer salsa, haga que la traigan aparte y úsela escasamente. Aunque yo fui criado en la cocina del sur, he aprendido que puedo disfrutar de los alimentos sin todas las salsas y opciones fritas.

Consejos para comprar

Ahora que ha aprendido más acerca de decidir sabiamente en los restaurantes, necesita información sobre una compra sana. Muchos de mis pacientes comienzan programas alimentarios con un mal paso. Sabotean sus primeros esfuerzos de pérdida de peso llenando sus refrigeradores y despensas de alimentos refinados, procesados, azucarados y altos en grasas.

Al igual que con los restaurantes, la compra en los supermercados necesita planificación de antemano para evitar las trampas comunes del mercado. Al igual que los restaurantes, los supermercados están cuidadosamente diseñados para atraerle a comprar ciertos alimentos, y grandes cantidades. La regla cardinal es sencilla: coma antes de comprar. Si llega con hambre, tendrá muchas probabilidades de agarrar demasiados antojos.

No es coincidencia que cuando usted entra en un supermercado sea golpeado por el aroma de pasteles y galletas recién horneados. Si tiene usted algo de hambre, decide saciarla rápidamente. Tampoco es solamente usted; cada decisión en el supermercado afecta a todos en su familia. Usted puede moldear el futuro de sus hijos sencillamente con lo que almacena en su casa.

Cada viaje debería comenzar en casa haciendo una lista solamente de los productos que necesite. Eso le hace ser menos propenso a comprar por impulso. Intente enumerar exactamente marcas y cantidades; si se enfrenta a un precio de oferta de una alternativa alta en calorías y en grasas, será más probable que se mantenga firme.

Compra de perímetro

Comencemos nuestro recorrido viendo lo que hay en el perímetro. Los alimentos más sanos normalmente están situados en los pasillos exteriores. Es ahí donde usted tiene que comenzar a llenar su carrito con compras inteligentes.

Frutas y verduras

Como expliqué anteriormente, la mitad de su plato en el almuerzo y en la cena debería estar formado por verduras. Querrá pasar una cantidad adecuada de tiempo en esta sección para escoger una variedad de verduras y frutas de bajo glicémico. Desgraciadamente, la mayoría de personas siempre compran las mismas frutas y verduras, y rara vez prueban algo diferente. Al intentar perder peso, probablemente comerá más verduras que en el pasado, y por eso le reto a probar cosas nuevas. En el proceso puede que descubra una nueva verdura o fruta favorita.

Mi esposa, Mary, compra verduras y ensaladas orgánicas empaquetadas, que pueden ahorrar la mitad de tiempo de preparación. Además de comerlas crudas, Mary y yo con frecuencia cocemos al vapor, sofreímos o cocinamos al grill las verduras. Para darles más sabor, añadimos especias, aderezos o condimentos como Molly McButter o Butter Buds. Estas dos alternativas no tienen grasa ni colesterol y son bajas en calorías (5 calorías por cucharada).

> ### FRUTAS Y VERDURAS CONGELADOS
>
> Según la FDA, las frutas y las verduras congeladas proporcionan los mismos nutrientes y beneficios para la salud que las frutas y las verduras frescas.[4]

A medida que compre, escoja varios colores de frutas y verduras. Cada color ofrece únicos y protectores fitonutrientes y antioxidantes. Los fitonutrientes desempeñan un importante papel en la prevención de varios cánceres y enfermedades del corazón. Debido a que hay literalmente cientos, y todos tienen tremendos beneficios para la salud, yo insto a las personas a intentar comer todos los colores del arco iris cada día.

Recuerde también los mercados de agricultores. Están experimentando un resurgir, gracias a que las personas más jóvenes quieren producción fresca, orgánica y cultivada localmente. En los Estados Unidos, la mayoría de alimentos que usted encuentra en un supermercado han viajado un promedio de más de mil quinientas millas desde la granja que los cultivó.[3] Los mercados de agricultores ofrecen una alternativa al recorrido de largas distancias y están por todo el país. Con frecuencia ofrecen una amplia variedad de productos.

Otra fuente estupenda es la agricultura apoyada comunitariamente (CSA). Eso le permite comprar productos orgánicos directamente a los agricultores locales. La CSA crea un sentimiento de comunidad al conectar a agricultores y consumidores, además de establecer una relación de apoyo mutuo y una operación agrícola económicamente estable. Puede encontrar más información en www.nal.usda.gov/afsic/pubs/csa/csa.shtml.

Carnes y pescado

Aún en el perímetro, las carnes normalmente se encuentran en la parte de atrás. Escoja siempre cortes magros; yo aconsejo carne y aves de corral, orgánicas y libres de medicamentos y de hormonas. La mayoría de ganado se alimenta con grano, lo cual significa una carne con más grasa. Pida al carnicero que quite toda la grasa visible. También puede comprar carne asada magra.

Ya que la mayoría de embutidos de cerdo tienen grasa, son altos en sodio y contienen nitritos y nitratos, que forman nitrosaminas causantes de cáncer, busque embutidos bajos en socio, en grasas y libres de nitritos y nitratos. El pollo y el pavo son buenas elecciones que puede comprar como embutidos o partes enteras libres de nitritos y nitratos. Las tiras de pollo forman buenas fajitas o un plato poco frito.

Salmón salvaje, sardinas, mero y tilapia constituyen estupendas elecciones de pescado. Escoja pescado salvaje en lugar de pescado de criadero, ya que el segundo normalmente tiene niveles más altos de productos químicos, incluyendo PCB. Aunque el atún tiene moderadas cantidades de mercurio, el atún pequeño o el atún tongol generalmente son más bajos en mercurio y están disponibles en la mayoría de tiendas de salud. Puede comer marisco (gambas, cangrejos, langostas y ostras) ocasionalmente, pero asegúrese de que estén bien cocinados.

También puede comer cerdo magro (jamón, costillas de cerdo, asado o filete) ocasionalmente; sin embargo, asegúrese de que el carnicero elimine toda la grasa visible. Evite las salchichas debido a su alto contenido en grasa. Aunque el beicon contiene mucha grasas saturadas, cierto beicon de pavo libre de nitritos es aceptable (y delicioso). También puede escoger gallinas de Cornualles, ternera, cordero, pavo, bisonte o alce: todos ellos normalmente bajos en grasas.

Lácteos

Con excepción de quienes son alérgicos a los lácteos o intolerantes a la lactosa, a la mayoría de personas les gustan los productos lácteos, sin embargo, no todos los lácteos son sanos. Si es posible, siempre opte por los orgánicos. Si son demasiado caros, puede escoger productos normales libres de grasa o bajos en grasa. Yo recomiendo kéfir o yogur natural bajo en grasa o sin grasa, al igual que pequeñas cantidades de leche y quesos bajos en grasa o sin grasa. Pero no coma lácteos diariamente, sino rote pequeñas cantidades cada tres o cuatro días. Otras sabias elecciones incluyen el queso cottage sin grasa, queso ricotta, queso de leche desnatada y Laughing Cow Light. Escoja mantequilla orgánica pero utilícela escasamente, pues sigue teniendo un alto contenido en grasa. Aunque la mayoría de pacientes no son alérgicos a los lácteos, muchos son sensibles a ellos.

Si experimenta congestión nasal por comer productos lácteos, elimine todos los quesos durante seis semanas, y después rote pequeñas cantidades de lácteos cada tres o cuatro días. Si eso no ayuda, pruebe productos de leche de cabra bajos en grasa o sin grasa. Utilice la precaución con los lácteos, y no tenga el hábito de comerlos cada día.

Ya tiene más frío

A continuación está la sección de alimentos congelados. Si no hay verduras frescas, escoja verduras congeladas. Ya que se congelan en su punto ideal de madurez, estas verduras frías pueden contener más nutrientes y antioxidantes que las frescas, especialmente las que se transportan por el país, un proceso que puede causar que pierdan nutrientes.

Comidas congeladas

Según el Bureau of Labor Statistics de E.U., el hogar del estadounidense promedio gasta casi 79 dólares anualmente en comidas congeladas, o más de lo que gasta en huevos, manzanas, plátanos, naranjas, lechuga o tomates. No es sorprendente que la industria de los alimentos congelados se embolse 3,8 mil millones al año.[5] La familia promedio cocina y come una comida congelada unas seis veces al mes.[6] Por esta y otras razones, las comidas congeladas ocupan más espacio que cualquier otro tipo de alimento congelado. Yo prefiero que mis pacientes coman alimentos frescos en lugar de comidas congeladas. La clave es encontrar selecciones sabrosas que satisfagan pero que sigan siendo sanas, y no saboteen la pérdida de peso.

Uno de los factores más importantes para encontrar un buen producto es aprender a leer la etiqueta nutricional. Muchas comidas congeladas light contienen menos de 300 calorías, 8 gramos de grasa o menos, y no son satisfactorias para la mayoría de personas (especialmente los hombres). Sin embargo, las comidas que son más satisfactorias con frecuencia rebosan de grasa y sodio. Esta es otra razón para evitar la mayoría de comidas congeladas.

Criterios para escoger una comida congelada sana

- Los hombres pueden consumir hasta 550 calorías, mientras que las mujeres deberían apuntar a 250 a 400. (La mayoría de hombres pueden escoger dos productos bajos en calorías si cada uno tiene 275 calorías o menos).

- Escoja comidas con menos de 15 gramos de grasa y menos de 7,5 gramos de grasas saturadas. Asegúrese de que no contengan ningunas grasas trans, hidrogenadas o parcialmente hidrogenadas.

- Escoja comidas con 600 miligramos o menos de sodio.

- Busque al menos 3 gramos de fibra; se prefieren de 5 a 10. Puede suplementarlo con cápsulas de fibra o fibra en polvo para llegar de 5 a 10 gramos.

- Debería tener alrededor de los 40 gramos de carbohidratos o menos.

- Debería contener al menos 15 gramos de proteína.

- Debería contener menos de 15 gramos de azúcares totales, incluyendo jarabe de maíz y dextrina de malta.

Sé que estas pautas pueden parecer abrumadoras, pero es importante elegir de manera sana leyendo la información nutricional en la etiqueta. Muchas personas escogen comidas congeladas bajas en calorías que cumplen con varios criterios pero no satisfacen su hambre. Por eso es bueno complementar las comidas congeladas con una ensalada grande y algunas verduras al vapor o un bol de sopa de verduras o de frijoles.

Algunas de mis favoritas son comidas orgánicas certificadas de Helen's Kitchen. Otras buenas elecciones incluyen Healthy Choice, Kashi, South Beach Living, Lean Cuisine o Smart Ones. A continuación hay una muestra:

Healthy Choice

- Traditional Turkey Breast With Gravy and Dresing: 300 calorías, 550 mg de sodio, 4 g de grasa, 42 g de carbohidratos, 21 g de proteína, 6 g de fibra
- Sesame Chicken: 230 calorías, 600 mg de sodio, 6 g de grasa, 35 g de carbohidratos, 12 g de proteína, 3 g de fibra
- Rosemary Chicken With Sweet Potatoes: 180 calorías,

500 mg de sodio, 2,5 g de grasa, 26 g de carbohidratos, 12 g de proteína, 5 g de fibra

- Roasted Chicken Verde: 230 calorías, 500 mg de sodio, 3,5 g de grasa, 35 g de carbohidratos, 14 g de proteína, 3 g de fibra
- Portabello Parmesan Risotto: 220 calorías, 590 mg de sodio, 4 g de grasa, 35 g de carbohidratos, 9 g de proteína, 4 g de fibra

Kashi
- Chicken Pasta Pomodoro: 280 calorías, 470 mg de sodio, 6 g de grasa, 38 g de carbohidratos, 19 g de proteína, 6 g de fibra

Lean Cuisine
- Chicken Florentine Lasagna: 290 calorías, 650 mg de sodio, 6 g de grasa, 37 g de carbohidratos, 21 g de proteína, 3 g de fibra

Smart Ones (Weight Watchers)
- Picante Chicken and Pasta: 260 calorías, 480 mg de sodio, 4 g de grasa, 32 g de carbohidratos, 23 g de proteína, 4 g de fibra

La mayoría de comidas congeladas, incluso algunas de las enumeradas anteriormente, no contienen la mezcla perfecta de combustible para la pérdida de peso, ya que normalmente son más altas en contenido en carbohidratos y azúcar y bajas en proteínas. Por tanto, no las coma en todas las comidas o ni siquiera una vez al día. Limítelas a una o dos veces por semana.

Precaución: entrar en los pasillos interiores

Necesita tener precaución cuando entra en los pasillos interiores de los supermercados. Muchos productos son llamativos y están empaquetados atractivamente y a la vez cargados de azúcares, grasas y calorías. Aquí encontrará alimentos procesados, alimentos basura e incontables alimentos sintéticos y tentadores altos en calorías.

Cereales

Escoja avena a la antigua, avena cortada o avena instantánea alta en fibra sin azúcar o miel. Añada algunas bayas, cocínelas y endúlcelas con stevia

o xilitol. He descubierto que al eliminar la mayoría de los granos, especialmente el trigo y el maíz, la mayoría de pacientes comenzarán a perder grasa
abdominal. Comer avena cada cuatro días es aceptable, excepto durante la
primera fase y las tres primeras semanas de la segunda fase.

Pastas y arroz

Evite la pasta y el arroz para perder principalmente grasa abdominal,
pero al final, cuando el azúcar en la sangre esté controlado, se permiten
pequeñas cantidades de arroz integral y pasta al dente.

Panes

Es mejor evitar el pan para perder grasa abdominal, pero el pan de
Ezequiel 4:9 o pan germinado puede comerse una vez cada cuatro días,
pero no durante la primera fase o las tres primeras semanas de la segunda
fase. Sabe mejor tostado.

Aceites

Mi aceite favorito es el aceite de oliva virgen extra y los otros aceites
monoinsaturados, incluyendo aguacate, almendras, anacardos, avellanas,
pacanas, nueces de macadamia, cacahuates, semillas de girasol, semillas de calabaza y mantequilla de frutos secos. También, las semillas de
linaza y el aceite de semilla de linaza son favoritos, ya que son grasas
omega-3 antiinflamatorios. También lo son el salmón salvaje, las sardinas
y las anchoas. Si escoge otros, asegúrese de que sean aceites vegetales o
de frutos secos prensados en frío, como el aceite de oliva virgen extra, el
aceite de cáñamo alto oleico y el aceite de girasol. Sin embargo, incluso los
aceites sanos siguen estando cargados de calorías, aproximadamente 120
calorías por cucharada. Tome el aceite con moderación.

Ahora ha completado la mayoría de sus compras en el supermercado
y debería haber evitado comprar muchos alimentos que sabotean los
esfuerzos para perder peso. Su despensa y refrigerador ahora contendrán
los alimentos que satisfarán su apetito y le permitirán perder peso.

OTROS IMPORTANTES PASOS PARA REVERTIR LA DIABETES TIPO 2

Capítulo 20

SUPLEMENTOS PARA REVERTIR LA DIABETES

El uso de complejos vitamínicos, minerales y hierbas está aumentando; los adultos que utilizan algún tipo de suplemento dietético pasaron del 42 por ciento en 1988 al 53 por ciento en 2006. En algunos casos, esto fue sin duda un intento de compensar una mala dieta. Dice el Dr. Orly Avitzur, consejero médico de *Consumer Reports*: "Es un enfoque de esparadrapo pensar que se puede comer mal y solamente tomar vitaminas y estar igual que otra persona que come bien, hace ejercicio, se ocupa de su salud y se realiza chequeos médicos regulares. No hay sustituto alguno para un estilo de vida sano".[1]

No puedo poner objeciones a esta observación. Los suplementos no pueden tomar el lugar de un programa completo para controlar y revertir la diabetes tipo 2, que incluye reducción de peso y especialmente reducción de cintura, una dieta adecuada, actividad física regular, reducción de estrés y terapia de sustitución hormonal. Sin embargo, cuando usted se haya ajustado a un plan dietético sano, puede añadir nutrientes y suplementos a su dieta para ayudar a controlar el azúcar en la sangre de una manera natural y sistemática. Tales suplementos pueden ayudar a quienes sufren diabetes tipo 1 o tipo 2, sin embargo, los diabéticos tipo 1 *siempre* necesitarán insulina.

A continuación hay una lista completa de nutrientes y suplementos que ayudan a luchar contra la diabetes tipo 2. (Si usted tiene diabetes tipo 1, estos suplementos siguen siendo útiles para su salud en general. Sin embargo, los que están enumerados que serán de mayor beneficio son el ácido alfa lipoico, la vitamina D, el cromo, la fibra PGX, las grasas omega-3 y suplementos para disminuir la glicación).

Un buen complejo vitamínico

Un complejo vitamínico global forma el fundamento de un buen programa de suplementos. Las dosis adecuadas de nutrientes que se encuentran en un buen complejo vitamínico incluyen magnesio, vanadio, biotina y las vitaminas B, y los macrominerales y trazas de minerales. Repasemos algunos de ellos:

- El magnesio es esencial para el equilibrio de la glucosa y es importante para la secreción de insulina y el mantenimiento de las células beta del páncreas, que producen insulina. El magnesio también aumenta la afinidad y el número de receptores de insulina, que están en la superficie de las células. La dosis diaria recomendada de magnesio es 350 mg por día para los hombres y 280 mg por día para las mujeres.

- El vanadio es otro mineral que ayuda en el metabolismo de la glucosa.

- La biotina es una vitamina B que ayuda a evitar la resistencia a la insulina.

Además de un complejo vitamínico, usted necesita otros nutrientes y dosis mayores de ciertas vitaminas y minerales. Usted tendrá que hacer saber a su médico que está tomando suplementos para la diabetes. Solamente los suplementos pueden disminuir de manera significativa el azúcar en la sangre, y las dosis de medicamentos diabéticos finalmente tendrán que disminuirse en consecuencia, especialmente cuando se combinan con pérdida de peso, una dieta adecuada y ejercicio regular.

Vitamina D$_3$

Muchos americanos no están tomando suficiente vitamina D$_3$, y estamos comenzando a ver un estrecho vínculo entre la deficiencia de vitamina D$_3$ y la diabetes. Un artículo de 2009 publicado por investigadores de la Facultad Marcella Niehoff de la Universidad Loyola llegó a la conclusión de que una ingesta adecuada de vitamina D puede prevenir o retrasar el comienzo de la diabetes y también disminuir complicaciones para aquellos a quienes se les ha diagnosticado diabetes. Los investigadores afirmaban el papel de la vitamina D en la prevención y también el manejo de la intolerancia a la glucosa y la diabetes.[2]

La vitamina D$_3$ también desempeña un importante papel en la secreción de insulina y para ayudarle a evitar la resistencia a la insulina. La vitamina D$_3$ disminuye el azúcar en la sangre y aumenta la sensibilidad del cuerpo a la insulina, haciendo así que la insulina sea más eficaz.

Yo compruebo los niveles de vitamina D_3 en mis pacientes comprobando su nivel de 25-OHD_3, que mide su nivel en la sangre. Normalmente intento conseguir que el nivel de vitamina D_3 del paciente sea un nivel óptimo de 50 ng/ml a 100 ng/ml. Normalmente comienzo en la mayoría de mis pacientes con 2000 IU de vitamina D por día, y puedo aumentar esa cantidad hasta 4000 o incluso 10 000 IU por día a medida que sigo comprobando su nivel de 25-OHD_3 hasta que el nivel de vitamina D esté en el rango óptimo de50 ng/ml a 100 ng/ml. Entonces les indico una dosis de mantenimiento. Un nivel normal de vitamina D_3 es mayor de 32ng/ml. Sin embargo, es importante que los diabéticos sitúen su nivel de vitamina D en el rango óptimo para obtener la mayoría de los beneficios de la vitamina D_3.

Cromo

El cromo es un mineral esencial para la buena salud. Por mucho tiempo ha sido de interés para los investigadores de la diabetes porque es necesario para el metabolismo normal del azúcar, los carbohidratos, las proteínas y la grasa. Yo denomino al cromo "el pequeño ayudante de la insulina". Sin el cromo adecuado, la insulina no puede funcionar adecuadamente.

¿Cuánto cromo se necesita? En 1989, la Academia Nacional de Ciencias recomendó una ingesta diaria de cromo para adultos y adolescentes de 50 hasta 200 microgramos.[3] La Junta de Alimentos y Nutrición del Instituto de Medicina ha estrechado este rango desde entonces hasta 35 mcg para hombres y 25 mcg para mujeres de edades entre diecinueve a cincuenta años.[4]

Una dieta equilibrada siempre debería ser su primer paso para conseguir cantidades adecuadas de vitaminas, minerales y otros nutrientes; sin embargo, cada vez menos alimentos proporcionan los adecuados niveles de ingesta dietética necesarios de este importante mineral. Los granos integrales y los hongos pueden contener cantidades trazas, pero solamente si esos alimentos son cultivados en terrenos que contengan cromo. De igual modo, los mariscos y algunas carnes contienen cromo, pero sólo si los alimentos que los animales comieron contenían cromo. La levadura de cerveza es la única fuente natural alimentaria alta en cromo, sin embargo, pocas personas lo toman regularmente.

Irónicamente, la dieta americana estándar, llena de azúcares refinados y carbohidratos, en realidad *agota* el cromo de su cuerpo, porque esos alimentos requieren cromo para el metabolismo. Además de evitar alimentos con muchos azúcares refinados y carbohidratos, considere tomar cromo en forma de suplemento. Los diabéticos tipo 2 en particular tienden a ser deficientes en cromo, lo cual normalmente agrava su estado.

Richard A. Anderson, PhD, químico jefe en el laboratorio de Requerimientos y Funciones Nutricionales de la USDA, ha realizado muchos estudios sobre suplementos de cromo y sus efectos en la diabetes. Él dice: "Una mayor ingesta de cromo se ha demostrado que conduce a mejoras en glucosa, insulina, lípidos y variables relacionadas".[6] Sea consciente de que el cromo normalmente está incluido en los complejos vitamínicos, generalmente en cantidades menores. Por ejemplo, Centrum Silver sólo contiene 45 mg de cromo. Para muchas personas, eso puede proporcionar un suplemento adecuado.[7] Informe siempre a su médico antes de realizar ningún cambio en su dieta o programa de suplementos.

Hay varias formas de cromo utilizadas en los suplementos, pero la forma más común es el cromo picolinate. Para mis pacientes diabéticos tipo 2, normalmente recomiendo entre 200 y 1000 mcg al día de cromo picolinate, tomado en dosis divididas.

Un estudio realizado por el Dr. Anderson descubrió que diabéticos tipo 2 que

FUENTES ALIMENTARIAS SELECCIONADAS DE CROMO

Una dieta bien equilibrada le proporciona algo de cromo; sin embargo, los métodos utilizados para cultivar y fabricar ciertos alimentos afectan mucho a sus niveles de cromo, y hace que sea difícil determinar la cantidad concreta de cromo que usted recibe de cada alimento. La siguiente tabla muestra los niveles aproximados de cromo en los alimentos, pero debería utilizarse sólo como guía general.[5]

ALIMENTO	CROMO (MCG)
Brócoli, 1/2 taza1	1
Jugo de uva, 1 vaso	8
Muffin, trigo integral, 1	4
Patatas, puré, 1 taza	3
Ajo, seco, 1 cucharadita	3
Albahaca, seca, 1 cucharada	2
Cubitos de res, 3 onzas (85 gr)	2
Jugo de naranja, 1 vaso	2
Pechuga de pavo, 3 onzas (85 gr)	2
Pan de trigo integral, 2 rebanadas	2
Vino tinto, 5 onzas, (88 ml)	1-13
Manzana, con piel, 1 mediana	1
Plátano, 1 mediano	1
Judías verdes, 1/2 taza	1
Levadura de cerveza, 2 cucharadas	140 por ciento de RDA de 20-35 mg para la mayoría de adultos

consumieron 1000 mcg por día de cromo mejoraron la sensibilidad a la insulina sin cambios importantes en la grasa corporal; diabéticos tipo 1 pudieron reducir su dosis de insulina en un 30 por ciento después de sólo diez días de tomar 200 mcg de cromo picolinate por día.[8]

Otros estudios en los cuales los investigadores dieron cromo a personas con diabetes tipo 1 y 2 han proporcionado resultados mezclados. Sin embargo, el Dr. Anderson dice que los estudios que no muestran ningún efecto beneficioso del uso del cromo para la diabetes normalmente utilizaron dosis de cromo de 200 mcg o menos, lo cual es sencillamente inadecuado para muchos diabéticos, en especial si el cromo está en la forma que se absorbe mal.[9]

La pregunta que esto plantea: ¿Se puede tomar demasiado cromo? Según la investigación del Dr. Anderson, no se ha descubierto toxicidad discernible en ratas que consumieron niveles hasta de siete mil veces la referencia dietética de cromo para los seres humanos (basada en el peso corporal). Él también dice que tampoco ha habido ningún efecto tóxico documentado en ninguno de los estudios en seres humanos que implicaban suplementos de cromo.[10] Aun así, no tome cantidades grandes de ningún suplemento sin el consejo de su médico. (Vea el apéndice B).

Ácido alfa lipoico

El ácido alfa lipoico es un importante nutriente para combatir la diabetes tipo 1 y 2. Los diabéticos son más propensos al estrés oxidativo y la formación de radicales libres que los no diabéticos. El ácido lipoico es un increíble antioxidante que funciona en compartimentos solubles en agua y solubles en grasa del cuerpo y regenera vitamina C, vitamina E, coenzima Q10 y glutatión. El ácido lipoico también mejora la resistencia a la insulina en adultos con sobrepeso que tienen diabetes tipo 2.

El ácido lipoico también puede ayudar a aliviar varios componentes del síndrome metabólico; puede disminuir la resistencia a la insulina, mejorar el perfil lípido disminuyendo la oxidación del colesterol LDL, e impulsar la pérdida de peso. El ácido lipoico se ha utilizado en Europa durante décadas para tratar la neuropatía diabética con resultados impresionantes.

Yo normalmente receto a mis pacientes diabéticos 300 mg de ácido alfa lipoico dos veces por día, comprobando los azúcares en su sangre, y ocasionalmente puedo aumentar hasta 600 mg de dos a tres veces por día. Algunos pacientes desarrollan efectos secundarios en el tracto digestivo, alergias en la piel o menor función tiroidea, y por eso compruebo detalladamente esos análisis. Estudios científicos que utilizan dosis que varían entre 300 mg hasta 1800 mg por día deducen que la forma más importante de ácido lipoico es el ácido R-dihidro-lipoico, que es la forma más rápidamente disponible.[11] Sin embargo, para pacientes diabéticos yo creo que el ácido alfa lipoico normalmente funciona bien y normalmente es menos caro. (Ver el apéndice B).

Canela

Los chinos han utilizado la canela de manera medicinal por más de cuatro mil años. Los antiguos egipcios y romanos también reconocían sus muchos usos, y ha seguido siendo una de las especias más comunes en el mundo. En años recientes, los efectos terapéuticos de la canela han logrado titulares. Algunas investigaciones han demostrado que la canela puede tener un efecto parecido a la insulina y hacer que el azúcar en la sangre sea almacenado en forma de glicógeno. También contiene excelentes propiedades antioxidantes.

El estudio más comúnmente citado sobre los efectos de la canela en diabéticos se publicó en la revista *Diabetes Care* en 2003. Sesenta personas con diabetes tipo 2 fueron divididas en seis grupos de diez pacientes cada uno. Los grupos del uno al tres fueron tratados con 1, 3 o 6 gr de canela por día, y los grupos del cuatro al seis recibieron un placebo. Después de cuarenta días, la reducción de azúcar en la sangre del grupo de la canela fue increíble. Sus azúcares en sangre en ayunas disminuyeron en un 18 a 29 por ciento. El grupo del placebo, sin embargo, no mostró ningún cambio.[12]

Sin embargo , la canela integral contiene aceites que pueden desencadenar reacciones alérgicas, y por eso yo recomiendo en cambio un extracto de canela. Una forma de extracto de canela es el Cinnulin PF, que contiene el componente activo que se encuentra en la canela sin las toxinas. Estudios de la USDA han indicado que el extracto de canela fomenta el metabolismo de la glucosa y los niveles de colesterol sano en personas con diabetes tipo 2.[13] El extracto de canela también parece ayudar a los mecanismos de transporte de la glucosa aumentando los caminos para la insulina. Yo recomiendo generalmente tomar 250 mg de Cinnulin PF dos veces por día. (Ver el apéndice B).

Ácidos grasos omega-3

Son grasas simples poliinsaturadas que provienen de alimentos como pescado, aceite de pescado, aceites vegetales (especialmente aceite de linaza), nueces y germen de trigo. Sin embargo, las grasas omega-3 más beneficiosas son los aceites de pescado que contienen EPA y DHA.

Las grasas omega-3 generalmente disminuyen la inflamación, disminuyen los niveles de triglicéridos, y pueden ayudar a prevenir la resistencia a la insulina y mejorar la tolerancia a la glucosa. El aceite de pescado también ayuda a disminuir la velocidad de desarrollar complicaciones vasculares diabéticas. Las grasas omega-3 también ayudan a reducir el riesgo de enfermedades del corazón y derrames, y ralentizan la progresión de ateroesclerosis.

Aunque los aceites de pescado son probablemente las grasas más protectoras para nuestros vasos sanguíneos, las grasas trans son realmente las peores grasas para nuestros vasos sanguíneos y también pueden aumentar mucho el riesgo de desarrollar diabetes. Las grasas trans son grasas hidrogenadas o parcialmente hidrogenadas omnipresentes en los alimentos procesados y las comidas rápidas y que también se sirven en muchos restaurantes ya sean cadenas o restaurantes locales. Un estudio en 2009 demostró que sólo un dos por ciento de aumento en calorías de grasa trans aumentaba el riesgo de diabetes en hembras en un 39 por ciento, y un aumento de un 5 por ciento en grasas poliinsaturadas disminuía el riesgo de diabetes en un 37 por ciento.[14]

Las grasas dietéticas que se consideran beneficiosas incluyen semillas de linaza, aceites de pescado y grasas monoinsaturadas, incluyendo aguacates, aceite de oliva virgen extra, mantequilla de almendra, nueces de macadamia, cacahuates, semillas de girasol, semillas de calabaza y mantequillas de frutos secos. Yo sólo recomiendo un tipo de grasas omega-6: GLA. La GLA está presente en el aceite de borraja, de semilla de grosella negra y de onagra. (Ver el capítulo 11 y *La dieta "Yo sí puedo" de Dr. Colbert* para más información sobre las grasas).

Sin embargo, son necesarias unas palabras de precaución sobre los aceites de pescado, ya que algunos suplementos pueden contener mercurio, pesticidas o PCB. Yo normalmente receto a mis pacientes con prediabetes y a quienes tienen diabetes de 320 a 1000 mg de aceite de pescado tres veces por día. Si tienen elevados niveles de triglicéridos, puedo aumentar la dosis hasta 4000 o 5000 mg. (Ver el apéndice B).

Suplementos para disminuir la glicación

Carnosina

Glicación es el nombre para moléculas de proteína que enlazan con moléculas de glucosa y forman productos finales de avanzada glicación (AGE). Las proteínas glicadas producen cincuenta veces más radicales libres que las proteínas no glicadas. Manifestaciones típicas de esto son arrugas en la piel y degeneración cerebral, al igual que la mayoría de complicaciones a largo plazo de la diabetes. Tanto las personas prediabéticas como las diabéticas son mucho más propensas a la glicación y, como resultado, envejecerán prematuramente.

El aminoácido carnosina, sin embargo, ayuda a estabilizar y proteger las membranas celulares de la glicación. La carnosina es un nutriente seguro y eficaz para inhibir la glicación. Yo normalmente recomiendo al menos 1000 mg por día de carnosina a mis pacientes diabéticos. La carnosina se encuentra en la mayoría de tiendas de salud.

Benfotiamina

La benfotiamina es una forma de vitamina B1 soluble en grasa, y se ha demostrado que ayuda a prevenir el desarrollo y también la progresión de muchas complicaciones diabéticas. Se ha utilizado en Europa durante décadas como medicamento con receta. Ayuda a disminuir la progresión de enfermedades nerviosas, renales y de retina en diabéticos, y también ayuda a aliviar la neuropatía diabética. La benfotiamina es una grasa soluble, y por eso puede entrar fácilmente en las células y ayudar a prevenir la disfunción relacionada con la diabetes dentro de las células.

Un reciente estudio doble ciego en Alemania descubrió que pacientes diabéticos con polineuropatía a quienes se administraron 100 mg de benfotiamina cuatro veces por

> **PROTOCOLO DIABÉTICO DEL DR. COLBERT**
>
> Además del protocolo bosquejado en este capítulo, normalmente añado suplementos para prevenir la glicación, un aspecto muy importante en la prevención de las complicaciones a largo plazo de la diabetes. Normalmente añado suplementos como carnosina, piridoxal 5-fosfato o benfotiamina. Normalmente comienzo con piridoxal 5-fosfato (la piridoxamina, que solía estar disponible, ya no se consigue aquí en los Estados Unidos) si ellos están desarrollando síntomas de glicación, como enfermedad renal, neuropatía o retinopatía. Para más información sobre suplementos, por favor refiérase a mi libro *La nueva cura bíblica para la diabetes*.

día durante tres semanas tuvieron mejoras importantes estadísticamente en resultados de función nerviosa.[15]

La benfotiamina ofrece protección para los nervios, los riñones, la retina y el sistema vascular del daño causado por la diabetes. Por eso los suplementos son muy importantes para prevenir complicaciones a largo plazo de la diabetes tipo 1 y 2. Mi dosis recomendada es de 100 mg cuatro veces por día.

Una nota final

Como ha observado, hay muchos nutrientes y suplementos que pueden ayudarle a batallar de modo eficaz contra la diabetes. Si es usted diabético tipo 2 y escoge seguir este programa y monitorear su azúcar en la sangre, debería descubrir que es probable que encaje dentro del rango normal en unos pocos meses.

Si es usted diabético tipo 1, la investigación en trasplantes de células de islote parece prometedora, o hasta que reciba una sanidad divina completa de parte de Dios, siempre tendrá que tomar insulina. Sin embargo, puede ser capaz de disminuir su dosis de insulina siguiendo las medidas que ya he bosquejado. Consulte regularmente con su médico, y utilice estas vitaminas y nutrientes según él o ella le recomienden. Dios ha creado estas maravillosas sustancias naturales para capacitarnos en el mantenimiento de una buena salud y prevenir o vencer las complicaciones debilitantes de la diabetes.

Capítulo 21

SUPLEMENTOS QUE REFUERZAN
LA PÉRDIDA DE PESO

¿Ha visto alguna vez *The Red Green Show*? La serie nada convencional presenta a Steve Smith como Red Green, que interactúa con su desventurado sobrino, Harold, y otros personajes chiflados en Possum Lodge. Aunque dejaron de filmar nuevos episodios en el año 2006, se siguen reponiendo en la televisión canadiense, Comedy Network, y en varios canales de Public Broadcasting System. Red siempre está buscando atajos para reparar autos, hacer mejoras en la casa o invenciones inusuales, normalmente terminando con resultados fracturados. Su solución para todos los problemas: cinta adhesiva. Él la denomina el arma secreta del manitas.

Demasiadas personas son igualmente ingenuas cuando se trata de arreglar sus problemas de peso y de diabetes. En lugar de cinta adhesiva, piensan que cierta píldora dietética hará maravillas o que beberse la bebida saludable de moda unas veces al día de repente hará desaparecer sus kilos. Muchas personas están buscando en vano una píldora mágica que les permita poder comer todo lo que quieran, no hacer nunca ejercicio, y aún así perder peso. Para citar un viejo cliché: "Eso no va a suceder".

Está claro que cosas como las anfetaminas puede que parezcan hacer milagros durante un tiempo. Suprimen el apetito y aceleran el metabolismo, permitiéndole perder peso temporalmente; sin embargo, las reacciones adversas pueden ser extremas: insomnio, nerviosismo, palpitaciones, dolores de cabeza, arritmias, angina, ataque al corazón, derrame cerebral, hipertensión, hostilidad, conducta agresiva y adicción, por nombrar algunas. Las anfetaminas también pueden empeorar la depresión y la ansiedad. Cuando usted deja de tomarlas, las reacciones pueden ser tan graves como las que acabo de enumerar. Una causa común de que las dejen entre los usuarios: recuperar el peso que perdieron, y aún más.

En busca de la panacea

Durante años, doctores, investigadores, compañías farmacéuticas y empresas nutricionales han ido a la caza de "la píldora para poner fin a todas las dietas". A principios de los años noventa, los investigadores creyeron haberla encontrado por medio de combinar dos supresores del apetito: fentermina y fenfluramina. Conocido como fen-fen, este combinado suprimía de manera efectiva el apetito y se convirtió en un éxito. Los individuos perdían peso y no lo recuperaban mientras seguían tomando la medicación. Estudios revelaron resultados asombrosos: como promedio, la mayoría de usuarios perdió casi el 16 por ciento de su peso corporal solamente en ocho meses. Como ejemplo, eso se corresponde con una persona que pese 200 libras (92 kilos) y pierda unas impresionantes 32 libras (15 kilos).

Como sería de esperar, esos resultados estimularon la formación de clínicas para perder peso por toda América, en las que los doctores recetaban este combinado milagroso; sin embargo, después de sólo unos años de uso, un pequeño porcentaje de los usuarios murió de una enfermedad muy rara denominada hipertensión pulmonar primaria (PPH), que afectó a varios pacientes de entre cien mil, y aproximadamente la mitad de ellos finalmente necesitó un trasplante de corazón-pulmón para sobrevivir. Para crédito de ellas, las empresas de medicamentos inmediatamente retiraron las dos medicinas fenfluramina, Pondimin y su derivado, Redux, del mercado. Sin embargo, las autoridades encontraron que la fentermina era relativamente segura.

> ### DISPUESTOS A PAGAR
>
> Las ventas de medicamentos para perder peso en los Estados Unidos han sobrepasado la marca de los mil millones de dólares, cruzando ese umbral en el otoño de 2010.[1]

Unos años después, las empresas de suplementos volvieron a creer que habían encontrado la píldora mágica, combinando la hierba efedra con cafeína, que también demostró ser una auténtica fórmula para disminuir el apetito y quemar grasa. Una vez más, con los años tanto la eficacia como la seguridad de la efedra fueron cuestionadas. La efedra se ha relacionado con graves efectos secundarios, incluyendo arritmias, ataque al corazón, derrame, hipertensión, psicosis, ataques e incluso la muerte. Para mostrar la importante preocupación que esto supone, considere una única estadística del Instituto Nacional de Salud: los productos que contienen efedra constituyen menos del 1 por ciento de todas las ventas de suplementos dietéticos; sin embargo, esos productos son responsables de un increíble 64 por ciento de reacciones adversas de suplementos dietéticos.[2]

Debido a preocupaciones por la seguridad, en el año 2004 el Departamento de Control de Alimentos y Medicamentos (FDA) prohibió los productos de efedra en los Estados Unidos. Aunque un tribunal federal más adelante levantó la prohibición, las empresas se las arreglan vendiendo extractos que contienen poco o nada de efedrina. Y algunas hierbas relacionadas, como la naranja amarga (citrus aurantium) y la malva de campo, permanecen en el mercado. Al igual que la efedra, los suplementos de naranja amarga se han relacionado con derrames, paro cardiaco, angina, ataque al corazón, arritmias ventriculares y la muerte. Estos productos son potencialmente letales. Yo no los recomiendo a menos que se tomen bajo la dirección y supervisión de un médico informado.

Entre otras hierbas que causan preocupación está la aristolochia, que se encuentra en algunos suplementos herbales chinos para la pérdida de peso y puede que ni siquiera esté enumerada como ingrediente. La aristolochia es una conocida toxina para el riñón y carcinógeno en los seres humanos. También hay productos que contienen usnea (ácido úsnico), un líquen para la pérdida de peso que puede causar grave toxicidad en el hígado. Además, algunas píldoras dietéticas brasileñas se ha descubierto que están contaminadas con anfetaminas y otros medicamentos con receta.[3]

La intención es suplementar, no sustituir

Espero que a estas alturas usted entienda que por cada supuesta píldora mágica para la pérdida de peso se ciernen a su lado potenciales efectos secundarios peligrosos. Desgraciadamente, a menudo permanecen ocultos hasta que miles, si no millones, de esperanzadas personas que hacen dieta se los hayan tomado. Algunas han muerto. Permita que le recuerde que el fundamento de la pérdida de peso es sencillo: un plan dietético sano y actividad física regular. La razón principal por la cual las personas tienen sobrepeso o son obesas es demasiada ingesta de calorías y muy poca actividad física. Punto.

Un suplemento para la pérdida de peso es un producto nutricional o herbal con la intención de ayudar en su plan sano de comidas y actividad con el objetivo final de perder peso. Un suplemento se pone al lado; no sustituye. No sea engañado por el astuto marketing que promete otra cosa. La pérdida de peso y los suplementos dietéticos no están sujetos a las mismas normas que los medicamentos con recetas o los medicamentos que se venden sin receta. Pueden ser puestos en el mercado solamente con una prueba limitada de seguridad o eficacia.

Sin embargo, hay algunos suplementos dietéticos seguros y bastante eficaces que parecen prometedores para la pérdida de peso. Cada suplemento tiene su propio mecanismo único de acción para la pérdida de peso, y algunos tienen más de uno. He situado estos suplementos beneficiosos y demostrados en las siguientes categorías:

- Agentes termogénicos (agentes que queman grasa)
- Supresores del apetito
- Suplementos para aumentar la saciedad
- Suplementos para mejorar la sensibilidad a la insulina
- Suplementos para aumentar la producción de energía

ALLI Y LOS EFECTOS SECUNDARIOS DEL HYDROXYCUT

Alli, una de las píldoras dietéticas más comunes que se compran sin receta, puede causar cambios intestinales en sus usuarios. Esos cambios, que resultan de la grasa no digerida que pasa por el sistema digestivo, pueden incluir gases con pérdida aceitosa, heces sueltas o diarrea, movimientos intestinales más frecuentes y urgentes, y movimientos intestinales difíciles de controlar.

Los productos Hydroxycut fueron revisados en mayo de 2009 después de haber recibido informes de fallo hepático mortal y enfermedades hepáticas en individuos que tomaban los productos para perder peso. Según *World Journal of Gastroenterology*, un ingrediente en el Hydroxycut de una fruta llamada *Garcinia cambogia* causaba la enfermedad y el fallo hepático.[4]

Hay muchas causas de la obesidad, sin embargo, el envejecimiento es una de las más comunes. Eso se debe a una disminución en el gasto de energía relacionada con la edad. Según los científicos, esto puede causar que el cuerpo almacene de 120 a 190 calorías en exceso diariamente. Esto puede significar de 13 a 20 libras (6 a 9 kilos) de grasa corporal extra al año.[5] Ya que hay muchas causas de obesidad, recomiendo añadir algunos suplementos nutricionales seguros que funcionan mediante diferentes mecanismos, como agentes termogénicos, supresores naturales del apetito que aumentan la saciedad, suplementos que aumenta la sensibilidad a la insulina y productos energéticos. Para tratar la hipertensión, las enfermedades del corazón, la diabetes y otras enfermedades, los doctores añaden diferentes medicamentos con diferentes mecanismos de acción porque cuando se combinan, su acción es sinergética y más potente. Ahora tenemos suplementos naturales y seguros que funcionan mediante diferentes mecanismos para ayudar a los individuos a perder peso. Combinarlos normalmente aumentará su eficacia.

Agentes termogénicos (queman grasa)

El término *termogénico* describe el medio natural del cuerpo de elevar su temperatura para quemar más calorías. Más concretamente, la termogénesis es el proceso de poner en marcha el cuerpo para que queme grasa corporal blanca, que es el tipo de grasa que con frecuencia acumulamos a medida que envejecemos, el tipo que normalmente vemos en las personas con sobrepeso u obesas. Los agentes termogénicos, entonces, son quemadores de grasa que ayudan a aumentar el ritmo de descomposición de grasa corporal blanca. Afortunadamente, la mayoría de agentes termogénicos inseguros han sido retirados del mercado.

EL VERDE ES BUENO

Un estudio descubrió que después de tres meses de tomar extracto de té verde, el peso corporal general disminuía un 4,6 por ciento, mientras que la circunferencia de cintura disminuía casi un 4,5 por ciento.[6]

Té verde

El té verde y el extracto de té verde son mis suplementos favoritos para perder peso. El té verde se ha utilizado durante miles de años en Asia como té y también como medicamento herbal. Tiene dos ingredientes clave: una catequina llamada epigallocatequina gallate (EGCG) y cafeína. Ambos conducen a la secreción de más epinefrina, la cual entonces aumenta el ritmo metabólico. Finalmente, el té verde promueve la oxidación de grasa, que quema grasa. También aumenta el ritmo al cual usted quema calorías durante un período de veinticuatro hora.

Una dosis diaria eficaz de EGCG es de 90 miligramos o más, que puede consumirse bebiendo de tres a cuatro tazas de té verde al día. No le añada azúcar, miel o edulcorantes artificiales, aunque puede utilizar el edulcorante natural stevia.

Investigadores italianos crearon un fitosoma de té verde combinando polifenoles del té verde con fosfolípidos, lo cual causó un significativo aumento en la absorción de los polifenoles, incluyendo EGCG. Una prueba clínica hizo participar a cien sujetos con bastante sobrepeso. La mitad del grupo recibió el fitosoma del té verde en una dosis de dos pastillas de 150 miligramos diariamente. Ambos grupos siguieron una dieta reducida en calorías (1850 calorías al día para los hombres y 1350 calorías al día para las mujeres). Sin embargo, después de cuarenta y cinco días, el grupo de control perdió un promedio de cuatro libras (casi 2 kilos) y el grupo del fitosoma del té verde perdió un promedio de 13 libras (6 kilos), aproximadamente el triple que el grupo de control. Después de noventa días, el grupo de control perdió un promedio de 9,9 libras (4,5 kilos); el grupo del té verde perdió 30,1 libras (13,5 kilos). El grupo del fitosoma del té verde vio un 10 por ciento de disminución de circunferencia de cintura, pero el grupo de control solamente vio un 5 por ciento de reducción.[7] Además de beber té verde, yo recomiendo 100 miligramos de fitosoma de té verde tres veces al día (ver el apéndice B).

Fucosantina

Derivado de varios tipos de algas comestibles, este carotenoide era conocido tradicionalmente por sus capacidades antioxidantes; sin embargo, la investigación en años recientes han descubierto otro importante beneficio de la fucosantina: la pérdida de peso. Aunque los primeros estudios realizados exclusivamente en animales hicieron que muchos críticos desacreditasen las afirmaciones de eficacia para quemar grasa en seres humanos, otros más recientes en los que participaron sujetos humanos están cambiando las opiniones. Evidencia de uno de esos estudios descubrió que combinar fucosantina y aceite de semilla de granada aumenta de modo significativo el metabolismo. Después de dieciséis semanas, los investigadores dijeron que quienes utilizaban el suplemento combinado habían perdido 15 libras (6,8 kilos), comparado con un promedio de tres libras de pérdida (1,3 kilos) en quienes tomaron un placebo.[8]

A medida que envejecemos, nuestro ritmo metabólico disminuye de modo natural, lo cual impulsa más almacenamiento de grasa corporal blanca. La mayoría de personas automáticamente acude a las dietas para resolver este problema; pero lo que con frecuencia pasan por alto es que la edad produce un declive en nuestro ritmo metabólico *en reposo*, queriendo decir que la grasa corporal blanca que almacenamos de modo natural no se quema tan rápidamente mientras somos sedentarios. Por esta razón, la fucosantina parece ser un buen suplemento que puede incrementar la energía en reposo, disminuir el almacenamiento de grasa abdominal y hepática, y finalmente reducir el peso corporal.[9] Una dosis comúnmente recomendada de fucosantina es de 5 miligramos, tres veces al día. Puede encontrar este suplemento en la mayoría de tiendas de salud.

Refuerzo tiroideo

Todos los pacientes diabéticos y obesos deberían ser analizados para hipotiroidismo, incluyendo los análisis de sangre TSH, Free T3, Free T4 y anticuerpos tiroideos peroxidasa para descartar la tiroides y crisis de Hashimoto, la causa más común del bajo funcionamiento del tiroides. Si un paciente tiene baja temperatura corporal (menos de 98 grados Farenheit), lo más probable es que tenga un metabolismo lento y puede que tenga una lenta función tiroidea.

Es especialmente importante optimizar el nivel de sangre Free T3 para mejorar el ritmo metabólico. El rango normal de T3, según el laboratorio que yo utilizo, es de 2,1 a 4,4. Yo intento optimizar el nivel de T3 hasta un rango de 3,0 a 4,2 utilizando Liothyronine o Armor Thyroid. A veces puedo optimizar los niveles de T3 con suplementos naturales, incluyendo Metabolic Advantage o suplementos de yodo (ver el apéndice).

También realizo normalmente un análisis de laboratorio para ver si un paciente es bajo en yodo antes de comenzar con suplementos de yodo. Según la Asociación Americana de Tiroides, el 40 por ciento de la población mundial está en riesgo de deficiencia de yodo.[10]

Supresores del apetito

Estos suplementos generalmente actúan sobre el sistema nervioso central para disminuir el apetito o crear una sensación de saciedad. Aunque algunos medicamentos en esta categoría incluyen fenilpropanolamina (que se encuentra en productos como Dexatrim), he descubierto algunos suplementos seguros y naturales que son muy eficaces como supresores del apetito.

¿DE QUÉ SIRVE SI UNA PÍLDORA PUEDE HACERLO?

Los investigadores de mercadotecnia han descubierto que cuanto más se demuestra que un medicamento es eficaz en la pérdida de peso, más relajados son los esfuerzos del usuario para continuar comiendo bien y haciendo ejercicio. Quienes toman píldoras dietéticas con receta o sin receta tienen más probabilidad de participar en comer comida basura y vivir un estilo de vida sedentario.[11]

L-triptofano y 5-HTP

El L-triptofano y el 5-hidroxitriptofano (comúnmente conocido como 5-HTP) son aminoácidos que ayudan a fabricar serotonina. La serotonina ayuda en el control de los antojos de carbohidratos y azúcar. El L-triptofano y el 5-HTP también funcionan como antidepresivos naturales. Si está tomando medicamentos para la migraña llamados triptanos o antidepresivos SSRI (inhibidores selectivos de reabsorción de serotonina), debería hablar con su médico antes de tomar ningún suplemento. La dosis típicas de L-triptofano es de 500 a 2000 mg al irse a la cama, Para el 5-HTP es normalmente de 50 a 100 mg de una a tres veces al día o de 100 a 300 mg al irse a la cama. Serotonin Max es un suplemento excelente que ayuda a impulsar naturalmente los niveles de serotonina (ver el apéndice B).

L-tirosina, N-acetil L-tirosina y L-fenilalanina

L-tirosina, N-acetil L-tirosina y L-fenilalanina son aminoácidos que se producen naturalmente y se encuentran en numerosos alimentos proteínicos, incluyendo queso cottage, pavo y pollo. Ayudan a elevar los niveles de norepinefrina y dopamina en el cerebro, lo cual entonces ayuda a disminuir el apetito y los antojos y mejora su humor (SAM-e es otro aminoácido que ayuda a elevar los niveles de norepinefrina y dopamina). Las dosis de L-tirosina, N-acetil L-tirosina y L-fenilalanina pueden variar desde 500 hasta 2000 mg al día (a veces más), pero deberían tomarse con el estómago vacío. Yo prefiero N-acetil L-tirosina para la mayoría de mis pacientes, ya que el cuerpo lo absorbe mejor que el L-tirosina o el L-fenilalanina. Yo normalmente comienzo con los pacientes en 500 a 1000 mg de N-acetil L-tirosina tomados treinta minutos antes del desayuno y treinta minutos antes del almuerzo. No recomiendo tomar ninguno de estos suplementos avanzada la tarde, porque pueden interferir en el sueño (véase el apéndice B).

> **¡FIBRA!**
>
> Además de PGX, otra estupenda fibra para la pérdida de peso es el glucomanán, hecho de la raíz asiática konjac. El glucomanán es cinco veces más eficaz en la disminución del colesterol cuando se compara con otras fibras como psyllium, fibra de avena o goma guar. Debido a que se expande hasta diez veces su tamaño original cuando se pone en agua, es un estupendo suplemento para tomarlo antes de una comida para reducir su apetito a medida que se expande en su estómago, pero debería tomarlo con 16 onzas de agua o té negro o verde sin endulzar.

Suplementos para aumentar la saciedad

Aunque anteriormente hablé sobre la fibra en el capítulo 11, vale la pena recordar que esta valiosa herramienta en la lucha contra la diabetes ayuda a controlar el azúcar en la sangre y el peso. Los suplementos de fibra y los alimentos altos en fibra aumentan los sentimientos de saciedad utilizando varios mecanismos distintos. La fibra ralentiza el pasaje de la comida por el tracto digestivo, disminuye la absorción de azúcares y féculas el estómago y se expande y llena el estómago, disminuyendo el apetito. Aunque la Asociación Americana del Corazón y el Instituto Nacional del Cáncer recomiendan 30 gramos o más de fibra cada día, el americano promedio solamente consume entre 12 y 17 gramos.[12]

Cuando se trata de perder peso y manejar los niveles de azúcar en la sangre, un poco de fibra logra mucho. Un estudio descubrió que el consumo de 14 gramos extra de fibra soluble cada día solamente durante dos días estaba relacionado con un 10 por ciento de disminución en la ingesta calórica.[13] Los suplementos de fibra soluble aumentan significativamente la satisfacción después de las comidas y deberían tomarse antes de cada comida para ayudar en la pérdida de peso. La fibra soluble disminuye el azúcar en la sangre, ralentizando la digestión y la absorción de azúcares y carbohidratos. Esto permite un aumento más gradual del azúcar en la sangre, lo cual disminuye el índice glicémico de los alimentos que usted come. Esto ayuda a mejorar los niveles de azúcar en la sangre.

La fibra que yo prefiero para los pacientes que quieren perder peso es PGX. Yo comienzo con una cápsula, tomada con 8 a 16 onzas de agua antes de cada comida y refrigerio, y después aumento gradualmente la dosis hasta dos a cuatro cápsulas, hasta que los pacientes pueden controlar su apetito. Tome siempre PGX con las cenas y refrigerios (vea el apéndice B).

Suplementos para aumentar la producción de energía

La L-carnitina es un aminoácido que funciona como transportador de energía llevando los ácidos grasos a las mitocondrias, que actúan como las fábricas de energía de nuestras células quemando ácidos grasos para obtener energía. En esencia, la L-carnitina ayuda a nuestro cuerpo a convertir la comida en energía. Los seres humanos sintetizan muy poca carnitina, por eso puede que necesitemos un suplemento de fuentes externas. Esto se aplica especialmente a individuos obesos y más mayores, quienes normalmente tienen menores niveles de carnitina que el segmento de peso promedio de la población. Como se podría esperar, los individuos con insuficiencia de carnitina tienen mayor dificultad para quemar grasa y obtener energía.

Leche, carne, pescado y queso son buenas fuentes de L-carnitina, mientras que la oveja y el cordero también son ricos en este aminoácido. En forma de suplemento, yo recomiendo combinar L-carnitina con ácido lipoico, PQQ (pirroloquinoline quinone) y un suplemento de refuerzo del glutatión para aumentar la producción de energía. Un suplemento de refuerzo del glutatión ayudará a apagar los radicales libres en las mitocondrias, incluyendo peróxido hidroxil y de hidrógeno, que a su vez ayuda a aumentar la producción de ATP y de la energía propia. El PQQ es un potente antioxidante que protege las mitocondrias del daño oxidativo y realmente estimula el crecimiento de nuevas mitocondrias. Las mitocondrias son, hablando figuradamente, las fábricas de energía en nuestras células que producen ATP, que es nuestra moneda de energía. Algunas células como las células miocardiales (células del músculo cardíaco) tienen miles de mitocondrias, y otras células como las células adiposas sólo tienen algunas mitocondrias. L-carnitina, acetil-L-carnitina, ácido lipoico, PQQ al igual que los

FIBRA PGX

PGX, abreviatura de PolyGlycoPlex, es una mezcla única de fibras muy viscosas que actúan en sinergia para crear un nivel mucho más alto de viscosidad que las fibras individualmente. La viscosidad es la propiedad gelificante. PGX absorbe cientos de veces su peso en agua a lo largo de una a dos horas, y se expande en el tracto digestivo, creando un espeso material gelatinoso. Crea un sentimiento de saciedad, estabiliza el azúcar en la sangre y los niveles de insulina, y estabiliza las hormonas del apetito.

El PGX disminuye el azúcar en la sangre después de comer aproximadamente en un 20 por ciento y disminuye la secreción de insulina aproximadamente en un 40 por ciento. Los investigadores han descubierto que dosis mayores de PGX pueden disminuir el apetito de modo importante. El PGX funciona de modo similar a la banda gástrica y tiene menos efectos secundarios gastrointestinales que otras fibras dietéticas viscosas. Sin embargo, comience lentamente, o puede desarrollar gases.

Tomar fibra soluble antes de las comidas le ayuda a sentirse satisfecho antes y normalmente disminuye la cantidad de calorías que usted consume. Un estudio mostró que 7 gramos del suplemento psyllium antes de una comida disminuía el hambre y la ingesta de alimentos a la vez que estabilizaba el azúcar en la sangre y los niveles de insulina. De hecho, mezclas especiales de fibra, como el glucomanán, xantan y alginate (PGX), parecen ser más eficaces que tomar un único tipo de fibra soluble. En otro estudio, los participantes tomaron seis cápsulas de PGX antes de cada comida. Al final del estudio de tres semanas, quienes tomaron el PGX habían disminuido su grasa corporal en 2,8 por ciento.[14]

suplementos de refuerzo del glutatión son todos ellos importantes para proteger las mitocondrias, hacer crecer nuevas mitocondrias, apagar el daño oxidativo a las mitocondrias y aumentar la producción de energía. Una forma de carnitina, el acetil-L-carnitina, también puede cruzar la barrera sanguínea cerebral y aumentar la energía de las células cerebrales. Esto tiene numerosos beneficios neuroprotectores y ayuda a aumentar los neurotransmisores en el cerebro. También protege a las neuronas de los efectos del estrés.

En general, yo recomiendo tomar una combinación de L-carnitina y acetil-L-carnitina, ácido lipoico, PQQ y un suplemento de refuerzo del glutatión. Al aumentar su energía, tendrá más probabilidad de hacer ejercicio regularmente y quemar más grasa. El mejor momento de tomar estos suplementos es en la mañana y primera hora de la tarde (antes de las 3:00 de la tarde) con el estómago vacío. Si los toma después, estos suplementos pueden interferir en su sueño (ver el apéndice).

También, los suplementos de té verde y N-acetil L-tirosina ayudan a aumentar su energía.

Otros suplementos comunes para ayudar en la pérdida de peso

Irvingia

La irvingia es una planta que produce fruto de las junglas de Camerún en África. La Irvingia gabonensis ayuda a volver a sensibilizar sus células a la insulina. Parece tener la capacidad de revertir la resistencia a la leptina disminuyendo los niveles de proteína C-reactiva (PCR), un mediador inflamatorio. En un estudio doble ciego, 102 voluntarios con sobrepeso recibieron 150 mg de irvingia o un placebo dos veces por día durante diez semanas. Al final del período, el grupo de la irvingia perdió una media de 28 libras (12 kilos) y el grupo del placebo sólo perdió una libra (450 gr). El grupo de la irvingia también perdió un promedio de 6,7 pulgadas (17 cm) en contorno de cintura y disminuyó el total de grasa corporal en un 18,4 por ciento. También tuvo un 26 por ciento de reducción en colesterol total, un 27 por ciento de disminución de LDL (colesterol malo), un 32 por ciento de reducción en el azúcar en la sangre en ayunas, y un 52 por ciento de reducción en CPR.[15]

Se cree que la irvingia tiene la capacidad de permitir a la persona perder peso sencillamente disminuyendo los niveles de CPR, lo cual a su vez disminuye la resistencia a la leptina. La leptina es una hormona que le dice a su cerebro que ha comido suficiente y es momento de parar. También aumenta la capacidad de su cuerpo de utilizar la grasa como fuente de energía. También se necesita zinc, de 12 a 15 miligramos por día, que está presente en la mayoría de complejos vitamínicos, para que la leptina funcione de manera óptima.

Desgraciadamente, debido al estilo de vida sedentario de los estadounidenses y los muchos alimentos muy procesados, muchos pacientes obesos y con sobrepeso han adquirido resistencia a la leptina y, como resultado, esta hormona ya no funciona adecuadamente en sus cuerpos. De modo similar a la resistencia a la insulina, la resistencia a la leptina es un estado inflamatorio crónico que contribuye a subir de peso y también a la grasa abdominal. Es también críticamente importante seguir el programa dietético que hemos bosquejado en este libro, el cual es también una dieta antiinflamatoria. Sencillamente disminuir los alimentos inflamatorios permite a la mayoría comenzar a perder grasa abdominal y también permite que la leptina funcione de modo óptimo.

Yo he utilizado irvingia con pacientes diabéticos desde 2008 y he visto notables mejoras en la mayoría de sus medidas de azúcar en la sangre y también sus niveles de hemoglobina A1C. La dosis que se recomienda generalmente es de 150 mg de extracto de irvingia estandarizado dos veces por día.

Calcio

Tanto niños como adultos con una baja ingesta de calcio tienen mayor probabilidad de subir de peso o de tener sobrepeso o ser obesos cuando se comparan con individuos con una mayor ingesta de calcio. Productos lácteos, como yogur natural bajo en grasa kéfir, que proporciona un total de calcio de 800 a 1200 miligramos al día ayudarán a disminuir la grasa corporal, aumentarán la masa muscular y finalmente ayudarán en la pérdida de peso. Sin embargo, es interesante destacar que tomar suplementos de calcio solamente no parece ayudar en la pérdida de peso.

La controversia de la hoodia

La hoodia es una planta sudafricana parecida a un cactus que puede ayudar a suprimir el apetito. Inicialmente utilizada por los líderes tribales para permitirles hacer largos viajes sin tener hambre, varias fuentes citan miles de años de la historia Bushman para verificar su eficacia. Aunque aquellos cazadores tribales obviamente no habían realizado estudios científicos para demostrar que la hoodia es un efectivo supresor del apetito, un estudio clínico en el año 2001 realizado por una empresa llamada Phytopharm descubrió que individuos que consumían la planta comían

1000 calorías menos al día que quienes no tomaban hoodia.[16] Uno de los investigadores de la empresa, Richard Dixey, MD, explicó que la hoodia contiene una molécula que es diez mil veces más activa que la glucosa.[17]

Sin embargo, hay un truco. Cuando las noticias de este supuesto suplemento milagroso llegaron a los titulares, docenas (si no miles) de empresas comenzaron a poner en el mercado hoodia, sin tener realmente nada de hoodia sus productos. El resultado fue que se "produjo" más hoodia en un solo año que en toda la historia africana; muy improbable, en el mejor de los casos. Incluso en la actualidad, es posible que gran parte de lo que se vende en los Estados Unidos contenga variaciones ineficaces de hoodia o nada de hoodia. Por tanto, no se fíe de las estratagemas de *marketing* con esta sustancia.

En resumen

Aunque hay algunos productos cuestionables en el mercado, existe una variedad de suplementos dietéticos seguros, eficaces y que pueden comprarse sin receta para la pérdida de peso. Algunas personas puede que descubran que incorporar una combinación de ellos a su plan de comidas y de actividad funciona aún mejor; otras puede que no necesiten tomar ningún suplemento. La mayoría de mis pacientes con sobrepeso y obesos han descubierto que beber té verde o tomar fitosoma de té verde, ciertos aminoácidos (como Serotonin Max y N-acetil L-tirosina) y suplementos de fibra PGX antes de cada comida y refrigerio (especialmente en la noche) les ayudó a perder peso.

Si sigue experimentando problemas para controlar su apetito o batalla con antojos alimentarios, una menor energía o resistencia a la insulina, probablemente requerirá tomar uno o más de los suplementos que acabo de repasar. Lo mismo se aplica si no se siente satisfecho o lleno después de una comida o si tiene bajos niveles de hormonas. Sin embargo, le recuerdo lo que dije anteriormente: los suplementos son solamente suplementos y no píldoras mágicas. El exceso de peso tomó años para acumularse, de modo que no se evaporará de repente. La buena noticia es que no tiene usted que ser timado por las promesas maravillosas "como se ven en televisión". Armado de una alimentación y un plan de actividad correctos, puede usted perder peso y revertir la diabetes.

Capítulo 22

LA IMPORTANCIA DE LA ACTIVIDAD

Ejercicio. ¿Le llena esa palabra de temor y visiones de aburrimiento, fatiga y su lengua colgando mientras se esfuerza por respirar? Si aborrece hacer ejercicio, no está usted solo. Incluso grandes celebridades que son conocidas por sus cuerpos ultra-finos y su sex appeal lo desdeñan. La cantante y actriz Janet Jackson dice: "Odio hacer ejercicio; y odio es una palabra fuerte, pero no puedo soportar hacer ejercicio".[1] Bruce Willis, conocido por sus papeles de tipo duro en numerosas películas de aventuras, admite: "Soy perezoso, odio hacer ejercicio, solamente lo hago para las películas y pienso en ello como trabajo".[2]

Tampoco es Willis la única estrella de Hollywood con aversión al ejercicio. La actriz Katherine Heigl, más conocida por su premio Emmy por *Anatomía de Grey*, dice: "Si no estuviera en esta industria, no haría ejercicio. Pero tengo caderas y un trasero, y todo lo que va junto con eso, incluyendo celulitis".[3]

Desde el mundo de los deportes, escuchemos a la estrella del tenis Serena Williams: "Odio hacer ejercicio más que ninguna otra cosa, pero tengo que hacerlo; cuando voy corriendo, pienso en lo mucho que deseo ganar. Eso es lo único que me hace seguir adelante…Supongo que todo el mundo tiene que encontrar aquello que le alienta y pensar sólo en eso todo el tiempo que hace ejercicio. Pero tengo que ser sincera: aborrezco ir al gimnasio. No me gusta correr. Odio hacer cualquier cosa que tenga que ver con hacer ejercicio".[4]

La única persona que usted podría haber esperado que defendiese el ejercicio era el aficionado a la buena forma física, Jack LaLanne, que murió en enero de 2011 a los noventa y seis años de edad. Incluso el legendario maestro del ejercicio dijo una vez: "Odio el ejercicio, pero me encantan los resultados".[5] Tales frases ilustran nuestra relación de amor-odio con el ejercicio. En particular, aborrecemos quitar tiempo de nuestro calendario ya lleno para hacerlo. ¿Qué otra explicación hay para todos los anuncios televisivos a altas horas de la noche sobre aparatos que ahorran tiempo para hacer ejercicio y prometen que el peso disminuirá "instantáneamente" si utilizamos su producto? Siempre queremos la solución rápida.

Como resultado, dos terceras partes de todos los americanos no son físicamente activos regularmente. Menos de la mitad hace menos de la cantidad recomendada de ejercicio. Tristemente, un 25 por ciento (¡una cuarta parte de la población!) no hace nada de ejercicio.[6] La razón principal, según casi todas las encuestas realizadas, sitúa al tiempo en primer lugar de su lista de excusas.[7] Las personas razonan que sencillamente están demasiado ocupadas para el ejercicio. Según el CDC, el adulto promedio, de dieciocho a sesenta y cuatro años de edad, necesita 150 minutos (2,5 horas) a la semana de actividad aeróbica moderada y dos días o más por semana de actividad fortalecedora de los músculos.[8] Un reciente estudio descubrió que las mujeres de más de cuarenta y cinco años de edad necesitan 60 minutos de ejercicio moderado al día para prevenir el aumento de peso a medida que envejecen, incluso al consumir una dieta normal.[9]

¿Qué hay en una palabra?

Aunque puede que piense que no tiene tiempo, el ejercicio es esencial para una buena salud. Esto se aplica a todo ser humano, especialmente a cualquiera que espere perder peso y revertir la diabetes. Puede usted restringir su dieta y comer menos de sus requisitos diarios; sin embargo, sin quemar calorías mediante la actividad física, solamente habrá completado la mitad de la ecuación de la pérdida de peso. Después de haber tra-

> ### MARATÓN PARA QUEMAR
>
> Para quemar las 1510 calorías que hay en el plato grande de Quiznos Chicken Carbonara, tendría usted que gastar las mismas calorías necesarias para atravesar en bicicleta el estado de Delaware (treinta millas).[10]

bajado con miles de individuos con sobrepeso, obesos o diabéticos tipo 2, he descubierto que casi sin excepción, todos batallan con una percepción del ejercicio. Y todo se reduce a esa única palabra: *ejercicio*.

Para muchos, *ejercicio* evoca los mismos sentimientos negativos que *dieta*. Quienes tienen sobrepeso o son obesos piensan en el ejercicio en términos de dolor, sudor, humillación, vergüenza y ansiedad. Puede que se visualicen a sí mismos en un gimnasio rodeados de personas con cuerpos perfectos, un instructor de educación física que comprueba su falta de capacidades físicas, o un entrenador autoritario de su juventud. Debido a que esta palabra con frecuencia estimula temor, yo utilizo una diferente: *actividad*. Para algunos, esto parece un poco tonto; es solamente una palabra, después de todo. ¿Qué diferencia podría marcar sustituir una palabra? ¿Acaso no se sigue refiriendo a lo mismo?

No puedo explicar por qué funciona, pero así es. *Actividad* parece menos inclusiva; no desencadena síntomas emocionales ni ansiedad. Para la mayoría de individuos con sobrepeso u obesos, es segura y no amenazante; no les abruma con pensamientos de compromisos de tiempo, disciplina o alarmas del despertador muy temprano.

Es decisión de usted si adapta un cambio de vocabulario; sin embargo, el mayor problema que no puede usted pasar por alto es que tanto un cambio en la dieta como la actividad regular son cruciales para la pérdida de peso. Claro y sencillo, la razón por la cual las personas exitosamente pierden peso y no lo recuperan se debe a que están físicamente activas.

Las ventajas de la actividad regular

En caso de que necesitase un recordatorio, a continuación hay algunos de los muchos beneficios que llegan con la actividad regular:

- Disminuye el riesgo de enfermedades del corazón, derrames y el desarrollo de hipertensión.
- Ayuda a prevenir la diabetes tipo 2.
- Ayuda a protegerle de desarrollar ciertos tipos de cáncer.
- Ayuda a prevenir osteoporosis y ayuda en el mantenimiento de unos huesos sanos.
- Ayuda a prevenir la artritis y ayuda en el mantenimiento de articulaciones sanas.
- Ralentiza el proceso de envejecimiento general.
- Mejora su ánimo y reduce los síntomas de ansiedad y depresión.
- Aumenta la energía y la agudeza mental.
- Mejora la digestión.
- Le proporciona un sueño más reparador.
- Ayuda a devenir resfriados y gripe.
- Alivia el dolor.
- Y la razón favorita entre las personas con sobrepeso y obesas...refuerza la pérdida de peso y disminuye el apetito.

Sin embargo, hay más. El ejercicio tiene beneficios especiales para los diabéticos. Múltiples estudios han mostrado que quienes tienen un estilo de vida de actividad física son menos propensos a desarrollar diabetes tipo 2. Yo creo que esto se debe a que el ejercicio físico batalla contra la raíz de la diabetes tipo 2, que es la resistencia a la insulina o cuando las células musculares pierden su sensibilidad a la insulina. La investigación ha demostrado que sus células musculares tienen mucha menos probabilidad de volverse resistentes a la insulina si usted las mantiene en forma mediante el ejercicio regular.

Estudios también han demostrado que el ejercicio regular mejora la tolerancia a la glucosa y disminuye el azúcar en la sangre, al igual que los requisitos de insulina. Cuanto más tejido muscular desarrollemos en nuestros grandes grupos musculares, como muslos y glúteos, más azúcar eliminamos del flujo sanguíneo. Hablando en general, cuanto mayor sea la masa muscular, especialmente en los grupos musculares grandes, mayor es la disminución correspondiente en la resistencia a la insulina. También, al quemar calorías, el ejercicio ayuda a controlar el peso, que es un importante factor en el manejo de la diabetes tipo 2.

Un estudio en el Instituto Cooper para la Investigación Aeróbica en Dallas muestra que mantenerse en forma puede que sea lo más importante que usted pueda hacer para evitar la diabetes tipo 2. Los investigadores hicieron a 8.633 hombres de una media de edad de cuarenta y tres años una prueba en cinta andadora y después los analizaron para comprobar la diabetes seis años después. Los hombres que lograron un mal resultado en la prueba de fitness tenían casi cuatro veces más probabilidad de haber desarrollado la enfermedad que quienes habían logrado un buen resultado en la cinta. Esas puntuaciones resultaron ser el indicador más preciso de diabetes, más que la edad, la obesidad, la presión sanguínea elevada o el historial familiar.[11]

No utilice a estrellas de Hollywood o gurús de la buena forma física como una excusa para justificar la falta de actividad. A fin de cuentas, debe usted hacer su parte y moverse regularmente. Esto requiere valentía; si así no fuera, todo el mundo lo haría. Usted debe pasar a la ofensiva para batallar y es de esperar que revertir la diabetes, recordando que es un azote que puede debilitar y dañar otros órganos en su cuerpo.

El suplemento natural para la pérdida de peso

No hay mejor manera de complementar un programa dietético y de suplementos para la pérdida de peso con la actividad física. ¿Cómo ayuda? Las maneras son tan abundantes como los muchos beneficios que acabo de enumerar. En primer lugar, ayuda a elevar el ritmo metabólico durante y después de la actividad. Le capacita para desarrollar más músculo, lo cual eleva el ritmo metabólico durante todo el día, incluso mientras usted duerme. Disminuye la grasa corporal y mejora su capacidad al descender la hormona del estrés: cortisol.

Tal actividad también eleva los niveles de serotonina, que ayudan a reducir los antojos de dulces y carbohidratos. Ayuda a quemar la peligrosa grasa abdominal y mejora la capacidad del cuerpo para manejar el azúcar. Finalmente, la actividad física regular incluso puede ayudar a controlar su apetito impulsando los niveles de serotonina, disminuyendo el cortisol y disminuyendo los niveles de insulina (que también pueden disminuir sus probabilidades de tener resistencia a la insulina).

> ### FUERZA EN LOS AÑOS
>
> En 2004, el residente en Connecticut, George Brunstad se convirtió en el hombre más viejo en recorrer a nado el canal de la Mancha cuando cruzó la distancia de veinticinco millas (40 km) a los setenta años de edad. Aunque nadó siete millas extra debido a las fuertes corrientes, Brunstad completó el agotador viaje cuando faltaba un minuto para las dieciséis horas. Igualmente admirable fue el propósito subyacente del anterior piloto para ese nado, que era dar a conocer a las personas un ministerio que su iglesia patrocina en Haití.[12]

Hay numerosas actividades agradables entre las que escoger; por ejemplo, ir en bicicleta, nada, hacer ejercicio en una máquina elíptica, bailar y hacer senderismo. Deportes como baloncesto, voleibol, fútbol, tenis y squash se consideran todos ellos aeróbicos. Pilates, bailes de salón, lavar el vehículo a mano, trabajar en su patio y cortar la hierba también se califican; cualquier movimiento que aumente el pulso cardíaco lo suficiente para quemar grasa.

Una estupenda actividad aeróbica es caminar con brío, aunque para pacientes diabéticos que tengan úlceras en los pies o adormecimiento en los pies, caminar no es la mejor actividad. En cambio, deberían probar el ciclismo, una máquina elíptica o actividades en la piscina a la vez que inspeccionan los pies antes de realizar cualquier actividad. Si usted puede caminar, para entrar en su zona de ritmo cardíaco deseada, camine con suficiente brío para no poder cantar y con la lentitud suficiente para poder hablar. Seguir esta fórmula es una razón por la cual recomiendo a las personas que encuentren un compañero de actividad con el cual hablar mientras caminan. (Los escépticos podrían decir que a la desgracia le encanta la compañía).

A continuación hay algunos otros consejos para comenzar:

- Escoja algo que sea divertido y agradable. Nunca permanecerá en ningún programa de actividad si lo aborrece.

- Vista ropa y zapatos y calcetines cómodos.

- Si es usted diabético tipo 1, necesitará trabajar con su médico para ajustar sus dosis de insulina a la vez que aumenta su actividad. Entienda que el ejercicio disminuirá su azúcar en la sangre; esto puede ser potencialmente peligroso en un diabético tipo 1.

Músculos, metabolismo y envejecimiento

Todo el mundo quiere parecer joven y en forma siempre. Eso es particularmente cierto en los Estados Unidos, donde enlucimos cuerpos esculpidos, recortados, tonificados y jóvenes en todas las portadas de las revistas, anuncios televisivos y pantallas de los cines. Esos aspectos estupendos ocultan la realidad de que los adultos normalmente pierden de media una libra de tejido muscular cada año después de los veinticinco años de edad, queriendo decir que nuestro cuerpo naturalmente progresa hacia tener más grasa y menos músculo. Esa no es la mejor noticia para quienes están cargados de grasa; sin embargo, entender tal cosa puede ser una fuerza impulsora para mejorar. Cuanto más masa muscular, generalmente mayor es su ritmo metabólico y más calorías quemará en reposo. Por cada libra de masa muscular que usted aumente o no pierda, quemará entre 30 y 50 calorías al día.

Nunca olvidaré al paciente que vi hace años mientras hacía mi residencia. Siendo el corredor estrella de un equipo de fútbol de secundaria, se había fracturado su cadera izquierda. Parte de la razón de que fuese corredor era la potencia que tenían sus piernas, por eso no era sorprendente que sus muslos fuesen muy musculosos. Él dijo que antes era capaz de levantar más de 1000 libras en la prensa de piernas durante diez repeticiones. Debido a su lesión, sin embargo, este atleta tuvo que llevar una escayola aproximadamente durante dos meses.

Cuando le quitamos la escayola, nos sorprendió ver lo mucho que su pierna izquierda se había atrofiado. La medida de sus muslos mostró una circunferencia de 32 pulgadas (81 cm) alrededor de la mitad de su muslo derecho; el izquierdo se quedaba solamente en 24 pulgadas (60 cm). Solamente en dos meses, la inactividad le había costado ese joven ocho pulgadas de músculo (21 cm). Un proceso similar se produce en la mayoría de adultos, aunque no con tanta rapidez; sin embargo, si usted permanece inactivo, sus músculos se van perdiendo lentamente. Su ritmo metabólico disminuye, y el tejido muscular (normalmente) es sustituido por grasa. Muchas personas no lo notan porque el tamaño de su brazo o de su pierna sigue siendo el mismo, cuando de hecho es sencillamente un caso de sustitución de tejido muscular por grasa, de modo parecido a las vetas de grasa en la carne.

Esto es particularmente cierto para las mujeres. El metabolismo de la mujer normalmente comienza a disminuir a la edad de veinte años a un ritmo aproximadamente del 5 por ciento por década. Para entender esto, utilicemos el ejemplo de una mujer promedio de cincuenta años de edad. Le llamaremos Sarah. Desde que tenía veintitantos años, el peso de Sarah ha ido aumentando lentamente desde las 120 libras (54 kilos) hasta su actual peso de 150 (68 kilos). Durante esos años ella ha engordado 30 libras de grasa (13 kilos) a la vez que ha perdido de 15 a 30 libras de músculo. Eso puede parecer el promedio, excepto cuando consideramos el correspondiente descenso en el ritmo metabólico.

A los veinte años, Sarah podía comer 2000 calorías al día y mantener su peso de 120 libras. A los cincuenta años de edad, si ella come 2000 calorías al día, lo más probable es que aumente de peso debido a su tejido muscular perdido. ¿Por qué? Por cada libra de tejido muscular perdido, su ritmo metabólico desciende de 30 a 50 calorías por día. Por tanto, además de perder 15 libras de músculo, Sarah perdió la capacidad de quemar de 450 a 750 calorías más por día.

¿Puede ver por qué es tan crucial mantener o ganar masa muscular? El músculo no sólo se ve mejor que la grasa; es esencial para mantener un cuerpo sano. La única manera de mantener intacto el músculo es utilizarlo y fortalecerlo, lo cual significa aumentar su nivel de actividad. Cuando usted permanece inactivo, se sitúa en una escayola corporal, por así decirlo, a medida que su ritmo metabólico disminuye y usted se va convirtiendo lentamente en un imán de grasa.

Cantidad recomendada de actividad

Cuando he persuadido a los pacientes de que necesitan más actividad, su siguiente pregunta es: ¿Cuánta necesito? Desgraciadamente, no hay ninguna cifra que se aplique universalmente. Hay numerosos factores implicados en participar en la actividad para perder peso, comenzando con el corazón.

Cada actividad requiere o puede ser realizada en diferentes niveles de intensidad. Habiendo dicho eso, tiene sentido que cada persona que espera perder peso tenga una intensidad ideal en la cual pueda hacer ejercicio. Esto se denomina zona objetivo de pulso cardíaco, que generalmente varía desde el 65 al 85 por ciento de su pulso cardíaco máximo.

Para calcular la parte baja de esta fórmula, comience restando su edad a 220. Este es su pulso cardíaco máximo. Por ejemplo, para alguien de cuarenta años de edad, la fórmula es:

220 - 40 = 180 pulsaciones por minuto

Multiplique este número por el 65 por ciento para encontrar la parte baja de la zona objetivo de uso cardíaco:

180 x 0,65 = 117 pulsaciones por minuto

Para calcular el extremo superior de la zona, multiplique el ritmo cardíaco máximo por el 85 por ciento, o:

180 x 0,85 = 153 pulsaciones por minuto

Por tanto, si usted tiene cuarenta años, debería mantener su ritmo cardiaco entre 117 y 153 pulsaciones por minuto cuando hace ejercicio. Sin embargo, ese es un rango bastante amplio, que plantea la siguiente pregunta: ¿Qué extremo de la zona se marca como objetivo para perder peso? Los expertos han debatido sobre esto desde que la idea de la "zona objetivo" cristalizó hace muchos años. Para encontrar la respuesta, veamos los tipos de actividad que impulsan el corazón hasta estos dos extremos.

Quemar grasa con actividad aeróbica

La palabra *aeróbico* significa "en presencia de aire u oxígeno". La actividad aeróbica es simplemente movimiento que fortalece los pulmones y el corazón. Implica movimientos firmes y continuos que trabajan los grupos musculares grandes en movimiento repetitivo al menos durante veinte minutos. El punto clave para la pérdida de peso con la actividad aeróbica es mantener un ritmo moderado, que desencadena que su cuerpo queme grasa como su combustible preferido.

Uno de los errores más comunes al hacer ejercicio que veo entre personas con sobrepeso es su tendencia a saltar sobre una cinta andadora y correr todo lo que pueden durante el mayor tiempo posible. Al hacer eso intentan quemar más grasa, pero a la larga no lo harán. Correr a una alta intensidad por tanto tiempo que le deja casi sin respiración en realidad le hace quemar menos grasa

NO SÓLO NERVIOSO

Hacer movimientos por estar inquieto o levantarse de su asiento frecuentemente puede hacerle quemar 350 calorías adicionales al día, ¡lo cual supone 36 libras (16 kilos) perdidas en un año![13]

como combustible. Para individuos inactivos que están comenzando a hacer ejercicio, también es la manera más rápida de agotarse.

Recuerde que aeróbico significa con oxígeno, por tanto, la actividad que usted escoja debe ser de moderada intensidad para que su cuerpo pueda utilizar oxígeno a fin de quemar la grasa como combustible. Cuando usted hace ejercicio hasta el punto de que le cuesta respirar, ya no está haciéndolo de modo aeróbico. En cambio, ha cambiado a una actividad anaeróbica, que significa actividad sin oxígeno. La actividad anaeróbica quema glucógeno (azúcar almacenado) como principal combustible

ENTRENAMIENTO DE INTERVALO

El entrenamiento de intervalo de alta intensidad (HIIT) combina ráfagas de ejercicio de alta intensidad con períodos de recuperación de intensidad moderada, normalmente durante un período de menos de veinte minutos. Se utiliza en su mayor parte para individuos que intentan perder peso.

en lugar de grasa. Cuando usted se queda sin glucógeno y no ha comido durante algún tiempo, puede que comience a descomponer tejido muscular y quemar proteína muscular como combustible (observe que aún no han mencionado quemar grasa). Muchos corredores de maratón y atletas de triatlón queman una importante cantidad de músculo como combustible, lo cual con frecuencia es la razón de que sean tan delgados.

Si usted tiene sobrepeso y pretende quemar primordialmente grasa, necesita hacer ejercicio a intensidad moderada entre el 65 y el 85 por ciento de su ritmo cardíaco máximo. Este es el rango para quemar grasa de su zona objetivo de ritmo cardíaco. A medida que se aproxima al extremo superior, lo hace a la actividad anaeróbica, la cual no hace tanto bien para quemar grasa. Esta podría ser una idea completamente revolucionaria. Si es así, quizá sea una lucha cambiar. La mayoría de las personas creen que quien más trabaja es quien más recoge, queriendo decir la persona que corre con más rapidez y suda más. Eso no es cierto. Si usted tiene sobrepeso o es obeso, hacer ejercicio a una alta intensidad durante largos períodos puede que no sólo sabotee su capacidad para quemar grasa, sino que también puede que aumente los niveles de cortisol, que pueden hacer que se acumulen más grasa abdominal.

Al comenzar cualquier programa de actividad, haga ejercicio alrededor del 65 por ciento de su máximo ritmo cardíaco. A medida que vaya estando más acondicionado aeróbicamente, aumente gradualmente la intensidad hasta el 70 por ciento del ritmo cardíaco máximo. Después de unas semanas más, aumente hasta el 75 por ciento, y así sucesivamente. Puede que nunca sea capaz de hacer ejercicio al 85 por ciento del índice máximo, especialmente si lo hace resollando. Asegúrese de que a medida que aumenta la intensidad de sus ejercicios, siga siendo capaz de conversar con otra persona. Esa es una señal bastante buena de que usted se está entrenando aeróbicamente y está quemando grasa. Cuando tenga una buena condición aeróbica, puede comenzar el entrenamiento de intervalos.

Entrenamiento de intervalos de alta intensidad

Investigadores de la Universidad McMaster han descubierto que breves sesiones de entrenamientos de alta intensidad podían disminuir los niveles de azúcar en la sangre rápidamente en diabéticos tipo 2. Este es el primer estudio que muestra que el entrenamiento de intervalos intensos puede ser una potente y eficiente estrategia para mejorar la regulación del azúcar en la sangre en individuos con diabetes tipo 2. Cada entrenamiento consistía en pedalear en una bicicleta estática durante diez series de sesenta segundos aproximadamente al 90 por ciento del ritmo cardíaco máximo, con un minuto de pedaleo normal entre cada serie de ejercicios. El entrenamiento también incluía un calentamiento y una fase de descanso de modo que cada sesión de entrenamiento tenía sólo veinte minutos de tiempo total de ejercicio. Los participantes hicieron tres entrenamientos de veinticinco minutos por semana. Esos entrenamientos disminuyeron las concentraciones de azúcar en la sangre en veinticuatro horas, bajaron las subidas de azúcar después de las comidas, y aumentaron la capacidad mitocondial del músculo del esqueleto, que es un indicador de salud metabólica.[14]

Si usted tiene diabetes tipo 2 y ha hecho ejercicio durante un más, o ha logrado un buen acondicionamiento aeróbico, debería considerar el entrenamiento de intervalos de alta intensidad. Sólo tres sesiones de veinticinco minutos por semana es lo que necesita. Asegúrese de realizarse un examen físico con su médico, incluyendo un ECG, antes de comenzar un programa de entrenamiento de intervalos de alta intensidad. Considere también realizarse un análisis de resistencia.

¿Cuánta?

Esto nos hace regresar a la pregunta original: ¿cuánta actividad? Un estudio de la Universidad Duke en 2004 arrojó algo de luz sobre esto. Durante un período de ocho meses, investigadores en Duke estudiaron a un grupo de hombres y mujeres con sobrepeso de edades comprendidas entre los cuarenta y sesenta y cinco años. Los participantes fueron divididos en cuatro grupos principales: quienes caminaban doce millas por semana (19 km), quienes corrían doce millas por semana, quienes corrían veinte millas por semana (32 km), y quienes no hacían nada. Ninguno de los grupos cambió nada con respecto a sus dietas, y todos ellos hicieron ejercicio a diferentes índices cardíacos máximos. Como se podría esperar, el grupo sedentario subió de peso, aumentó el contorno de su cintura y también su porcentaje de grasa corporal. Quienes caminaban doce millas por semana (o treinta minutos al día) lo hicieron al 40 hasta el 55 por ciento de sus índices cardíacos máximos. Sus resultados fueron mínimos. El grupo que corría esa misma distancia cada día mantuvo sus índices cardíacos entre el 65 y el 80 por ciento del índice máximo, queriendo decir que hacían ejercicio dentro de su zona objetivo de ritmo cardíaco. Aunque algunos de sus resultados fueron parecidos a los del grupo que caminaba, ellos sí perdieron más grasa corporal y consiguieron más músculo magro. Finalmente, quienes corrieron veinte millas por semana se mantuvieron dentro de su zona objetivo de ritmo cardíaco y vieron con mucha diferencia los mejores resultados. Como promedio, los miembros de este grupo bajaron un 3,5 por ciento de su peso, un 3,4 por ciento de su contorno de cintura, un 4,9 por ciento de sus medidas de grasa corporal, y añadieron un 1,4 por ciento de músculo magro.[15]

Claramente, recompensa estar activo. Cuanto más tiempo participe en la actividad a una intensidad moderada, más grasa quema como combustible. No estoy sugiriendo que tenga que correr veinte millas por semana; puede comenzar escogiendo actividades divertidas y agradables que usted y su familia puedan realizar diariamente para obtener resultados similares. A menos que ya haya estado haciendo ejercicio, sugiero que inicialmente establezca una meta de veinte minutos al día, que puede dividirla en diez minutos, dos veces al día (¡puede hacer esto sencillamente sacando a pasear a su perro!). Cuando se haya adaptado, aumente gradualmente hasta treinta minutos y finalmente cuarenta puntos o más. Para minimizar el dolor muscular, haga actividad en días alternos, tres días por semana, y haga ejercicio hasta cinco o seis días por semana. Y recuerde: un paseo con brío puede lograr tanto como correr, dado que mantenga el 65 al 85 por ciento de su ritmo cardíaco máximo.

Ejercicios de resistencia

El entrenamiento de resistencia normalmente involucra levantar pesas para formar músculo. He compartido esta sencilla regla general con mis pacientes diabéticos por años: cuanto más músculo haga en las extremidades inferiores y glúteos, generalmente mejor control del azúcar en la sangre tendrá.

Los estudios científicos han demostrado que una combinación de entrenamiento de resistencia y ejercicio aeróbico es la manera más efectiva de mejorar las sensibilidades a la insulina en diabéticos.[17] Por eso yo denomino la actividad aeróbica y el entrenamiento de resistencia puñetazo en dos tiempos para derrotar la diabetes tipo 2. La actividad aeróbica combinada con el entrenamiento de resistencia mejorará el control del azúcar en la sangre aún mejor que la mayoría de medicamentos para la diabetes, especialmente si se practica regularmente un entrenamiento de intervalos de alta intensidad.

> **¿AMANTES DE LOS PERROS?**
>
> Aproximadamente el 60 por ciento de dueños de perros no sacan a caminar a sus perros, sencillamente los dejan sueltos en el patio.[16]

Estas actividades de fortalecimiento incluyen entrenamiento con pesas con pesas libres o máquinas, calistenia, Pilates, actividades en banda de resistencia, actividades específicas y actividades de equilibrio con pelotas. Para eliminar el riesgo de lesiones, debe mantener una buena postura y forma cuando realice estos ejercicios. Además, es importante aprender las técnicas correctas de levantamiento de peso, el rango correcto de movimiento, la respiración correcta y la velocidad correcta del movimiento en la cual los músculos se entrenan.

Los músculos del muslo son los mayores del cuerpo y necesitan ser ejercitados tanto aeróbicamente como con ejercicios repetitivos. Yo he descubierto que a medida que mis pacientes con diabetes aumentan su masa muscular en los muslos, su azúcar en la sangre normalmente disminuye.

Normalmente, debería realizar de diez a doce repeticiones por serie. Al comenzar el entrenamiento de resistencia, yo recomiendo realizar solamente una serie por actividad. Esto reduce el dolor muscular, que es común al comenzar cualquier tipo de programa de fortalecimiento. A medida que se va acondicionando mejor con el tiempo, puede incrementar hasta dos o tres series por actividad para cada parte del cuerpo y así fortalecer y tonificar los músculos. Recuerde: ¡vaya despacio! El entrenamiento fortalecedor

> ## CIRCUNFERENCIA DE MUSLOS
>
> Los muslos delgados (menos de 24 pulgadas en circunferencia) se relacionan con un riesgo significativamente mayor de muerte y de enfermedades cardiovasculares. El riesgo disminuye a medida que también disminuye la circunferencia del muslo. Esto hace que sea importante mantener una circunferencia en el muslo mayor de 24 pulgadas (61 cm).[18]

causa desgarros microscópicos en las fibras musculares, que finalmente hacen que se fortalezcan y sean más grandes. Esto a su vez aumenta su ritmo metabólico. Nunca se sobrepase, y entrene los mismos músculos cada día; los músculos no tendrán tiempo para repararse y reconstruirse.

Finalmente, después de un par de semanas de entrenamiento para fortalecer, podrá aumentar sus ejercicios de tres a cuatro días por semana. Al seguir las técnicas correctas de levantamiento de peso, evitará las lesiones, construirá músculo y quemará grasa. Yo recomiendo encontrar un entrenador personal certificado para que le enseñe esta valiosa información de modo que pueda usted maximizar los resultados y prevenir lesiones. Después de años de visitar gimnasios, estoy consternado por el gran porcentaje de personas que levantan pesas incorrectamente.

Todo reunido

Para perder peso, usted puede comenzar literalmente su programa de actividad con el pie derecho. A menos que tenga restricciones físicas, caminar es la manera más fácil de permanecer activo. Lo único que necesita como equipamiento es ropa cómoda y un buen par de zapatillas para caminar. Es una manera estupenda de disfrutar del exterior. Siga mi recomendación anterior de encontrar un compañero, y podrá mantener la conversación a la vez que esa persona hace que se mantenga al día con sus ejercicios. Evite la rutina; como variedad, vaya a un parque o visite un camino de senderismo.

Yo creo en el monitoreo propio. Una excelente manera de comprobar los pasos que usted camina durante el día es el uso de un podómetro. Yo insto a todos mis pacientes a que consigan uno y comprueben su conteo de pasos durante el día. Normalmente, una persona camina de 3000 a 5000 pasos al día. Para permanecer en forma, establezca una meta de 10 000 pasos, o aproximada-

> ### MANTENER UN CONTROL
>
> Los investigadores dicen que los aparatos para monitoreo propio como un podómetro, un monitor de ritmo cardíaco o incluso un sencillo diario de ejercicio puede suponer un 25 por ciento de aumento en un control exitoso de su peso.[19]

mente cinco millas (8 km). Para perder peso, tenga como meta entre 12 000 y 15 000 pasos al día. Otras maneras de alcanzar esta meta superior: sacar a pasear a su perro, estacionar más lejos en el aparcamiento en el trabajo o cuando va de compras, y subir por las escaleras en lugar del elevador siempre que sea posible.

Antes de participar en cualquier actividad, asegúrese de haber comido dos o tres horas antes o haber tomado un refrigerio sano de treinta a sesenta minutos antes. Nunca es bueno hacer ejercicio cuando se tiene hambre; puede terminar quemando proteína muscular como energía, lo cual es combustible muy caro. Perder músculo disminuye su ritmo metabólico.

Después de establecer la rutina de caminar aproximadamente treinta minutos, cinco o seis días por semana, o estar dando 12 000 pasos al día en su podómetro, puede comenzar el entrenamiento de resistencia. Antes de esta rutina, haga siempre un calentamiento de cinco minutos caminando en una cinta andadora o máquina elíptica, o pedaleando en una bicicleta a baja intensidad. Esto aumenta el flujo sanguíneo a los músculos y articulaciones, los prepara para el ejercicio, y reduce de modo significativo el riesgo de lesiones.

Cuando haya calentado, haga un entrenamiento de veinte a treinta minutos, utilizando pesas libres, máquinas, calistenia, Pilates o alguna otra actividad de fortalecimiento. Esto quema gran parte del glucógeno almacenado en los músculos y el hígado. Después de esto, estará preparado para un entrenamiento aeróbico de treinta minutos, como una caminata con brío en la cinta andadora, ciclismo, o el uso de una máquina elíptica u otro equipo de cardio. Esta sesión aeróbica le permite principalmente quemar grasa. Cuando esté en forma aeróbicamente, considere el entrenamiento de intervalos de alta intensidad.

Cuando haya terminado con las partes aeróbica y de fortaleza de su entrenamiento, relájese realizando una actividad aeróbica de baja intensidad durante otros cinco minutos, al igual que cuando calentó. También puede que quiera hacer estiramientos después de haberse relajado.

Recomiendo un programa de resistencia de tres a cuatro días por semana, hacer ejercicio en días alternos durante veinte a treinta minutos, y un programa aeróbico de cinco a seis días cada semana durante al menos treinta minutos. Cuando comience el entrenamiento de intervalos de alta intensidad, sólo necesita tres o cuatro días por semana durante veinticinco a treinta minutos. Siempre haga calentamientos antes de cualquier actividad y relájese al final. Y haga que siga siendo divertido cambiando periódicamente la rutina. Al variar sus actividades cada mes aproximadamente, puede impulsar a sus músculos a un nuevo crecimiento, lo cual significa quemar más grasa. Ese es un paso que todos los diabéticos deberían querer dar.

DON COLBERT

Dios desea sanarle de la enfermedad. Su Palabra está llena de promesas que confirman su amor por usted y su deseo de darle su vida abundante. Su deseo incluye algo más que la salud física para usted; Él quiere que usted también sea sano en su mente y su espíritu mediante una relación personal con su Hijo Jesucristo.

Si usted no ha conocido a mi mejor amigo, Jesús, me gustaría aprovechar esta oportunidad para presentárselo. Es muy sencillo. Si está usted preparado para permitir que Él entre en su vida y se convierta en su mejor amigo, lo único que necesita es hacer esta oración sinceramente:

Señor Jesús, quiero conocerte como mi Salvador y Señor. Creo que tú eres el Hijo de Dios y que moriste por mis pecados. También creo que resucitaste de la muerte y ahora estás sentado a la diestra del Padre orando por mí. Te pido que perdones mis pecados y cambies mi corazón para que pueda ser tu hijo y vivir contigo eternamente. Gracias por tu paz. Ayúdame a caminar contigo para que pueda comenzar a conocerte como mi mejor amigo y mi Señor. Amén.

Si ha hecho esta oración, acaba de tomar la decisión más importante de su vida. Me alegro con usted en su decisión y su nueva relación con Jesús. Por favor, póngase en contacto con mi editora en **pray4me@charismamedia.com** para que podamos enviarle algunos materiales que le ayudarán a consolidarse en su relación con el Señor. Esperamos oír de usted.

REGLAS SENCILLAS

¿Asiste a una reunión social y firmemente se abre camino hacia el bufet, recogiendo caprichos como una aspiradora? Ya conoce el mecanismo. Comienza con varios montones de patatas fritas, tortilla o nachos, poniendo encima el sabor de varias cucharadas de queso o salsa de cebolla. Entonces llega el turno de la bandeja de carnes para agarrar un par de sándwiches "pequeños" de res o pavo, tomate, un poco de queso y quizá un poco de Colby, rociado todo ello con mayonesa y un poco de mostaza. Oh, esos champiñones se ven buenos. Y también los hojaldres de cangrejo. Esas tartaletas de cereza parecen deliciosas. Y los pasteles de pacanas en miniatura…¡sabrosos!

Cuando ha recorrido la fila, ha charlado con varios amigos y ha descansado un poco, llegan más muestras. Quizá ensalada de patatas y macarrones, otros montones de patatas fritas y algunas otras sabrosas delicias que pasó por alto la primera vez. Después de todo, hay tanto que usted quiere probar un poco de todo. Todos esos alimentos cargados de sal requieren también bebidas que calmen la sed, ya sean refrescos de 20 onzas (500 cl) o una dulce botella de Snapple. Antes de darse cuenta, su panza está protestando por las 2000 o 3000 calorías en comida que usted acaba de darle, incluso mientras usted piensa: "¿Por qué me siento tan lleno? Sólo he comido unos refrigerios".

Después de repasar los anteriores capítulos sobre la planificación de comidas y refrigerios, espero que haya desarrollado una mentalidad más intencional hacia la ingesta alimentaria diaria. Si no da este paso, le garantizo que caerá presa de la reunión social de la oficina, las reuniones familiares, las fiestas de cumpleaños de amigos o alguna otra de las ocasiones llenas de tentaciones cargadas de calorías, grasa y sal que regularmente acuden a su vida. Aunque ya he hablado de parte de lo siguiente, en este capítulo quiero repasar algunas de las recomendaciones que les hago a los pacientes que necesitan perder peso, especialmente grasa abdominal. Más adelante entraré en más detalles concretos, pero para comenzar, a continuación hay una docena de reglas básicas como rápida referencia. Puede que quiera llevar una copia resumida de ellas para ponerla en su escritorio o llevarla en su bolso su cartera.

- Coma durante el día (ensaladas y verduras, no patatas fritas y caprichos con grasa).

- Como me gusta decir, desayune como un rey, almuerce como un príncipe y cene como un pobre.

- Coma refrigerios a media mañana y media tarde más pequeños, como una barrita de proteína y kéfir de leche de coco mezclado con proteína vegetal o suero.

- Evite todos los alimentos de azúcar sencillo, como caramelos, galletas, pasteles y rosquillas. Si debe comer azúcar, utilice stevia, xilitol, Sweet Balance o Just Like Sugar (se encuentran en la mayoría de tiendas de salud).

- Beba de 1 a 2 litros de agua filtrada o embotellada al día. Eso incluye 16 onzas (475 cl) treinta minutos antes de cada comida, o uno a dos vasos de 8 onzas de agua dos horas y media después de cada comida. Beba también de 8 a 16 onzas de agua al despertar.

- Evite el alcohol.

- Evite todos los alimentos fritos.

- Evite las féculas o al menos disminúyalas de modo dramático. Entre ellas se incluyen todos los panes, galletas saladas, patatas, pasta, arroz y maíz. Limite los frijoles, guisantes, lentejas y batatas a media taza, una o dos veces al día. Evite los plátanos y las frutas deshidratadas.

- Coma frutas frescas de bajo glicémico sólo en el desayuno o el almuerzo, y ocasionalmente en los refrigerios de la mañana y mediodía; coma verduras crudas, al vapor o poco fritas, carnes magras, ensaladas con verduras coloridas (preferiblemente con un rociador de ensaladas), almendras y semillas.

- Tome suplementos de fibra, como de dos a tres cápsulas de

fibra PGX, con 8 a 16 onzas de agua antes de cada comida y dos cápsulas de fibra PGX con cada refrigerio.

- Como refrigerios, escoja barritas como Jay Robb, Nutiva Hemp Chocolate Bars y Fitsmart. Intente limitar estas barritas a una cada día o en días alternos. Pueden comprarse en una tienda de salud. (Refiérase a mi libro *La dieta "Yo sí puedo" de Dr. Colbert* para más información).

- No coma después de las siete de la tarde.

Recomendaciones generales

Recuerde una de las pautas más importantes para la pérdida de peso que le ayudará a revertir la diabetes: coma cada tres o tres horas y media para mantener estables sus niveles de azúcar en la sangre, y recuerde comer refrigerios sanos y bien equilibrados. A continuación hay otros:

- Para las comidas, escoja una proteína magra, un carbohidrato de bajo glicémico y una grasa sana (pero asegúrese de pasar a "libre de carbohidratos" y bajo en grasas después de las seis de la tarde).

- Para refrigerios en la mañana, lo más fácil de hacer es escoger una pieza de fruta de entre la tabla de alimentos aprobados en los capítulos 16 y 17. También puede escoger de entre los refrigerios de media tarde enumerados más adelante en este capítulo. Al igual que con las comidas, tome de dos a tres cápsulas de fibra PGX con 16 onzas de agua antes o después de su refrigerio. Es mejor beber té verde, blanco o normal con sus refrigerios, excepto con el refrigerio de la tarde. Recuerde beber té frío o agua, ya que eso ayuda a impulsar el ritmo metabólico y le ayudará a perder peso.

- Para los refrigerios de la tarde, escoja cualquiera de los refrigerios aprobados de entre los alimentos aprobados o una "minicomida" consistente en media ración de proteína, media ración de carbohidratos de bajo glicémico y media ración de grasas. Tome una 5-HTP o Serotonina Max si desea azúcar o carbohidratos. Y recuerde las cápsulas de fibra PGX (vea el apéndice B).

- Como refrigerios en la tarde, escoja de entre los refrigerios aprobados y enumerados más adelante en este capítulo o una "mini comida" (dejando fuera los carbohidratos y las grasas). Encontrará más información sobre una "mini comida" en mi libro *La dieta "Yo sí puedo" de Dr. Colbert*.

- El tamaño de las raciones para proteínas son normalmente de 2 a 6 onzas (56 a 170 g) para mujeres y de 3 a 8 onzas (85 a 226 g) para hombres.

- Limite la ingesta de carne roja a un máximo de 18 onzas (500 g) por semana.

- Todas las sopas deberían ser bajas en sodio, de verduras o frijoles, basadas en agua y no cremas.

- Utilice sal marina del Himalaya o Celtic en lugar de sal de mesa normal (en pequeñas cantidades, menos de una cucharadita al día).

- Es mejor evitar los productos de trigo y maíz, sin embargo, una rebanada ocasional de pan de Ezequiel 4:9 tostada para el desayuno o el almuerzo cada tres o cuatro días es aceptable.

- Si se desea, puede endulzar los alimentos y las bebidas con stevia, xilitol o Just Like Sugar. Es mejor evitar los edulcorantes artificiales como NutraSweet y Splenda.

- Puede añadir una pequeña cantidad de leche desnatada orgánica al café, si lo desea.

- Si los alimentos orgánicos son demasiado caros, una opción es escoger al menos opciones orgánicas para la carne u otras proteínas que consuma con mayor frecuencia. Si no puede comprar orgánicos, entonces escoja cortes de carne muy magros, pechuga de pollo o carne de pavo; quite la piel de las aves, y lave cuidadosamente las frutas y las verduras que no puedan pelarse. Coma lácteos de vez en cuando, de modo similar a lo que hace con el trigo y el maíz. Escoja leche semidesnatada o queso bajo en grasa, queso cottage sin grasa o crema de queso, y yogur griego natural o de vainilla. (Aun así, si puede ajustar su presupuesto para dejar cierto lugar para productos orgánicos o de corral, son las mejores opciones. Para carnes, Maverick Ranch o Applegate Farms son buenas elecciones. Yo recomiendo pechuga de pavo sin nitritos, pechuga de pollo, jamón o rebanadas magras de res).

- Recomiendo que grandes ensaladas de coloridas verduras, tomates, zanahorias crudas, cebollas, pepinos y otras verduras constituyen la mayoría de los almuerzos y las cenas. Guarde la ensalada para el refrigerios de la tarde si está cansado de comer ensalada en ambas comidas.

- Si escoge hacer sus batidos con leche de coco, asegúrese de que solamente contenga 80 calorías por taza. (So Delicious es una marca que cumple con ese criterio). Puede que tenga que comprarla en una tienda de salud, sin embargo, normalmente está disponible en su supermercado local.

Aparatos recomendados (todos son opcionales)

Para ahorrar tiempo en cocinar y preparar comidas, yo recomiendo:

- Grill George Foreman Next Grilleration
- Vaporera para verduras
- Batidora
- Tostador
- Horno de convección

Suplementos nutricionales recomendados (todos son opcionales)

Puede experimentar pérdida de peso sin tomar estos suplementos, pero para ayudarle a sentirse lleno por más tiempo, luchar contra los caprichos y perder peso con mayor rapidez, yo recomiendo:

- Fibra PGX, para ayudarle a sentirse lleno por más tiempo. Comience con una antes de cada comida. Lentamente aumente hasta dos a cuatro cápsulas hasta que se logre el sentimiento de llenura deseado. Es mejor tomarlas con 8 a 16 onzas de agua a excepción del refrigerio de la tarde. Use solamente 8 onzas de agua con su refrigerio de la tarde ya que 16 onzas puede interferir en el sueño* (véase el apéndice B).

- Serotonin Max o 5-HTP para ayudarle en los antojos de alimentos. Tome una cápsula con su refrigerio a media tarde o con su cena o refrigerio de la tarde (si desea azúcares o carbohidratos). (Véase el apéndice B).

- N-acetil-rirosina, 500 miligramos, de dos a tres pastillas treinta minutos antes del desayuno y treinta minutos antes del almuerzo si el hambre y el apetito son un problema (véase el apéndice B).

- Living Green Tea con EGCG, para ayudarle a impulsar el metabolismo y posiblemente quemar grasa con más rapidez. Tome una cápsula tres veces al día (véase el apéndice B).

ADEREZO SANO PARA ENSALADAS DEL DR. COLBERT

- ¼ de taza de aceite de oliva virgen extra
- 3/4 de taza de vinagreta balsámica (u otro vinagre si se prefiere)
- El jugo de ½-1 limón o lima
- ¼ taza de hojas de cilantro (opcional)
- 1-2 dientes de ajo, prensados (o tantos como se desee)
- Sal y pimienta a gusto (use sal marina Himalayan)

Mezclar todos los ingredientes y ponerlos en una botella de rociar ensaladas. Forma una taza, lo cual debería durar tres meses refrigerado.

Proteína en polvo y barras de proteína recomendadas (todas son opcionales)

Yo no recomiendo proteína con base de soja. En cambio, pruebe suero de proteína en polvo de sabor chocolate o vainilla o proteína vegetal, que contiene proteínas de cáñamo, arroz y guisantes; también puede añadirse a la avena o los cereales (véase el apéndice B).

---

* Si solamente puede comprarse un suplemento, la fibra PGX es la más importante. Los momentos más críticos para tomarla son antes de su refrigerio de media tarde, de la tarde y de la noche.

Kéfir y frutas (mezcle kéfir natural bajo en grasa con las frutas)

- Kéfir de leche de coco So Delicious, Cultured Coconut Milk So Delicious, kéfir Lifeway Organic, natural y bajo en grasa: 8 onzas (225 g)

- Una manzana mediana o ¼ taza de bayas

Queso, frutas y frutos secos

- 1-2 rebanadas de queso bajo en grasa o sin grasa con una manzana mediana Granny Smith y 5 a 10 pacanas, nueces, almendras o nueces de macadamia

---

BATIDO SANO DEL DR. COLBERT

Si siente que está demasiado ocupado para desayunar, a continuación hay una receta fácil para un batido de kéfir y fruta que solamente necesita dos minutos de preparación. Combine los siguientes ingredientes en una batidora para obtener un batido sano:

- 8 onzas (225 gr) de kéfir de coco bajo en grasa, leche de coco de cultivo o leche de coco* (también como refrigerio de media mañana o media tarde solamente; para refrigerio de tarde, utilice 4 onzas de agua y 4 onzas de leche de coco, leche de coco de cultivo o kéfir de coco)
- ¼ de taza de arándanos, moras, fresas o frambuesas congeladas (omitir para refrigerio de tarde)
- 1-2 cucharadas de semillas de linaza molidas (omitir para refrigerio de tarde)
- 1 cucharadas de suero de proteína de sabor chocolate o vainilla o proteína vegetal

Nota: Puede encontrar más recetas (están en inglés) como estas en: www.thecandodiet.com.

*Asegúrese de que la leche de coco tenga solamente 80 calorías por taza.

GUÍA DE RECURSOS PARA REVERTIR LA DIABETES

La mayoría de los productos mencionados en este libro se ofrecen mediante Divine Health Wellness Center del Dr. Colbert o están disponibles en su tienda local de salud.

Productos nutricionales Divine Health
1908 Boothe Circle
Longwood, FL 32750
Teléfono: (407) 331-7007
Página web: www.drcolbert.com
E-mail: info@drcolbert.com

Suplementos nutricionales de mantenimiento
- Divine Health Multivitamin
- Divine Health Living Multivitamin
- Max N-Fuse

Apoyo diabético
- Fibra PGX
- Cinnulin PF (extracto de canela)
- Divine Health Fiber
- Divine Health Nutrients for Glucose Regulation
- Divine Health Vitamin D_3, 2000 IU
- Cromo, 200 mcg
- Ácido alfa lipoico (ALA Max, cápsula de 600 mg)
- Diaxinol (ácido alfa lipoico, canela, cromo, biotina, gimmena y sulfato de vanadio): suplemento favorito del Dr. Colbert para diabéticos

Aceites Omega
- Divine Health Living Omega
- Ultra Krill

Edulcorantes naturales recomendados
- Stevia
- Just Like Sugar

Proteína en polvo
- Divine Health Undernatured Whey Protein
- Proteína vegetal

Suplementos para perder peso
- Irvingia
- Fibra PGX
- Living Green Tea con EGCT

Suplementos para refuerzo del tiroides
- Metabolic Advantage

Para frenar los antojos alimentarios
- Serotonin Max
- N-acetil-tirosina
- Gotas hCG homeopáticas

Otros suplementos
- DIM
- Indole-3-carbinol
- Beta TCP
- Divine Health Probiotic
- Divine Health Fiber Formula
- Serotonin Max
- Beta TCP
- Vitamina D_3
- L-carnitina con ácido lipoico y PQQ (Mitochondia Basics con PQQ)

Impulsores del glutatión
- Max GXL
- Max One
- Cellgevity: el impulsor del glutatión favorito del Dr. Colbert

Barritas para refrigerio
- Nutiva Hemp Chocolate Bars

Otros recursos

- Sage Medical Lab y ALCAT para análisis sensibilidad alimentaria retrasada/sensibilidad.
- Visite sus páginas web en www.sagemadlab.com y www.alcat.com respectivamente.
- Para doctores con conocimiento en sustitución de hormonas bioidénticas (asegúrese de que están certificados en anti-edad): www.worldhealth.net
- Palitos de pan Grissini, que están disponibles en la mayoría de supermercados.
- Tabletas sublinguales de hCG, que un médico puede recetar. (Médicos, llamen a Pharmacy Specialist al (407) 260-7002).
- Entrenador personal certificado. Lee Viersen es mi entrenador personal, y se puede contactar con él mediante su página web en www.LeeViersen.com o por teléfono al (407) 435-7059.

NOTAS

Introducción: ¡La diabetes tipo 2 *puede* revertirse!

1. Centers for Disease Control and Prevention (CDC), "National Diabetes Fact Sheet, 2011" http://www.cdc.gov/diabetes/pubs/pdf/ndfs_2011.pdf (consultado el 1 de noviembre de 2011).

2. Ibíd.

3. Centers for Disease Control and Prevention (CDC), "FastStats: Obesity and Overweight", http://www.cdc.gov/nchs/fastats/overwt.htm (consultado el 1 de noviembre, de 2011).

1 La epidemia de diabetes

1. Wikipedia, s.v. "Super Size Me", http://en.wikipedia.org/wiki/Supersize_me (consultado el 1 de noviembre de 2011).

2. Mary Clare Jalonick, "Obesity Rates Still Rising", *Huffington Post*, 7 julio 2011, http://www.huffingtonpost.com/2011/07/07/obesity-statesrates_n_892181.html (consultado el 16 de julio de 2011).

3. Centers for Disease Control and Prevention (CDC), "Overweight and Obesity: U.S. Obesity Trends", http://www.cdc.gov/obesity/data/trends.html (consultado el 1 de noviembre de 2011).

4. A. Modad et al., "Actual Causes of Death in the United States, 2000", *Journal of the American Medical Association 291* (2004): pp. 1238–1245.

5. Catherine Pearson, "Smoking Rates: Pack-A-Day Smoking Is Down Dramatically", *Huffington Post*, 16 marzo 2011, http://www.huffingtonpost.com/2011/03/16/smoking-rates-_n_835536.html (consultado el 16 de julio de 2011).

6. Associated Press, "Obesity Rates in U.S. Leveling Off", MSNBC.com, 28 noviembre 2007, http://www.msnbc.msn.com/id/22007477/ns/healthdiet_and_nutrition/t/obesity-rates-us-leveling (consultado el 1 de noviembre de 2011).

7. Centers for Disease Control and Prevention (CDC), "National Diabetes Fact Sheet, 2011".

8. Ibíd.

9. World Health Organization, "Diabetes Fact Sheet", http://www.who.int/mediacentre/factsheets/fs312/en/ (consultado el 1 de noviembre de 2011).

10. Centers for Disease Control and Prevention (CDC), "National Diabetes Fact Sheet, 2011".

11. Centers for Disease Control and Prevention (CDC), "Overweight and Obesity: Defining Overweight and Obesity", http://www.cdc.gov/obesity/defining.html (consultado el 1 de noviembre de 2011).

12. Gabriel I. Uwaifo, "Obesity", eMedicine.com, 27 octubre 2011, http://emedicine.medscape.com/article/123702-overview (consultado el 1 de noviembre de 2011).

13. Weight-Control Information Network, National Institute of Diabetes and Digestive and Kidney Diseases (NIDDK), "Overweight and Obesity Statistics:

Economic Costs Related to Overweight and Obesity", http://win.niddk.nih.gov/statistics/#what (consultado el 1 de noviembre de 2011).

14. Michael S. Rosenwald, "Why America Has to Be Fat", *Washington Post*, Ene. 22, 2006, F-1.

15. Michael Pollan, *In Defense of Food: An Eater's Manifesto* (New York: Penguin Press, 2008), p. 116.

16. ScienceDaily.com, "Breast Cancer More Aggressive in Obese Women, Study Suggests", 14 de marzo de 2008, http://www.sciencedaily.com/releases/2008/03/080314085045.htm (consultado el 1 de noviembre de 2011).

17. Eric Schlosser, *Fast Food Nation* (New York: Houghton Mifflin, 2001), pp. 3, 242.

18. Centers for Disese Control and Prevention (CDC), "Adolescent and School Health: Childhood Obesity Facts", http://www.cdc.gov/healthyyouth/obesity/facts.htm (consultado el 1 de noviembre de 2011).

19. K. M. Venkat Narayan, James P. Boyle, Theodore J. Thompson, Stephen W. Sorensen, y David F. Williamson, "Lifetime Risk for Diabetes Mellitus in the United States", *Journal of the American Medical Association 290*, no. 14 (2003): pp. 1884–1890; abstracto visto en http://jama.ama-assn.org/content/290/14/1884.abstract (consultado el 1 de noviembre de 2011).

20. United States Department of Health and Human Services, Office of the Surgeon General, "Overweight in Children and Adolescents", http://www.surgeongeneral.gov/topics/obesity/calltoaction/fact_adolescents.htm (consultado el 1 de noviembre de 2011).

21. Woodruff Health Sciences Center, "Excess Fat Puts Patients with Type 2 Diabetes at Greater Risk", 26 de marzo de 2009, http://shared.web.emory.edu/whsc/news/releases/2009/03/excess-fat-puts-diabetic-patients-at-risk.html (consultado el 1 de noviembre de 2011).

22. ScienceDaily.com, "Obesity Increases Cancer Risk, Analysis of Hundreds of Studies Shows", 17 de febrero de 2008, http://www.sciencedaily.com/releases/2008/02/080217211802.htm (consultado el 1 de noviembre de 2011).

23. The Healthier Life.com, "GERD: Obesity Can Increase Your Risk of Acid Reflux Disease", 29 de marzo de 2006, http://www.thehealthierlife.co.uk/natural-health-articles/digestive-problems/gerd-obesity-increase-risk-00212.html (consultado el 1 de noviembre de 2011).

24. Frank Mangano, "The Obesity-Hypertension Connection: Your Weight May be Putting You at Risk", NaturalNews.com, 27 de julio de 2009, http://www.naturalnews.com/026702_weight_blood_pressure.html (consultado el 1 de noviembre de 2011).

25. Michael F. Jacobson, *Liquid Candy: How Soft Drinks Are Harming Americans' Health* (Washington DC: Center for Science in the Public Interest, 2005), pp. 8–11.

26. Rod Taylor, Carole Schmidt, and Lynn Kaladjian, "The Beanie Factor", *Brandweek*, 16 junio 1997, abstracto visto en http://business.highbeam.com/137330/article-1G1-19505915/beanie-factor (consultado el 2 de noviembre de 2011).

27. Dan Morse, "School Cafeterias Are Enrolling as Fast-Food Franchises", *Wall Street Journal*, 28 de julio de 1998, B2.

28. McDonalds.ca, "FAQs", http://www.mcdonalds.ca/en/aboutus/faq.aspx (consultado el 2 de noviembre de 2011).

29. A. J. Stunkard et al., "An Adoption Study of Human Obesity", *New England Journal of Medicine*, 314, no. 4 (1986): pp. 193–198.

30. National Heart, Lung, and Blood Institute, National Institutes of Health, "What Causes Overweight and Obesity?" http://www.nhlbi.nih.gov/health/health-topics/topics/obe/causes.html (consultado el 2 de noviembre de 2011).

31. Pamela Peeke, *Fight Fat After Forty* (New York: Viking, 2000), p. 58.

2 Tipos de diabetes

1. Tamar Levin, "Record Level of Stress Found in College Freshmen", *New York Times*, 26 de enero de 2011, http://www.nytimes.com/2011/01/27/education/27colleges.html (consultado el 2 de noviembre de 2011).

2. Centers for Disease Control and Prevention (CDC), "National Diabetes Fact Sheet, 2011".

3. National Diabetes Information Clearinghouse, "Diagnosis of Diabetes", http://diabetes.niddk.nih.gov/dm/pubs/diagnosis/ (consultado el 2 de noviembre de 2011).

4. Centers for Disease Control and Prevention (CDC), "National Diabetes Fact Sheet, 2011".

5. American Diabetes Association, "Living With Diabetes: A1c", http://www.diabetes.org/living-with-diabetes/treatment-and-care/blood-glucosecontrol/a1c/ (consultado el 2 de noviembre de 2011).

6. Centers for Disease Control and Prevention (CDC), "National Diabetes Fact Sheet, 2011".

7. National Diabetes Information Clearinghouse, "National Diabetes Statistics, 2011", http://diabetes.niddk.nih.gov/dm/pubs/statistics/ (consultado el 2 de noviembre de 2011).

8. Centers for Disease Control and Prevention (CDC), "National Diabetes Fact Sheet, 2011".

9. National Diabetes Information Clearinghouse, "National Diabetes Statistics, 2011".

3 Síntomas y complicaciones a largo plazo de la diabetes

1. American Diabetes Association, "Diabetes Basics: Symptoms", http://www.diabetes.org/diabetes-basics/symptoms/?loc=DropDownDBsymptoms (consultado el 2 de noviembre de 2011).

2. Ibíd.

3. American Diabetes Association, "Epidemiology of Diabetes Interventions and Complications (EDIC): Design, Implementation, and Preliminary Results of a Long-Term Follow-Up of the Diabetes Control and Complications Trial Cohort", *Diabetes Care* 22, no. 1 (enero 1999): pp. 99–111, referencia en William Davis, *Wheat: The Unhealthy Whole Grain*, extracto del libro "Wheat Belly", *Life Extension*, octubre 2011, http://www.lef.org/magazine/mag2011/

oct2011_Wheat-The-Unhealthy-Whole-Grain_01.htm (consultado el 2 de noviembre de 2011).

4. National Diabetes Data Group and National Institutes of Health, *Diabetes in America, 2nd edition* (Bethesda, MD: National Institutes, 1995).

5. National Institute of Neurological Diseases and Stroke, "Transient Ischemic Attack Information Page", http://www.ninds.nih.gov/disorders/tia/tia.htm (consultado el 2 de noviembre de 2011).

6. National Eye Institute, "Facts About Diabetic Retinopathy", http://www.nei.nih.gov/health/diabetic/retinopathy.asp (consultado el 2 de noviembre de 2011).

7. Centers for Disease Control and Prevention (CDC), "National Diabetes Fact Sheet, 2011".

8. Ibíd.

9. Ibíd.

10. Ibíd.

11. Ibíd.

12. Ibíd.

13. Ibíd.

14. Ibíd.

15. K. T. Khaw, N. Wareham, R. Luben, et al., "Glycated Haemoglobin, Diabetes, and Mortality in Men in Norfolk Cohort of European Prospective Investigation of Cancer and Nutrition (EPIC-Norfolk)", *British Medical Journal* 322, no. 7277 (6 de enero de 2001): pp. 15–18, referencia en Davis, *Wheat: The Unhealthy Whole Grain*, extracto del libro "Wheat Belly".

4 Primer contribuidor oculto: estrés crónico y fatiga suprarrenal

1. American Psychological Association, "Mind/Body Health: Did You Know?" http://www.myedhelp.com/pdf/MindBodyConnection.pdf (consultado el 2 de noviembre de 2011). Lyle H. Miller and Alma Dell Smith, *The Stress Solution: An Action Plan to Manage the Stress in Your Life* (New York: Pocket Books, 1993).

2. "Stress Treatments Helps Control Type 2 Diabetes", Mercola.com, 23 enero 2002, http://articles.mercola.com/sites/articles/archive/2002/01/23/stress-treatments.aspx (consultado el 29 de julio de 2009).

3. Ibíd.

4. Walter Bradford Cannon, *Bodily Changes in Pain, Hunger, Fear and Rage* (New York: D. Appleton and Company, 1915).

5. Essortment.com, "Stress Relief Techniques", http://www.essortment.com/stress-relief-techniques-15897.html (consultado el 2 de noviembre de 2011).

6. Para más información sobre este libro, vea http://www.christianbook.com/Christian/Books/product?p=1142792&event=AFF&isbn=9781599793139.

5 Segundo contribuidor oculto: metabolismo comprometido y resistencia a la insulina

1. University of Maryland Medical Center, "Omega-6 Fatty Acids", http://www.umm.edu/altmed/articles/omega-6-000317.htm (consultado el 2 de noviembre de 2011).

2. National Cholesterol Education Program, "ATP III Guidelines at-a-Glance Quick Desk Reference", http://www.nhlbi.nih.gov/guidelines/cholesterol/atglance.pdf (consultado el 2 de noviembre de 2011).

3. HealthDay News, "Metabolic Syndrome Doubles Heart Risk, Analysis Shows", 27 de junio de 2011, http://healthomg.com/2011/06/27/metabolicsyndrome-doubles-heart-risk-analysis-shows/ (consultado el 2 de noviembre de 2011).

4. Ravi Dhingra et al., "Soft Drink Consumption and Risk of Developing Cardiometabolic Risk Factors and the Metabolic Syndrome in Middle-Aged Adults in the Community", *Circulation* 116 (2007): pp. 480–488.

5. American Diabetes Association, "Diabetes Basics: Diabetes Statistics", http://www.diabetes.org/diabetes-basics/diabetesstatistics/?utm_source=WWW&utm_medium=DropDownDB&utm_content=Statistics&utm_campaign=CON (consultado el 3 de noviembre de 2011).

6. Jeffrey P. Koplan et al., "The Continuing Epidemics of Obesity and Diabetes in the United States", *Journal of the American Medical Association* 286, no. 10 (2001): pp. 1195–1200.

7. J. P. Boyle, "Projection of Diabetes Burden Through 2050: Impact of Changing Demography and Diseases Prevalence in the U.S.", *Diabetes Care* 24, no. 11 (2001): pp. 1936–1940.

8. Pamela L. Lutsey et al., "Dietary Intake and the Development of Metabolic Syndrome", *Circulation* 117 (2008): pp. 754–761.

6 Tercer contribuidor oculto: inflamación, alergias alimentarias y sensibilidades alimentarias

1. Wikipedia.org, s.v. "List of Wildfires: North America", http://en.wikipedia.org/wiki/List_of_wildfires#North_America (consultado el 9 de noviembre de 2011).

2. Du Huaidong et al., "Glycemic Index and Glycemic Load in Relation to Food and Nutrient Intake and Metabolic Risk Factors in a Dutch Population", *American Journal of Clinical Nutrition* 87, no. 3 (2008): pp. 655–661.

3. Giovanni Davi et al., "Platelet Activation in Obese Women: Role of Inflammation and Oxidant Stress", *Journal of the American Medical Association* 288, no. 16 (2002): 2008–2014.

4. B. B. Duncan et al., "Atherosclerosis Risk in Communities Study Investigators: Inflammation Markers Predict Increased Weight Gain in Smoking Quitters", *Obesity Research* 11, no. 11 (noviembre 2003): 1339–1344; y E. Barinas-Mitchell et al., "Serum Levels of C-Reactive Protein Are Associated With Obesity, Weight Gain, and Hormone Replacement Therapy in Healthy Postmenopausal Women", *American Journal of Epidemiology* 153, no. 11 (junio 2001): 1094–1101.

5. G. Engstrom et al., "Inflammation-Sensitive Plasma Proteins Are Associated With Future Weight Gain", *Diabetes* 52, no. 8 (August 2003): 2097–2101.

6. Clara Felix, *All About Omega-3 Oils* (Garden City, NY: Avery Publishing, 1998), p. 32.

7. Simon Liu et al., "Increased Consumption of Refined Carbohydrates and the Epidemic of Type 2 Diabetes in the United States: An Ecological Assessment", *American Journal of Clinical Nutrition* 79, no. 5 (2004): 774–779.

8. Ibíd.

9. Marian Burros, "Stores Say Wild Salmon, but Tests Say Farm Bred", *New York Times*, 10 de abril de 2005, http://www.nytimes.com/2005/04/10/dining/10salmon.html?scp=1&sq=stores+say+wild+salmon&s=nyt (consultado el 9 de noviembre de 2011).

10. Andrea Markowitz, "Forbidden Fruits and Other Foods", *Chicago Tribune*, 26 julio 2010, http://articles.chicagotribune.com/2010-07-26/health/sc-health-0723-allergies-food -20100723_1_food-intolerance-foodallergies-anaphylactic-reaction (consultado el 9 de noviembre de 2011).

7 Cuarto contribuidor oculto: desequilibrio hormonal

1. LifeExtension.org, "Female Hormone Restoration", 20 de enero de 2006, http://search.lef.org/LEFCMS/aspx/PrintVersionMagic.aspx?CmsID=113516 (consultado el 3 de noviembre de 2011).

2. A. D. Seftel, "Male Hypogonadism, Part 1: Epidemiology of Hypogonadism", *International Journal of Impotence Research* 18, no. 2 (2006): pp. 115–120.

3. Thomas Mulligan, "Prevalence of Hypogonadism in Males Aged at Least 45 Years: The HIM Study", *International Journal of Clinical Practice* 60 (2006): pp. 762–769.

4. Ibíd.

5. T. G. Travison et al., "The Relative Contributions of Aging, Health, and Lifestyle Factors to Serum Testosterone Decline in Men", *Journal of Clinical Endocrinology and Metabolism* (Dec. 5, 2006), referenciado en Jane Collingwood, "Emotions and Weight Affect Testosterone Levels", 8 de enero de 2007, http://psychcentral.com/lib/2007/emotions-and-weight-affecttestosterone-levels/ (consultado el 3 de noviembre de 2009).

6. ScienceDaily.com, "Older Men May Not Live as Long If They Have Low Testosterone", 5 de junio de 2007, http://www.sciencedaily.com/releases/2007/06/070605132125.htm (consultado el 3 de noviembre de 2011).

7. Hau Liu et al., "Systematic Review: The Effects of Growth Hormone on Athletic Performance", *Annals of Internal Medicine* 148, no. 10 (2008).

8. Daniel Rudman et al., "Effects of Human Growth Hormone in Men Over 60 Years Old", *New England Journal of Medicine* 323 (1990): pp. 1–6.

9. Ronald Klatz with Carol Kahn, *Grow Young With HGH* (HarperCollins: New York, 1997), p. 5.

8 Cómo funciona el metabolismo

1. "Time Lapse Photography: Interview With John Novotny", *The Campsite* (blog), 17 de abril de 2011, http://thecampsiteblog.com/2011/04/17/timelapse-photography/ (consultado el 3 de noviembre de 2011).

2. Barbara Bushman y Janice Clark-Young, *Action Plan for Menopause* (Champaign, IL: American College of Sports Medicine, 2005), pp. 68–70.

3. Ibíd.

4. *Webster's New World College Dictionary*, 4th ed. (n.p.: Wiley Publishing, Inc., 2004), s.v. "metabolism".

5. Jim Harvey, "Measuring BMR in the Pulmonary Lab", *FOCUS: Journal for Respiratory Care and Sleep Medicine* (1 de julio de 2006), http://www.thefreelibrary.com/Measuring+BMR+in+the+Pulmonary+lab.-a0186218061 (consultado el 3 de noviembre de 2011).

6. Uwaifo, "Obesity".

7. James Levine et al., "Interindividual Variation in Posture Allocation: Possible Role in Human Obesity", *Science* 307, no. 5709 (2005): pp. 584–586.

8. Lawrence C. Wood et al., *Your Thyroid: A Home Reference* (New York: Ballentine Books, 1995).

9. Karilee Halo Shames et al., "The Thyroid Dance: Nursing Approaches to Autoimmune Low Thyroid", *AWHONN Lifelines* 6, no 1 (2002): pp. 52–59.

9 El índice glicémico y la carga glicémica

1. MrBreakfast.com, "The Early Days of Breakfast Cereal", http://www.mrbreakfast.com/article.asp?articleid=13 (consultado el 3 de noviembre de 2011).

2. BestDietTips.com, "Glycemic Index List of Foods", http://www.bestdiettips.com/glycemic-index-food-list-high-and-low-gi-index-foodschart (consultado el 3 de noviembre de 2011).

10 ¿Qué del pan y otros carbohidratos?

1. David Zinczenko with Matt Goulding, *Eat This, Not That!* (New York: Rodale Books, 2008), p. 12.

2. Matt Goulding, "The 20 Worst Foods in America: 2. Worst Starter, Chili's Awesome Blossom", http://www.menshealth.com/20worst/worststarter.html (consultado el 4 de noviembre de 2011).

3. U.S. Department of Health and Human Services, *Dietary Guidelines for Americans, 2005*, 6th ed., (Washington, DC: U.S. Government Printing Office, 2005).

4. Neal Bernard, *Breaking the Food Seduction* (New York: St. Martin's Press, 2003), p. 32.

5. John Casey, WebMD Weight Loss Clinic, "The Hidden Ingredient That Can Sabotage Your Diet", http://www.medicinenet.com/script/main/art.asp?articlekey=56589 (consultado el 4 de noviembre de 2011).

6. Becky Hand, "The Hunt for Hidden Sugar", BabyFit.com, http://babyfit.sparkpeople.com/articles.asp?id=685 (consultado el 4 de noviembre de 2011).

7. My Fox NY, "Teens' Sugar Intake Poses Health Risks", 12 enero 2011, http://www.myfoxny.com/dpps/news/teens-sugar-intake-raises-healthrisks-dpgonc-20110112-gc_11410193 (consultado el 4 de noviembre de 2011).

8. Gary Taubes, "Is Sugar Toxic?", *New York Times Magazine*, 13 abril 2011, http://www.nytimes.com/2011/04/17/magazine/mag-17Sugar-t.html? (consultado el 4 de noviembre de 2011).

9. Sucralose.org, "Your Questions Answered", http://www.sucralose.org/questions/ (consultado el 4 de noviembre de 2011).

10. Sally Fallon Morell y Rami Nagel, "Worse Than We Thought: The Lowdown on High-Fructose Corn Syrup and Agave Nectar", *Wise Traditions*, Primavera 2009, pp. 44–51, http://allnaturalpediatrics.com/Documents/ HFCS%20article.pdf (consultado el 4 de noviembre de 2011).

11 Lo que usted necesita saber sobre la fibra y las grasas

1. James W. Anderson, *Dr. Anderson's High-Fiber Fitness Plan* (Lexington, KY: University Press of Kentucky, 1994), p. 14.

2. Institute of Medicine, *Dietary Reference Intakes for Energy, Carbohydrate, Fiber, Fat, Fatty Acids, Cholesterol, Protein, and Amino Acids* (Washington DC: The National Academies Press, 2002).

3. Nancy C. Howarth et al., "Dietary Fat and Fiber Are Associated With Excess Weight in Young and Middle-Aged U.S. Adults", *Journal of the American Dietetic Association* 105, no. 9 (2005): pp. 1365–1372.

4. USDA Center for Nutrition Policy and Promotion, "Is Total Fat Consumption Really Decreasing?", *Nutrition Insights* 5 (abril 1998), http://www .cnpp.usda.gov/Publications/NutritionInsights/insight5.pdf (consultado el 4 de noviembre de 2011).

5. Crisco.com, "Our History", http://www.crisco.com/About_Crisco/History. aspx (consultado el 4 de noviembre de 2011).

6. Associated Press, "Crisco Drops Trans Fat From Shortening Formula", MSNBC.com, 25 de enero de 2007, http://www.msnbc.msn.com/id/16795455/ ns/health-diet_and_nutrition/t/crisco-drops-trans-fatsshortening-formula/ (consultado el 4 de noviembre de 2011).

7. Jane E. Brody, "Women's Heart Risk Linked to Types of Fats, Not Total", *New York Times*, 20 de noviembre de 1997, http://www.nytimes.com/specials/ women/warchive/971120_1599.html (consultado el 4 de noviembre de 2011).

8. Wendy DeMark-Wahnefried, ABC News, "A Donut for Your Diet? The Truth About Trans Fat", 28 de agosto de 2007, http://abcnews.go.com/Health/ Diet/story?id=3121351&page=1 (consultado el 4 de noviembre de 2011).

9. Electronic Code of Federal Regulations, "Title 21: Food and Drugs, Section 101.9 Nutrition Labeling of Food", http://www.accessdata.fda.gov/scripts/cdrh/ cfdocs/cfCFR/CFRSearch.cfm?fr=101.9 (consultado el 4 de noviembre de 2011).

10. American Heart Association, "Step I Diet: TLC Guidelines", http://www. livestrong.com/article/390572-step-i-diet/ (consultado el 4 de noviembre de 2011).

11. Anthony Kane, "Omega-3 Fatty Acids and Depression", ADDADHDAdvances.com, http://addadhdadvances.com/efa-depression.html (consultado el 7 de noviembre de 2011).

12. Ancel Keys, *Seven Countries: A Multivariate Analysis of Death and Coronary Heart Disease* (Boston: Harvard University Press, 1980).

13. Tinker Ready, "Dueling Diets", *Harvard Public Health Review* (Otoño 2004); Elizabeth Somer, "Pass the Olive Oil", 30 de abril de 2001, http://www .greekfamilyoil.weebly.com/should-i-consume-olive-oil-if-im-trying-to -loseweight.html (consultado el 7 de noviembre de 2011).

12 Bebidas: ¿Se está abriendo paso hacia la diabetes con lo que bebe?

1. American Beverage Association, "What America Drinks", http://improveyourhealthwithwater.info/a1/whatamericadrinks.pdf (consultado el 7 de noviembre de 2011).

2. Ibíd.

3. Judith Valentine, "Soft Drinks: America's Other Drinking Problem", DetoxifyNow.com, http://www.detoxifynow.com/soft_drink_dangers.html (consultado el 7 de noviembre de 2011).

4. Daniel J. DeNoon, "Drink More Diet Soda, Gain More Weight?", WebMD.com, 13 junio 2005, http://www.webmd.com/diet/news/20050613/drink-more-diet-soda-gain-more-weight (consultado el 7 de noviembre de 2011).

5. Lutsey et al., "Dietary Intake and the Development of Metabolic Syndrome".

6. Jacobson, *Liquid Candy: How Soft Drinks Are Harming Americans' Health*.

7. Ibíd.

8. Centers for Disease Control and Prevention (CDC), "Overweight and Obesity, Data and Statistics", http://www.cdc.gov/obesity/childhood/data.html (consultado el 7 de noviembre de 2011).

9. R. Dhingra et al., "Soft Drink Consumption and Risk of Developing Cardiometabolic Risk Factors and the Metabolic Syndrome in Middle-Aged Adults in the Community", *Circulation* 116, no. 5 (Julio 2007): pp. 480–488.

10. Jacobson, *Liquid Candy: How Soft Drinks Are Harming Americans' Health*.

11. Zinczenko, *Eat This, Not That!* p. 258.

12. Starbucks.com, "Explore Our Menu", http://www.starbucks.com/menu/catalog/nutrition?drink=all#view_control=nutriton (consultado el 7 de noviembre de 2011).

13. R. M. van Dam and E. J. M. Feskens, "Coffee Consumption and Risk of Type 2 Diabetes Mellitus", *Lancet* 360, no. 9344 (Noviembre 2002): pp. 1477–1478, referenciado en Dave Tuttle, "Controlling Blood Sugar With Cinnamon and Coffee Berry", *Life Extension*, Diciembre 2005, http://www.lef.org/magazine/mag2005/dec2005_report_cinnamon_01.htm (consultado el 7 de noviembre de 2011).

14. J. Tuomilchto, G. Hu, S. Bidel, J. Lindstrom, and P. Jousilahti, "Coffee Consumption and Risk of Type 2 Diabetes Mellitus Among Middle-Aged Finnish Men and Women", *Journal of the American Medical Association* 291, no. 10 (Marzo 2004): pp. 1213–1219, referenciado en Tuttle, "Controlling Blood Sugar With Cinnamon and Coffee Berry".

15. Y. Kobayashi et al., "Green Tea Polyphenols Inhibit the Sodium-Dependent Glucose Transporter of Intestinal Epithelial Cells by a Competitive Mechanism", *Journal of Agricultural and Food Chemistry* 48, no. 11 (Noviembre 2000): pp. 5618–5623, referenciado en Tuttle, "Controlling Blood Sugar With Cinnamon and Coffee Berry".

16. Mayo Clinic Staff, "Caffeine: How Much Is Too Much?", MayoClinic.com, http://www.mayoclinic.com/health/caffeine/NU00600 (consultado el 7 de noviembre de 2011).

17. John Tesh, *Intelligence for Your Life* (Nashville: Thomas Nelson Publishers, 2008), p. 121.

18. MyFitnessPal.com, "Calories in Gatorade g Series Pro 01 Prime Carb Energy Drink Fruit Punch", http://www.myfitnesspal.com/food/calories/gatorade-g-series-pro-01-prime-carb-energy-drink-fruit-punch-3719780 (consultado el 7 de noviembre de 2011).

19. Health4YouOnline.com, "Dehydration—the Benefits of Drinking Water", http://www.health4youonline.com/article_dehydration.htm (consultado el 7 de noviembre de 2011).

20. Susanna C. Larsson and Alicja Wolk, "Tea Consumption and Ovarian Cancer Risk in a Population-Based Cohort", *Archives of Internal Medicine* 165, no. 22 (12 diciembre 2005): pp. 2683–2686, http://archinte.amaassn.org/cgi/reprint/165/22/2683.pdf (consultado el 7 de noviembre de 2011).

21. Abdul G. Dulloo et al., "Efficacy of a Green Tea Extract Rich in Catechin Polyphenols and Caffeine in Increasing 24-h Energy Expenditure and Fat Oxidation in Humans", *American Journal of Clinical Nutrition* 70, no. 6 (Diciembre 1999): pp. 1040–1045.

22. Jukka Hintakka et al., "Daily Tea Drinking Is Associated With a Low Level of Depressive Symptoms in the Finnish General Population", *European Journal of Epidemiology* 20, no. 4 (2005): pp. 359–363.

23. Guayaki.com, "All About Mate: Health Benefits," http://guayaki.com/mate/2931/Health-Benefits.html (consultado el 7 de noviembre de 2011).

13 Su cintura y su peso: potentes claves para revertir la diabetes

1. Linda K. "Tallest, Fastest, Longest: Top 10 Roller Coasters in America", *Uptake* (blog), http://attractions.uptake.com/blog/top-10-rollercoasters-4014.html (consultado el 7 de noviembre de 2011).

2. Lauren Muney, "Top 10 Excuses for Falling off the Diet/Fitness Wagon— and Answer for Them", PhysicalMind.com, http://www.physicalmind.com/articles.html (consultado el 7 de noviembre de 2011).

3. Centers for Disease Control and Prevention (CDC), "Overweight and Obesity: Defining Overweight and Obesity".

4. Youfa Wang et al., "Comparison of Abdominal Adiposty and Overall Obesity in Predicting Risk of Type 2 Diabetes Among Men", *American Journal of Clinical Nutrition* 81, No. 3 (2005): pp. 555–563.

14 Capte la visión de su nuevo yo

1. Amanda Spake, "The Belly Burden", *U.S. News & World Report*, 20 noviembre 2005, http://health.usnews.com/usnews/health/articles/051128/28waist.htm (consultado el 7 de noviembre de 2011).

2. Krisha McCoy, "Your Body Fat Percentage: What Does It Mean?" HealthLibrary.com, January 18, 2011, http://healthlibrary.epnet.com/GetContent.aspx?token=1edc3d6e-4fec-4b20-baca-795e48830daa&chunkiid=41373 (consultado el 7 de noviembre de 2011).

17 Dieta de reducción rápida de cintura: fase 2

1. American College of Obstetricians and Gynecologists, "Nutrition During Pregnancy", patient education information sheet, Junio 2008.

2. Lynn R. Goldman et al., "American Academy of Pediatrics: Technical Report: Mercury in the Environment: Implications for Pediatricians", *Pediatrics* 108, no. 1 (Julio 2001): pp. 197–205.

18 Caprichos y engaños

1. Jennie Brand-Miller, Thomas M. S. Wolever, Kay Foster-Powell, y Stephen Colagiuri, *The New Glucose Revolution*, 3rd ed., (New York: Marlow & Co., 2007), p. 86.

2. Charles Stuart Platkin, *The Automatic Diet* (New York: Hudson Street Press, 2005), p. 92.

3. Maria Conceicao de Oliveira et al., "Weight Loss Association With a Daily Intake of Three Apples or Three Pears Among Overweight Women", *Nutrition* 19, no. 3 (2003): pp. 253–256.

4. Judith J. Wurtman and Nina Frusztajer Marquis, *The Serotonin Power Diet* (New York: Rodale, 2006), p. 15.

5. Ibíd., pp. 66–68.

19 Consejos para comer fuera y compras de alimentos

1. National Restaurant Association, "Restaurant Industry Sales Turn Positive in 2011 After Three Tough Years", PRNewswire, 1 febrero 2011, http://multivu. prnewswire.com/mnr/national-restaurant-association/42965/ (consultado el 8 de noviembre de 2011).

2. National Restaurant Association, "National Restaurant Association's First-of-Its-Kind "Kids LiveWell" Initiative Showcases Restaurants' Healthful Menu Options for Children", nota de prensa, 13 de julio de 2011, http://www.restaurant .org/pressroom/pressrelease/?ID=2136 (consultado el 8 de noviembre de 2011).

3. Rich Pirog, Timothy Van Pelt, Kamyar Enshayan, and Ellen Cook, "Food, Fuel, and Freeways: An Iowa Perspective on How Far Food Travels, Fuel Usage, and Greenhouse Gas Emissions", Leopold Center for Sustainable Agriculture, Junio 2001, http://www.leopold.iastate.edu/pubsand-papers/2001-06-food-fuel-freeways (consultado el 9 de noviembre de 2011).

4. Tanya Zuckerbrot, "Did You Know? Frozen Can Be Healthier Than Fresh", FOXNews.com, 14 diciembre 2011, http://www.foxnews.com/health/2011/12/14/did-know-frozen-can-be-healthier-than-fresh/ (consultado el 19 de diciembre de 2011).

5. Paul Kita, "The Sad State of the Frozen Meal, Part 1", *Guy Gourmet* (blog), 9 marzo 2010, http://blogs.menshealth.com/guy-gourmet/gutcheck-the-sad-state-of-the-frozen-meal-part-i/2010/03/09/ (consultado el 9 de noviembre de 2011).

6. SupermarketGuru.com, "The Things You Need to Know About Frozen Dinners", 4 abril 2007, http://archive.supermarketguru.com/page.cfm/32858 (consultado el 9 de noviembre de 2011).

20 Suplementos para revertir la diabetes

1. Madison Park, "Half of Americans Use Supplements", CNN.com, 13 abril 2011, http://www.cnn.com/2011/HEALTH/04/13/supplements.dietary/index.html (consultado el 9 de noviembre de 2011).

2. ScienceDaily.com, "Vitamin D Is the 'It' Nutrient of the Moment", 12 enero 2009, http://www.sciencedaily.com/releases/2009/01/090112121821.htm (consultado el 9 de noviembre de 2011).

3. Office of Dietary Supplements, "Dietary Supplement Fact Sheet: Chromium", http://ods.od.nih.gov/factsheets/chromium (consultado el 9 de noviembre de 2011).

4. Neal D. Barnard, *Dr. Neal Barnard's Program for Reversing Diabetes* (New York: Rodale, 2007), p. 142.

5. Office of Dietary Supplements, "Dietary Supplement Fact Sheet: Chromium".

6. Richard Anderson, Noella Bryden, and Marilyn Polansky, "Stability and Absorption of Chromium and Absorption of Chromium Histidine by Humans", *Biological Trace Elements Research* 101 (1 agosto 2004): pp. 211–218.

7. Barnard, *Dr. Neal Barnard's Program for Reversing Diabetes*, p. 143.

8. Richard A. Anderson, "Chromium in the Prevention and Control of Diabetes", *Diabetes and Metabolism* 26, no. 1 (Febrero 2000): pp. 22–27.

9. Ibíd.

10. Richard A. Anderson, "Chromium, Glucose Intolerance and Diabetes", *Journal of the American College of Nutrition* 17, no. 6 (1998): pp. 548–555, http://www.jacn.org/content/17/6/548.full (consultado el 9 de noviembre de 2011).

11. Mark A. Mitchell, "Lipoic Acid: A Multitude of Metabolic Health Benefits", *Life Extension*, Octubre 2007, http://www.lef.org/magazine/mag2007/oct2007_nu_lipoic_acid_01.htm (consultado el 9 de noviembre de 2011).

12. A. Khan et al., "Cinnamon Improves Glucose and Lipids in People With Type 2 Diabetes", *Diabetes Care* 26 (2003): 3215–3218, referenciado en John R. White, "Cinnamon: Should It Be Taken as a Diabetes Medication?" *Diabetes Health*, 25 de diciembre de 2008, http://www.diabeteshealth.com/read/2008/12/25/5703/cinnamon-should-it-be-taken-as-a-diabetesmedication/ (consultado el 9 de noviembre de 2011).

13. Mike Adams, "Study Shows Cinnulin Promotes Increase in Lean Body Mass and Reduction in Body Fat", NaturalNews.com, 26 septiembre 2005, http://www.naturalnews.com/011852.html (consultado el 9 de noviembre de 2011).

14. U. Riserus, W. C. Willett, and F. B. Hu, "Dietary Fats and Prevention of Type 2 Diabetes", *Progress in Lipid Research* 48, no. 1 (Enero 2009): pp. 44–51.

15. Dale Kiefer, "Benfotiamine", *Life Extension*, enero 2007, http://www.lef.org/magazine/mag2007/jan2007_report_benfotiamine_01.htm (consultado el 9 de noviembre de 2011).

21 Suplementos que refuerzan la pérdida de peso

1. Michael Johnson, "Obesity Epidemic Feeds Weight-Loss Product Sales", DrugStoreNews.com, 5 enero 2011 http://www.drugstorenews.com/article/

obesity-epidemic-feeds-weight-loss-product-sales (consultado el 9 de noviembre de 2011).

2. Stephen Bent, Thomas N. Tiedt, Michelle C. Odden, and Michael G. Shlipak, "The Relative Safety of Ephedra Compared With Other Herbal Products", *Annals of Internal Medicine* 138, no. 6 (18 marzo 2003): pp. 468–471, http://www.annals .org/content/138/6/468.full (consultado el 9 de noviembre de 2011).

3. Associated Press, "FDA Warns Consumers to Avoid Brazilian Diet Pills", USAToday.com, 13 enero 2006, http://www.usatoday.com/news/health/2006-01-13-brazilian-diet-pills_x.htm (consultado el 9 de noviembre de 2011).

4. Ano Lobb, "Hepatoxicity Associated With Weight-Loss Supplements: A Case for Better Post-Marketing Surveillance", *World Journal of Gastroenterology* 15, no. 14 (14 abril 2009): pp. 1786–1787, http://www.ncbi.nlm.nih.gov/pmc/ articles/PMC2668789/ (consultado el 9 de noviembre de 2011).

5. Julius Goepp, "Critical Need for a Multi-Modal Approach to Combat Obesity", *Life Extension*, Junio 2009, http://www.lef.org/magazine/mag2009/ jun2009_Multi-Modal-Approach-To-Combat-Obesity_01.htm (consultado el 9 de noviembre de 2011).

6. P. Chantre and D. Lairon, "Recent Findings of Green Tea Extract AR25 (Exolise) and Its Activity for the Treatment of Obesity", *Phytomedicine* 9, no. 1 (2002): pp. 3–8.

7. Goepp, "Critical Need For a Multi-Modal Approach to Combat Obesity".

8. Z. Ramazanov, "Effect of Fucoxanthin and Xanthigen, A Phytomedicine Containing Fucoxanthin and Pomegranate Seed Oil, on Energy Expenditure in Obese Non-Diabetic Female Volunteers: A Double-Blind, Randomized and Placebo-Controlled Trial". Entregado para su publicación en 2008.

9. Ibíd.

10. American Thyroid Association, "Iodine Deficiency", http://www.thyroid .org/patients/patient_brochures/iodine_deficiency.html (consultado el 9 de noviembre de 2011).

11. Lisa Bolton et al., "How Does Drug and Supplement Marketing Affect a Healthy Lifestyle?" *Journal of Consumer Research* 34 (2008).

12. Judith A. Marlett et al., "Position of the American Dietetic Association: Health Implications of Dietary Fiber", *Journal of the American Dietetic Association* 102, no. 7 (2002): pp. 993–1000.

13. N.C. Howarth et al., "Dietary Fiber and Weight Regulation", *Nutrition Review* 59, no. 5 (2001): pp. 129–138.

14. Life Extension, "Obesity: Strategies to Fight a Rising Epidemic", http:// www.lef.org/protocols/metabolic_health/obesity_01.htm (consultado el 9 de noviembre de 2011).

15. Judith N. Ngondi et al., "IGOB131, a Novel Seed Extract of the West African Plant Irvingia Gabonensis, Significantly Reduces Body Weight and Improves Metabolic Parameters in Overweight Humans in a Randomized Double-Blind Placebo Controlled Investigation", *Lipids in Health and Disease* 8, no. 7 (Marzo 2009): http://www.lipidworld.com/content/8/1/7 (consultado el 9 de noviembre de 2011).

16. Hoodia Advice, "The Science of Hoodia", http://www.hoodia-advice.org/ hoodia-plant.html (consultado el 9 de noviembre de 2011).

17. Tom Mangold, "Sampling the Kalahari Hoodia Diet," BBC News, 30 mayo 2003, http://news.bbc.co.uk/2/hi/programmes/correspondent/2947810.stm (consultado el 9 de noviembre de 2011).

22 La importancia de la actividad

1. TMZ.com, "Janet in Shape and in 'Control'," 27 julio 2006, http://www. tmz.com/2006/07/17/janet-in-shape-and-in-control/ (consultado el 15 de marzo de 2008).

2. Rob Carnevale, "Bruce Willis: Die Hard 4.0", BBC, 2 julio 2007, http://www.bbc.co.uk/films/2007/07/02/bruce_willis_die_hard_4_2007_ interview.shtml (consultado el 9 de noviembre de 2011).

3. Starpulse.com, "Memorable Celebrity Quotes", 16 enero 2008, http://www. starpulse.com/news/index.php/2008/01/16/memorable_celebrity_quotes_118 (consultado el 9 de noviembre de 2011).

4. Mirelle Agaman, "Exclusive: Serena Williams Talks To Star!", *Star*, 4 mayo 2007, http://www.starmagazine.com/news/exclusive-serenawilliams-talks-star (consultado el 9 de noviembre de 2011).

5. Stephen Miller, "Jack LaLanne, Media Fitness Guru, Dies at 96", *Wall Street Journal*, 24 de enero de 2011, http://online.wsj.com/article/SB100014240527 48703398504576100923135057068.html (consultado el 9 de noviembre de 2011).

6. Centers for Disease Control and Prevention (CDC), "U.S. Physical Activity Statistics", http://apps.nccd.cdc.gov/PASurveillance/StateSumV.asp (consultado el 9 de noviembre de 2011).

7. Jacqueline Stenson, "Excuses, Excuses", MSNBC.com, 16 diciembre 2004, http://www.msnbc.msn.com/id/6391079/ns/health-fitness/t/ excusesexcuses/ (consultado el 9 de noviembre de 2011); Chad Clark, "Functional Exercise: Top 10 List of Reasons Why People Don't Exercise", http://pt-connections.com/topfit/publish/printer_functional_ exercise_top_10_reasons.shtml (consultado el 9 de noviembre de 2011).

8. Centers for Disease Control and Prevention (CDC), "Physical Activity for Everyone", http://www.cdc.gov/physicalactivity/everyone/guidelines/adults.html (consultado el 9 de noviembre de 2011).

9. Jennifer Corbett Dooren, "New Exercise Goal: 60 Minutes a Day", *Wall Street Journal*, 24 de marzo de 2010, http://online.wsj.com/article/SB100014240527 48704896104575140011148266470.html (consultado el 9 de noviembre de 2011).

10. Zinczenko, *Eat This, Not That!* p. 113.

11. Ming Wei et al., "The Association Between Cardiorespiratory Fitness and Impaired Fasting Glucose and Type 2 Diabetes Mellitus in Men", *Annals of Internal Medicine* 130, no. 2 (19 de enero de 1999): pp. 89–96, http://www.annals. org/content/130/2/89.abstract (consultado el 9 de noviembre de 2011).

12. Lindsay Bergstrom, "70-year-old Swims English Channel to Promote Church's Ministry in Haiti", Associated Baptist Press, 1 de septiembre de 2004, http://www.abpnews.com/index.php?option=com_content&task=view&id=1863& Itemid=117 (consultado el 9 de noviembre de 2011).

13. Levine, "Interindividual Variation in Posture Allocation: Possible Role in Human Obesity".

14. MedicalNewsToday.com, "Blood Sugar Lowered by Brief, High-Intensity Workouts in Diabetics", 14 de diciembre de 2011, http://www.medicalnewstoday.com/releases/239101.php (consultado el 19 de diciembre de 2011).

15. Cris A. Slentz et al., "Effects of the Amount of Exercise on Body Weight, Body Composition, and Measures of Central Obesity", *Archives of Internal Medicine* 164 (2004): pp. 31–39.

16. Caroline J. Cedarquist, "Fitness With Fido: A Healthy Pastime for Dog Owners", NewsBlaze.com, 10 enero 2006, http://newsblaze.com/story/20060110091932nnnn.nb/topstory.html (consultado el 9 de noviembre de 2011).

17. L. E. Davidson et al., "Effects of Exercise Modality on Insulin Resistance and Functional Limitation in Older Adults", *Archives of Internal Medicine* 169, no. 2 (26 de enero de 2009): pp. 122–131, http://archinte.ama-assn.org/cgi/content/full/169/2/122 (consultado el 9 de noviembre de 2011).

18. Berit L. Heitmann, and Peter Frederiksen, "Thigh Circumference and Risk of Heart Disease and Premature Death: Prospective Cohort Study", *British Medical Journal* 339 (3 de septiembre de 2009): http://www.bmj.com/content/339/bmj.b3292 (consultado el 9 de noviembre de 2011).

19. K. Boutelle and D. Kirschenbaum, "Further Support for Consistent Self-Monitoring as a Vital Component of Successful Weight Control", *Obesity Research* 6, no. 3 (Mayo 1998): pp. 219–224, http://www.ncbi.nlm.nih.gov/pubmed/9618126 (consultado el 9 de noviembre de 2011).

SOBRE EL AUTOR

El Dr. Don Colbert nació en Tupelo, Mississippi. Estudió en la Escuela de Medicina Oral Roberts en Tulsa, Oklahoma, donde obtuvo una licenciatura de ciencias en biología además de su título en medicina. El Dr. Colbert completó sus prácticas y su residencia en el Florida Hospital en Orlando, Florida. Es un médico certificado en medicina de familia y ha recibido una amplia formación en medicina nutricional.

Para que el Dr. Don y Mary Colbert realicen un seminario sobre salud en su iglesia o ciudad, para otras conferencias, o si querría tener más información sobre los productos *Divine Health Nutritional*, puede contactarse en:

Dr. DON COLBERT
1908 Boothe Circle
Longwood, FL 32750
Teléfono: 407-331-7007
Página web: www.drcolbert.com.

DESCARGO DE RESPONSABILIDAD: El Dr. Colbert y el personal de Divine Health Wellness Center tienen prohibido abordar el estado médico de un paciente por teléfono, fax o correo electrónico. Por favor, refiera las preguntas relacionadas con su estado de salud a su propio médico de cabecera.